Julia Kang

100% giftfrei

Julia Kang

100% GIFTFREI

Gesund und
natürlich leben

||||||||||||||||||||||||||||||||||| SILBERSCHNUR VERLAG

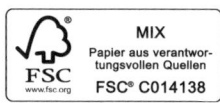

Titel der Originalausgabe: Natuurlijk en gezond (op) voeden met Julia Kang
Copyright der Originalausgabe © Julia Kang 2014,
erschienen bei Polaris Publishing
Copyright der deutschen Ausgabe © 2014 Verlag »Die Silberschnur« GmbH

ISBN: 978-3-89845-444-5

1. Auflage 2014

Übersetzer: A. W. Flores
Gestaltung & Satz: XPresentation, Güllesheim
Umschlaggestaltung: XPresentation, Güllesheim; unter Verwendung verschiedener Motive von © bowdenimages, www.istockphoto.com, © yanlev und © silver-john, www.fotolia.de
Druck: Finidr, s.r.o. Cesky Tesin

Verlag »Die Silberschnur« GmbH
Steinstraße 1 · D-56593 Güllesheim
www.silberschnur.de · E-Mail: info@silberschnur.de

Inhalt

1

Ein neuer Beginn

Sie sind in froher Erwartung. Sie sind sehr dankbar und nehmen Ihre Verantwortung ernst, um nur das Allerbeste an dieses neue Leben zu geben und darum sind Sie aufmerksam und achtsam mit allem, was Sie tun und mit allem, was Sie essen. Sie hoffen, dass dieses Kind gesund auf diese Welt kommt und dass es später zu einem glücklichen und gesunden Mensch aufwachsen kann.

Glücklichsein ist ein besonders schwer definierbarer Begriff. Als Eltern können Sie Ihr Bestes tun, um Ihr Kind glücklich aufwachsen zu lassen, jedoch aus Sicht Ihres Kindes können Sie ebenso gut scheitern. Wissen Sie, dass Sie schon während Ihrer Schwangerschaft Einfluss auf die Gesundheit Ihres Babys haben und die Tatsache, ob es später Übergewicht hat oder eben nicht?

Wir alle finden es völlig selbstverständlich und sogar logisch, dass Medikamente Nebenwirkungen haben können und dass diese manchmal auch zur Gewichtszunahme führen. Frauen wissen das ganz genau, auch dass sie durch die Einnahme der Pille Körpergewicht zulegen können.

In einem kranken Körper können geeignete Medikamente Fehler korrigieren und bestimmte Symptome einfach verschwinden lassen. Aber in einem gesunden Körper können Medikamente genau das Gegenteil bewirken – sie können Sie sehr krank machen, Ihren Körper völlig aus der Balance bringen und auch für Übergewicht sorgen. Medikamente gehören keinesfalls in einen gesunden Körper. Deshalb ist auch die Gesetzgebung bezüglich es Einsatzes von Medikamenten besonders streng. Medikamente sind in der Apotheke ausdrücklich nur auf Rezept zu bekommen und dort wird nicht umsonst pingelig genau notiert, was Sie einnehmen. Medikamente und die Pille sind nichts anderes als chemische Stoffe, die bestimmte Prozesse in unserem Körper nachahmen können – meistens biochemische Prozesse, die unter Einfluss unseres Hormonhaushalts und unseres Gehirns stehen. Daher stellt sich die Frage, warum wir nicht begreifen wollen, dass die vielen chemischen Stoffe, mit denen wir in dieser modernen Welt von Technik und Industrie umgeben sind, denselben Effekt wie Medikamente in einem gesunden Körper haben können? Auch diese Stoffe können uns krank machen und sowohl unseren Hormonhaushalt als auch unser Gehirn völlig aus der Bahn werfen.

Die meisten von uns denken noch immer, dass allein viel essen und zu wenig Bewegung die einzigen Ursachen von Übergewicht sind. Wenn das so wäre, dann könnte jeder spielend leicht dauerhaft abnehmen. Dann bräuchten wir lediglich die Summe der Kalorien zu berechnen: Iss einfach weniger, als du verbrauchst und schon nimmst du ab! Aber unser Hormonhaushalt und unser Gehirn haben auch noch ein nicht ganz unbedeutendes "Wörtchen" bei unserer natürlichen Gewichtsregulierung mitzureden. Wenn diese durch chemische Stoffe gestört ist, dann ist es sogar möglich, dass Menschen, die nicht generell viel zu viel essen, trotzdem nicht dauerhaft an Gewicht verlieren können. Unser Hunger- und Sättigungsgefühl wird im Hypothalamus geregelt, ein Bereich in unserem Gehirn, der sehr sensibel für chemische Stoffe ist. Wenn der Hypothalamus hierdurch gestört wird, dann kann das durchaus zur Folge haben, dass der Mensch deshalb durchgehend essen kann, ohne sich jemals satt zu fühlen und genau das ist das große Problem von Obesitas, der Fettleibigkeit! Das ist auch einer der Gründe, warum wir heutzutage keinen entscheidenden und durchgreifenden Erfolg mit dem weltweiten, gesellschaftlichen Problem des Übergewichts haben. Es geht sogar so weit, dass chemische Stoffe bereits Einfluss auf unsere Gesundheit haben, wenn wir noch nicht einmal geboren sind!

Die amerikanische Ärztin Dr. Paula Baillie-Hamilton hat dieses Problem ausführlich erforscht. Sie arbeitete viele Jahre lang als Ärztin in einem Krankenhaus, bevor sie sich der forschenden Wissenschaft zuwandte und auf den menschlichen Metabolismus spezialisierte. In ihren Studien fand sie heraus, dass viele Chemikalien und fremde Substanzen als Gifte im Körper wirken und ungesunde Gewichtszunahmen und andere Gesundheitsprobleme verursachen können. Die Beweise, die ihre Theorie untermauern, waren vielfältig. Ihre Erfahrungen und Ergebnisse veröffentlichte Dr. Baillie-Hamilton in ihrem Buch "The Detox Diet".

Wenn das Wort "Entgiftungsdiät" fällt, denken viele sofort an tägliche Darmspülungen und literweise Zitronensaft, um den Körper zu reinigen und zu entgiften. Doch Dr. Baillie-Hamilton propagiert weder Darmspülungen noch Fasten mit Säften. Ihr Ansatz ist viel mehr, dass ein Mensch stärker zunehmen kann, wenn er einen Kopfsalat isst, der mit fünf verschiedenen Pestiziden behandelt wurde, als von einer fetten, reifen Avocado. Sie hat dieses Phänomen "Gewichtszunahme durch Chemikalien" genannt, spezieller durch "chemische Kalorien".

Um zu verstehen, wie giftige Chemikalien in unserem Körpern zu künstlicher Gewichtszunahme führen, müssen wir zunächst verstehen, wie unser Körper sein Gewicht reguliert. Nach Dr. Baillie-Hamilton ist der menschliche Körper von Natur aus dazu vorgesehen, schlank zu sein und alle Kalorien, die er zu sich nimmt, für seinen Stoffwechsel einzusetzen und um Energie und Wärme zu produzieren. Kalorien werden nicht in Fett umgewandelt, es sei denn, es gibt einen guten Grund für das Fett, da zu sein. Aus evolutionärer Sicht bedingt Dünnsein fast immer einen Vorteil beim Überleben. Ein Jäger profitiert nicht von zusätzlichem Gewicht, weil er damit nicht so schnell hinter einem Bison herrennen kann. Ein Sammler von Wurzeln und Früchten kann mehr sammeln, wenn er ein größeres Sammelgebiet absuchen kann, und dies ist schwierig, wenn er 30 zusätzliche Kilo Körperfett mit sich herumschleppt. Ein Übermaß an Fett im Körper kann außerdem die

Fruchtbarkeit hemmen, sodass Dünnsein sich auch positiv auf die Fortpflanzung auswirkt.

Nach Dr. Baillie-Hamilton haben sich unsere Körper dazu entwickelt, alles zu tun, um schlank zu bleiben. Sie nennt dies die natürliche Abspeckungsfähigkeit des Körpers. Obwohl dies nicht einleuchtend klingen mag, ist sie davon überzeugt, dass interne Faktoren diese Fähigkeit weit mehr beeinflussen als äußere Faktoren.

Die äußeren Faktoren, die die natürliche Abspeckungsfähigkeit des Körpers beeinflussen, sind Diät halten (wie viele Kalorien Sie konsumieren) und Bewegung (wie viele Kalorien Sie durch körperliche Anstrengung verbrennen). Logischerweise nehmen Sie zu, wenn Sie mehr Kalorien zu sich nehmen als durch Bewegung zu verbrennen. Und somit nehmen Sie ab, wenn Sie mehr Kalorien verbrennen als zu sich zu nehmen.

Die internen Faktoren, die die natürliche Abspeckungsfähigkeit des Körpers beeinflussen, sind viel komplexer und auch weniger bekannt als Diät und Bewegung. Nach Dr. Baillie-Hamilton gehören zu diesen internen Faktoren die Aktivitäten der Hormone, das Gehirn und die Nerven sowie die richtige Versorgung mit lebenswichtigen Nährstoffen.

Die Hormone sind Chemikalien im Körper, die dafür verantwortlich sind, Informationen zu verschiedenen Körperteilen zu übermitteln, sodass diese miteinander kommunizieren und ihre Aktivitäten koordinieren können. Alle Hormone und ihre Aktivitäten bilden zusammen das endokrine System. Obwohl Hormone im Körper in extrem geringen Konzentrationen enthalten sind, ist ihr Einfluss sehr wichtig. Sie sind die Manager unserer Körperfunktionen, inklusive unserer Aufnahme und dem Verzehr von Nährstoffen, unserer metabolischer Ebenen, unserer Körpertemperatur, unserem Wachstum, der Fortpflanzung, dem Gewicht sowie unseres Körperbaus, unser Grad an körperlicher Aktivität und dem Grad der Fettablagerung in unserem Gewebe.

Die wichtigsten Hormone, die unsere natürliche Abnehmfunktion beeinflussen, sind Katecholamine, Schilddrüsenhormone, Insulin,

Wachstumshormone, Steroide (inklusive der Sexualhormone, Testosteron und Östrogen) und das "Hungerhormon" Leptin.

Östrogene sind steroide Hormone, die hauptsächlich in den Nebennieren produziert werden, ebenso wie Progesteron. Diese beiden Sexualhormone, die man sowohl bei Frauen als auch bei Männern findet, müssen in einem Gleichgewicht vorhanden sein, damit der Mensch gesund ist. Zu viele Östrogene und zu wenig Progesteron führen zu einer Zunahme bei der Fettablagerung.

Die meisten Menschen haben schon einmal von Schilddrüsenhormonen gehört und kennen wahrscheinlich jemanden, der übergewichtig ist, weil seine Schilddrüsenhormone zu wenig produzieren (oder untergewichtig, weil zu viele produziert werden). Es gibt nur wenige Studien zu Wachstumshormonen und Leptin, die aber dennoch sehr wichtig sind. Das Wichtigste, das ich Ihnen klar machen möchte, ist, dass – obwohl Hormone in unserem Körper nur in extrem kleiner Menge existieren – gravierende Probleme entstehen können, wenn sie nicht in Balance sind.

Warum haben diese Toxine einen so großen Einfluss auf unsere natürliche Abnehmfunktion? Es scheint so, als würden Toxine dafür sorgen, dass wir Gewicht zulegen, weil sie unsere hormonelle Balance und unsere Gehirnfunktion beeinflussen. Dr. Baillie-Hamilton hat herausgefunden, dass die meisten synthetischen chemischen Substanzen hormonelle Schäden verursachen, insbesondere bei den Hormonen, die das Körpergewicht regeln. So werden z. B. viele Toxine als Xenoestrogene (falsche Östrogene) klassifiziert, weil sie Östrogene imitieren und diese verdrängen können, so wie Kohlenmonoxid Sauerstoff verdrängen kann. Toxische Chemikalien vermindern auch künstlich die Produktion der Hormone, die für die Gewichtsabnahme zuständig sind (wie Schilddrüsenhormone, Testosteron, das Wachstumshormon und Katecholamine). Zusätzlich dazu scheint es, dass toxische Chemikalien durch ihre Prozesse im Gehirn einen starken Effekt auf unsere natürliche Abnehmfunktion haben. Das Gehirn bestimmt unsere Essgewohnheiten, unser Hungergefühl und unser Sättigungsgefühl ebenso wie unseren Stoffwechsel – und das Gehirn reagiert extrem sensibel auf toxische Chemikalien.

Viele denken, dass die Anzahl der Fettzellen mit unserem Übergewicht zusammenhängt – mit anderen Worten: Wenn du schlank bist, hast du weniger Fettzellen, als wenn du dick bist. Das stimmt so leider nicht. Sie werden mit einer bestimmten Anzahl an Fettzellen geboren und diese Anzahl Fettzellen werden Sie für den Rest Ihres Lebens unverändert begleiten, außer Sie unterziehen sich einer Fettabsaugung.

Wenn Sie an Gewicht zunehmen, füllen sich Ihre Fettzellen mit Fett. Wenn Sie abnehmen, verkleinern sich Ihre Fettzellen und entleeren sich. Die Anzahl Ihrer Fettzellen verändert sich dabei nicht im Geringsten, während sich der Inhalt der Zellen sehr wohl verändert. Je mehr Fettzellen Sie haben, desto größer ist Ihre Chance, übergewichtig zu werden. Fettzellen wollen nämlich gerne ihrer Aufgabe nachkommen und sich tatsächlich mit Fett füllen. Darum ist es auch für Menschen mit einer hohen Anzahl Fettzellen so wahnsinnig schwierig, schlank zu bleiben. Als werdende Mutter ist es deshalb so wichtig, dafür Sorge zu tragen, dass Ihr Kind während Ihrer Schwangerschaft so wenig Fettzellen wie möglich entwickelt.

Elsie Widdowson, eine der führenden Physiologen und Ernährungsexpertin aus England, führte bereits vor über 30 Jahren zahlreiche Untersuchungen zur Entwicklung unseres Fettgewebes durch. Sie entdeckte, dass ein Baby als Fötus noch überhaupt kein Fett entwickelt, eben nur das wenige, welches dringend für die Entwicklung des Gehirns und der Zellwände nötig ist. Erst in den letzten 4 Monaten in der Gebärmutter und den ersten 3 Monaten nach der Geburt entwickeln sich die echten Fettzellen beim Baby und das ist in erster Linie braunes Fett, das die Eigenschaft hat, schnell Wärme aufzubauen.

Was ist für uns an dieser Untersuchung so interessant? Warum können wir selbst schon als Mutter die Entwicklung der Fettzellen unseres ungeborenen Kindes beeinflussen? Die Entwicklung von Fettgewebe wird durch Hormone gesteuert und chemische, körperfremde Stoffe können unseren Hormonhaushalt derartig zerstören, dass es auf 3 verschiedene Arten zu negativen Einflussfaktoren bezüglich der Entstehung von Übergewicht kommen kann.

Zum 1.: Babys, die in der Gebärmutter oder direkt nach ihrer Geburt durch ihre Nahrung oder Umweltfaktoren mit vielen Giftstoffen belastet sind, werden natürlich mehr Fettzellen produzieren, als normal üblich. Die Chance ist sehr groß, dass sich all diese Fettzellen dann auch tatsächlich eines Tages mit Fett füllen werden.

Zum 2.: Giftstoffe zerstören auch den Hormonhaushalt nachhaltig, wodurch die Art und Weise, wie sich diese Fettzellen auffüllen ebenfalls gestört wird. Das bedeutet, dass selbst ein Baby, das eine völlig normale Anzahl Fettzellen hat, doch noch eine größere Chance hat, um später Übergewicht zu bekommen, wenn er oder sie in der Kindheit oder als Erwachsene häufig in Kontakt mit Giftstoffen kommt. Bestehende Fettzellen werden sich dann abnormal schnell mit Fett füllen.

Zum 3.: Bestimmte chemische Stoffe (die als Ganzes nicht ungewöhnlich häufig in unserem täglichen Leben vorhanden sind) können den Hypothalamus völlig aus der Bahn werfen, denn dieser regelt Ihre natürlichen Hunger- und Sättigungssignale. Wenn dieser Prozess gestört ist, besteht eine erhöhte Chance von Obesitas, d. h. Fettleibigkeit. Diese chemischen Stoffe werden auch "Endokrine Disruptoren" genannt.

Da Sie nun die Zusammenhänge kennen, ist es von sehr großer Bedeutung, dass Sie in Ihrer Schwangerschaft dafür Sorge tragen, so wenig wie möglich chemische Stoffe zu sich zu nehmen. Viele Menschen wollen leider nicht einsehen, dass wir in einer Gesellschaft leben, in der nur noch Technik und Produktion die Hauptrolle spielen und wir dadurch auch jeden Tag mit schädlichen, chemischen Stoffen und Substanzen umgeben sind. Es ist immer gut, sich dessen völlig bewusst zu sein.

Im Verlauf dieses Buches zeige ich Ihnen ganz genau, wie wir mit diesen Stoffen in Kontakt kommen und wie wir sie schon durch kleine Veränderungen in unserer Ess- und Lebensweise vermeiden können. Ferner informiere ich Sie in diesem Buch sehr differenziert darüber, wie eine natürliche und gesunde Ernährung für Ihr Kind und für Sie selbst aussieht.

Ich beginne bei der Geburt Ihres Kindes und gehe mit Ihnen – so wie im richtigen Leben – stets in eine weitere Periode der Entwicklung. Hierbei erhalten Sie immer mehr Informationen, wie Sie sich selbst *natürlich* und *gesund* ernähren und selbstverständlich auch Ihr Kind *natürlich* und *gesund* erziehen können. Eine sichere Methode, die meist auch ein dauerhaftes, schlankes Ergebnis erzielt.

2

Ein sicherer Start
für Ihr neugeborenes Kind

Im vorherigen Kapitel habe ich Ihnen ganz genau gezeigt, warum es für Ihr Kind so wichtig ist, dass es sowohl in der Gebärmutter als auch nach der Geburt so wenig wie möglich in Kontakt mit Giftstoffen kommt. In diesem Kapitel werde ich Ihnen ebenfalls ganz genau erklären, dass Giftstoffe nicht allein nur in Babynahrung stecken, sondern dass z. B. auch das Babyzimmer sehr oft eine Quelle von chemischen Stoffen ist.

Wohl jeder kennt die Geschichte vom Jesuskind, das in einem Kuhstall geboren und in eine Krippe gelegt wurde. Meine eigene Tochter wurde unter viel besseren Umständen geboren, aber sie hatte sicherlich nicht den Luxus eines eigenen Babyzimmers. Ich habe 6 Jahre in Süd-Korea gewohnt und auch dort meine Tochter zur Welt gebracht. In Seoul, wo Wohnungsnot ein großes Problem für deren Einwohner ist, habe ich auch gewohnt. Kinder aus armen Familien haben dort meistens kein eigenes Kinderzimmer. Ein gerade geborenes Baby, selbst in Familien, die etwas besser gestellt sind, hat per se kein eigenes Babyzimmer oder gar ein eigenes Bettchen! Sie werden tagsüber ins Bett ihrer Eltern gelegt und abends schlafen Mama und Papa ganz normal neben ihrem Baby. Oft ist es auch so, wenn noch ein Kind geboren wird, dass es dann ebenfalls im Bett der Eltern liegt, zusammen mit Mama und Papa und dem älteren Bruder oder Schwesterchen, die dann Kleinkinder sind oder sogar schon zur Schule gehen. Wenn das

Bett schließlich voll ist, dann darf der Papa auf einer Matratze auf dem Boden schlafen.

Und so hat meine Tochter bis jetzt, sie ist nun 4 Jahre alt, noch niemals ihr eigenes Zimmer gehabt, sie schläft immer neben mir im Bett. Sie können selbst abwägen, ob es pädagogisch gut und richtig für ihre Entwicklung ist. Doch sicherlich ist es nicht gut für das Sexleben der Eltern (vielleicht ist auch genau darum die Geburtenrate in Süd-Korea einer der niedrigsten auf der ganzen Welt). Aber ich denke, dass Babys in Süd-Korea zu Hause während ihrer ersten Lebensjahre auf diese Art viel weniger mit schädlichen Stoffen in Kontakt kommen, als Babys hierzulande.

In den Niederlanden wird bei Ankunft eines Babys ein komplett neues Babyzimmer eingerichtet. Die Wände werden in liebevollen Babyfarben gestrichen oder auch mit wunderschönen Tapeten behangen. Ein neuer Fußboden muss her und die ganze Babyausstattung von Wiege, Kommode bis hin zur Babywanne werden nagelneu angeschafft und gerade dieses schöne Willkommensgeschenk für das Baby kann sehr schädlich sein, sowohl für Ihr Kindchen und natürlich auch für Sie! Materialien, wie Farben, Lösungsmittel, Tapetenkleister, Holzarten, aus denen die Möbel gefertigt sind, und neue Fußbodenbeläge stoßen sehr oft "Flüchtige Organische Stoffe" (FOS) und "Semi Flüchtige Organische Stoffe" (SFOS) aus und das sind sowohl synthetische als auch natürlich giftige Stoffe, die frei werden können.

Die "Flüchtigen Organischen Stoffe" (FOS) werden vor allem in hoher Konzentration frei, wenn Sie gerade mit dem Streichen und Tapezieren beschäftigt sind oder wenn Sie gerade den nagelneuen Fußbodenbelag verlegen. Ein erhöhter FOS kann selbst noch lange nach der Montage oder dem Streichen im Zimmer bleiben. Diese Konzentration wird stetig geringer, aber das kann Monate und sogar Jahre dauern, vor allem, wenn das Zimmer nicht gut durchlüftet ist. Wenn Sie kurzfristig mit FOS in Kontakt kommen, kann das zu Kopfschmerzen, Übelkeit, Schwindel und Herzklopfen führen. Das "Organische Psycho Syndrom", meistens eine Maler- und

Tapezierkrankheit, ist ein Beweis dafür, was regelmäßiges Einatmen dieser FOS (vor allem aber Lösungsmittel in Farben, Kleister und Reinigungsmitteln) verursachen kann. Untersuchungen des "Akademischen Medizinischen Zentrums" haben festgestellt, dass diese Krankheit sich besonders durch Abweichungen im Gehirn bemerkbar macht.

Die Website *www.eenveilignest.nl (deutsch: www.nestbau.info)* gibt wertvolle Tipps, Ihrem Baby einen guten und giftfreien Start zu geben. Eine schwangere Frau sollte besser nicht selbst streichen oder das neue Babyzimmer renovieren, sondern es lieber anderen überlassen. Eigentlich sollte Sie auch besser probieren, während der Renovierung nicht im Hause zu bleiben. Schädliche Stoffe, die sich im Laufe der Renovierung im Haus freisetzen, sind noch wesentlich schlechter fürs ungeborene Baby, als für uns Erwachsene. Das Baby bekommt alle schädlichen Stoffe, die die Mutter einatmet, direkt durch die Nabelschnur mit. Wenn Sie keine Möglichkeit haben, es anderen zu überlassen, dann schützen Sie sich während des Streichens und Tapezierens selbst besonders gut. Tragen Sie Handschuhe und wenn es möglich ist, auch eine Atemschutzmaske. Das scheint zugegeben etwas übertrieben: Doch hierdurch schützen Sie sich nicht nur selbst, sondern vor allem Ihr Kind. Ein nasses Laken als Raumtrennung zwischen dem zu renovierenden Zimmer und den restlichen Wohnräumen verhindert, dass sich Staub und schädliche Stoffe auch noch in allen anderen Räumen verbreiten. Vernichten Sie übrig gebliebenes Restmaterial sofort und das am besten mit einem nassen Tuch. Seien Sie vorsichtig beim Aufbewahren von Renovierungsmaterial. Verwahren Sie die übrig gebliebene Farbe z. B. in einem gut verschlossenen Container in der Garage oder im Keller. Das Problem der "Semi Flüchtigen Organischen Stoffe" (SFOS) ist, dass sie sich meistens erst nach einem längeren Zeitraum freisetzen, oft nach 3-4 Monaten. Sie binden sich an Staub oder bleiben dann am Boden liegen. Weil das Babyzimmer meistens schon 3 Monate vor der Geburt fertig ist, besteht die Möglichkeit, dass die schädlichen Stoffe genau dann frei werden, wenn das Baby gerade geboren ist. Dürfen die Babys sofort in ihrem eigenen Zimmer schlafen, sind sie die ganze Nacht diesen schädlichen Stoffen ausgeliefert und atmen diese permanent ein.

Es klingt vielleicht übertrieben, aber es ist eigentlich das Beste, sobald Sie von Ihrer Schwangerschaft erfahren, damit zu beginnen, zu streichen, zu tapezieren und die neuen Babysachen schon einzurichten. Danach können Sie dann in den restlichen 6–8 Monaten Ihrer Schwangerschaft jeden Tag die Fenster öffnen, um alle schädlichen Stoffen herauszulüften.

Auch nach der Geburt Ihres Babys ist es sehr wichtig, regelmäßig zu lüften, minimal dreimal täglich. Die Zimmerluft ist meistens stärker belastet als die Außenluft und sie muss auch regelmäßig durch frische Luft ausgetauscht werden. Diese schädlichen Stoffe wehen nach draußen und die reinkommende frische Luft sorgt dafür, dass Krankheitskeime ganz einfach herausgeweht werden. Neben dreimal täglich lüften, müssen Sie das Zimmer auch durchgehend lüften. Das können Sie am besten mithilfe einer Ventilationsöffnung oder ganz einfach das Fenster auf Kipp offen stehen lassen. Zudem ist auch besser, das Kinderzimmer nie höher als 18° C zu heizen. Denn je höher die Zimmertemperatur, desto höher ist oft auch die Konzentration schadhafter Stoffe und Hausstaub. Es ist auch viel besser, Ihr Kind mit warmer Kleidung und mehreren Decken in einem kühlen Zimmer schlafen zu legen, als in einem dünnen Pyjama und einem dünnen Deckchen eines viel zu warmen Zimmers. Außerdem kaufen Sie auch bitte keine Möbel, die einen stechenden Geruch haben, denn das lässt auf eine sehr hohe Konzentration schädlicher Stoffe schließen. Das Allerbeste ist sogar, wenn Sie gebrauchte Möbel (falls noch gut erhalten!) ins Kinderzimmer stellen. Die haben nämlich meistens schon während ihrer längeren Lebensdauer alle giftigen Stoffe ausgedünstet oder kaufen Sie massive (unbehandelte) Holzmöbel, die Sie selbst mit Öko-Farbe oder Wachs bearbeiten können.

Heute gibt es eine große Auswahl an ökologischer Farben und Tapeten, die sowohl besser für die Umwelt als auch für Ihre

Gesundheit und Ihr Kind sind. Es ist wirklich jede Mühe wert, sich darin zu vertiefen und dort Ihr Geld zu investieren. Das Geld, das Sie beim Ankauf gebrauchter Babymöbel sparen, können Sie anschließend dafür benutzen, ökologische Farben, Kleister und Renovierungsmaterial zu kaufen.

Das nenne ich dann auch wirklich ein Willkommensgeschenk für Ihr Kind. Ein Geschenk, mit dem Sie sofort für einen guten Start ins Leben sorgen.

3

Warum biologisch
wirklich logisch ist

Noch 2004, kurz bevor ich nach Süd-Korea umgezogen bin, brauchte ich mir keine Sorgen zu machen, dass mein biologischer Einkauf im Naturkostladen ausverkauft war. Besser gesagt, sehr oft hatte ich sogar den Eindruck, dass ich als Einzige in unserem Dorf für den Umsatz von Öko-Produkten verantwortlich war. Als ich dann 6 Jahre später wieder aus Süd-Korea zurückkehrte, waren die Niederlande in der Zwischenzeit eigentlich überhaupt nicht verändert – dasselbe Straßenbild eines multikulturellen Zusammenlebens. Aber eine Sache war nun doch sehr stark verändert: Wenn ich jetzt nicht rechtzeitig ins Naturkostgeschäft oder in den Supermarkt komme, um meine biologischen Lebensmittel zu kaufen, dann sind genau die Produkte, die ich nötig habe, ausverkauft! Es kommt sogar vor, dass ich zuvor anrufen muss, um meine Bestellung zu reservieren. Was für eine totale und positive Veränderung!

Das ist sehr bemerkenswert, denn trotz vielseitiger "Grüner Werbekampagnen" ist der Anteil biologischer Produkte stets in der Minderheit, selbst wenn der Umsatz des biologischen Sektors jedes Jahr steigt. In der Regel haben die Menschen nämlich kein Extrageld für Dinge wie natürlich, gesund, dauerhaft und grün übrig. Gleichzeitig sind Menschen jedoch gerne bereit, Unsummen an Geld für "trendy" Produkte auszugeben, die auch noch "hip" oder statuserhöhend sind. Außerdem geben sie gern viel Geld für die vermeintlich schlank machenden Produkte aus.

Ich vertraue der biologischen Ernährung. Biologisch ist aus meiner Sicht leckerer, gesünder, besser für die Umwelt, kurzum: besser für Mensch und Tier. Dabei habe ich aus eigener Erfahrung – ich bin jemand, die wirklich alles ausprobiert hat, um dauerhaft abzunehmen – selbst herausgefunden, dass biologische Kost dauerhaft schlank macht. Außerdem habe ich genügend wissenschaftliche Beweise gefunden, die das auch noch dick unterstreichen. Jedoch auch ohne die Wissenschaft herbeizuziehen, können Sie im täglichen Leben deutlich sehen, dass Menschen, die sich biologisch ernähren, schlank(er) sind. Gehen Sie bitte einmal in irgendeinen Supermarkt und in jedem Gang sehen Sie jemanden mit gewaltigem Übergewicht, während Ihnen in einem Naturkostladen beinahe nur schlanke Kunden begegnen. Natürlich weiß ich, dass diese Feststellung, die ich hier raus ziehe (biologische Nahrung macht schlank), für manchen vielleicht etwas kurzsichtig oder sogar an den Haaren herbeigezogen scheint. Denn man wird behaupten, dass die Kunden eines Naturkostladens nun einmal viel bewusster mit ihrer Gesundheit umgehen und natürlich auch mit dem, was sie in ihren Mund stopfen. Und nur darum sind sie eben schlanker.

Das stimmt absolut, aber ich will Sie darauf aufmerksam machen, dass es eben genau mit den vielen Giftstoffen zu tun hat, die u. a. in unseren typischen Lebensmitteln sitzen. Diese Stoffe bringen den Hormonhaushalt aus seiner Balance und können für Übergewicht sorgen, so wie ich es bereits im 1. Kapitel erläutert habe. In diesem Kapitel erfahren Sie, dass natürliche Nahrung auch für eine mentale Veränderung sorgt. Sie gehen viel bewusster mit dem um, was Sie essen und Sie wählen eine Form der Ernährung, die Sie leicht durchhalten können und die Sie auf lange Sicht schlank macht.

Lassen Sie mich einfach damit beginnen, Ihnen zu zeigen, was heutzutage bei der Produktion unserer typischen Lebensmittel alles verkehrt ist. Wir beginnen bereits mit dem Besprühen von Gift und chemischen Nährstoffen, wie z. B. Kunstdünger, wenn unsere Nahrung noch Saat im Frühstadium ist. Viele Pestizide, die gegenwärtig benutzt werden, sind die sogenannten "Endokrinen Disruptoren".

Aus Kapitel 2 wissen Sie schon, dass diese den Hormonhaushalt zerstören können, wodurch die Entwicklung der Fettzellen und die "Programmierung" der Esslust verändert werden und Ihr Gewicht auf drei verschiedene Möglichkeiten zunehmen kann. Wir besprühen unsere Lebensmittel bis zur Ernte, aber dann sind wir noch nicht fertig. In der Fabrik wird nochmals eine ganze Ladung chemischer Stoffe zugefügt, weil man offensichtlich der Meinung ist, dass die Natur es nicht gut genug gemacht hat. Unsere Nahrung wird so intensiv bearbeitet, um den Geschmack noch zu verstärken, um es länger haltbar zu machen und vor allem, um es billiger produzieren zu können. Es scheint, dass unsere Augen beim Essen wichtiger geworden sind, als unsere Geschmacksnerven, denn unsere Nahrung muss – so wie ein Fotomodell in einer Illustrierten – auf seine schönste Art und Weise im Geschäft auffallen. Auch wir Menschen haben zahlreiche Hilfsmittel, um schöner, anziehender und jünger und somit "länger haltbar" auszusehen, wie z. B. Kosmetika, Kleidung und nicht zu vergessen: Botox. Dazu bekommen wir die Hilfe der richtigen Fachleute – Friseur, Schönheitsspezialisten, Stylisten –, und wenn Sie dann noch nicht zufrieden sind, können Sie zusätzlich zum Schönheitschirurgen gehen. Aber wussten Sie, dass unsere Nahrung genau aus dem gleichen Grund Hilfsmittel und sogar eigene Fachleute hat? Diese (chemischen) Hilfsmittel sind die sogenannten E-Nummern und deren Fachleute, die unsere Lebensmittel damit verbessern, "upgraden", das sind genau diejenigen, die Lebensmitteltechnik studiert haben. Das klingt doch sehr gut und überzeugend, oder?

Doch lassen Sie uns mal ganz ehrlich sein: Wenn jemand behauptet, dass er Bauer, Bäcker, Metzger, Koch oder Obst- und Gemüsehändler ist, also Menschen, die auf eine gewissenhafte Weise mit unseren Nahrungsmitteln beschäftigt sind, dann sind wir meistens nicht besonders stark beeindruckt. Aber wenn uns jemand erzählt, dass er auf einer Universität Lebensmitteltechnologie studiert hat, dann denken wir alle sofort: Wow, der muss sehr viel Wissen haben! Weil es das Wort schon deutlich beschreibt: Lebensmittel-

Technologie! – es sind eben Techniker. Wenn ich an Techniker denke, dann muss ich stets an diejenigen denken, die sich den ganzen Tag damit beschäftigen, technische Neuigkeiten für Autos, Flugzeuge und Computer usw. zu entwickeln. Sicherlich denke ich nicht an Menschen, die technische Innovationen für unsere Ernährung erfinden! Aber diese Fachleute, diese Lebensmitteltechniker, haben daraus ihr ureigenes Fach gemacht, um mit billigeren Grundstoffen und chemischen Hilfsmitteln, Produkte zu produzieren, die als echte Kost mit den richtigen Farben, Struktur und sogar dem perfekten "Biss" uns überzeugen sollen.

Darum befürchte ich auch, dass der Bauer, der Obst- und Gemüsehändler, der Bäcker, der Metzger und der Koch in absehbarer Zeit nur noch als Figuren in unseren Geschichtsbüchern zu finden sind. Im Gegensatz dazu haben wir dann nur noch Lebensmitteltechniker, die unsere Lebensmittel verarbeiten.

Der Name ist eigentlich schon sehr gut bedacht, denn mit Nahrung hat das Ganze natürlich nichts mehr zu tun. Sie produzieren ganz einfach Mittel zum Leben ... mit Technik ... also:

Lebensmitteltechnologie!

Die sogenannten E-Nummern werden von der Lebensmitteltechnologie genutzt, um unser Essen länger haltbar zu machen, es schöner aussehen, besser schmecken und besser riechen zu lassen, ihm eine bessere Farbe und Struktur zu geben und vor allem, um teure Inhaltsstoffe durch billigere chemische Stoffe zu ersetzen.

Es gibt somit auch mehr als 100 verschiedene Zutaten, die in zahlreiche Gruppen unterteilt werden können, sowie: Farbstoffe, Konservierungsmittel, Nahrungssäuren, Antioxidantien, Geliermittel, Emulgatoren, Stabilisatoren, Säureregulatoren, Anti-Klumpmittel, Geschmacksverstärker, Glanzmittel, Süßstoffe und Pack-Gase. Die Liste ist noch viel länger, doch das sind diejenigen, die am häufigsten vorkommen.

Es gibt auch natürliche E-Nummern: beispielsweise Ascorbinsäure, normalerweise Vitamin C genannt, und bestimmte natürliche

Farbstoffe wie der Saft von Rote Bete etc. Diese sind selbstverständlich völlig ungefährlich und sie sind nicht gemeint, wenn ich über chemische E-Nummern schreibe. Für eine stets wachsende Gruppe Konsumenten wird es somit immer deutlicher, dass manche dieser Zutaten für viele Beschwerden verantwortlich sein können, wie z. B. Migräne, Lebensmittelallergien und Hautprobleme. Es gibt mittlerweile auch Untersuchungen, die sogar so weit gehen, dass diese Stoffe ebenfalls mitverantwortlich sind für Krebs und natürlich auch für Übergewicht.

Gegenwärtig haben viele Kinder in der Schule einen "schweren Rucksack" dabei. Auch ich hatte früher einen, aber da waren nur mein Schulbrot und meine Schulbücher drin. Jetzt haben Kinder einen noch schwereren Rucksack mit der ein oder anderen Störung: Autismus, ADHD oder ADD. Sollte das wirklich ein Zufall sein, oder entspricht es nicht eher der Tatsache, dass die vielen E-Nummern zurzeit zur täglichen Kost gehören, so wie früher für meine Eltern der tägliche Esslöffel Lebertran? Der große Unterschied besteht allerdings darin, dass E-Nummern allerlei fürchterliche Nebenwirkungen haben können, während der Esslöffel Lebertran zwar nicht so lecker war, wohl aber eine gute Quelle von Omega-3-Fetten und der Vitamine A + D ist (genau die Vitamine, an denen es Kindern mit einer Störung sehr häufig mangelt, aber das ist wiederum eine ganz andere Geschichte).

Solange es verschiedene Parteien mit entgegengesetzten Interessen gibt, werden Sie auch in der Wissenschaft gegenteilige Ergebnisse finden. Wenn Sie z. B. "E-Nummern schädlich" im Internet eingeben, werden Sie zahlreiche Berichte von Müttern finden, die positive Verhaltensänderungen bei ihren Kindern feststellten, sobald sie diese Zusatzstoffe aus dem Essen ließen. Aber wenn Sie nach "E-Nummern gesund" suchen, dann bekommen Sie mindestens so viele Beschreibungen mit Beweisen, dass die Zusätze getestet sind und keine Nebenwirkungen haben.

Ich persönlich halte nicht sehr viel von wissenschaftlichen Untersuchungen. Die Ergebnisse können jederzeit völlig unterschiedlich interpretiert werden und sie werden auch sehr oft durch die Medien beeinflusst, wer diese Untersuchung ausführt und vor allem durch diejenigen, die diese Untersuchung finanzieren. Benutzen Sie einfach Ihren gesunden Menschenverstand. Was in der Natur nicht möglich ist, jedoch sehr wohl (künstlich) produziert wird, das ist das Ergebnis der Chemie. In der Natur kann einfach nichts, wo keine Erdbeere drin ist, auch nach Erdbeere schmecken. Wenn Sie allerdings einen Fruchtsaft trinken, der nach Orangen schmeckt, während auf dem Etikett steht, dass überhaupt keine einzige Orange darin enthalten ist, dann wissen Sie genau, dass es sich nur um ein chemisches Getränk handeln kann. Die Erfrischungsgetränkeindustrie sorgt dafür, dass der Verbraucher diese Getränke auch noch massenhaft kauft.

Wir wissen es alle: Wenn wir einmal mit einer Tüte Chips beginnen, knabbern wir solange, bis die Tüte völlig leer ist. Ganz aktuell habe ich in einem psychologischen Fachblatt gelesen, dass Nahrung, die während des Essens knuspert und knackt, wie z. B. Chips, uns glücklich macht und wir deshalb immer solange knabbern, bis die Tüte endgültig leer ist. Aber das glaube ich so nicht, denn dann können Sie auch eine Möhre kauen, die ebenfalls ein knackendes Geräusch macht – jedoch die meisten haben schon nach 1 Möhre mehr als genug. Nein, der wahre Grund, weshalb Sie stets mehr essen, als Sie eigentlich wollen, kommt durch die Geschmacksverstärker, die in Chips enthalten sind: E 621, auch bekannt als MSG. Dieser Stoff wird unter vielen verschiedenen, manchmal sogar unschuldig klingenden Namen auf die Verpackung gesetzt, wie z. B.: Monodium Glutamat, Hefeextrakt, Gerstenextrakt, Bierextrakt, hydrolysiertes Eiweiß/Protein oder Natriumglutamat.

Dr. Russel Blaylock – einer der führenden amerikanischen Neurologen und Nahrungsexperten – hat viele wissenschaftliche Untersuchungen über den Einfluss von chemischen Zusätzen auf unsere Gesundheit gemacht, aber vor allem über künstliche Süßstoffe und die Geschmacksverstärker MSG (Monosodium Glutamat). Laut seiner Studien sorgt MSG dafür, dass die natürlichen Geschmacksstoffe eines Produktes verstärkt werden und es dadurch viel besser schmeckt. Außerdem hat es einen Effekt, der süchtig macht, weshalb wir dann genau dieses Produkt, in dem es enthalten ist, immer wieder kaufen und verspeisen wollen. Es ist eben nicht nur die Tabakindustrie, die sich an süchtig machenden Zutaten in ihren Produkten schuldig macht. Durch diesen Stoff wird genau der Mechanismus von Hunger- und Sättigung im Gehirn sehr negativ beeinflusst.

Eine andere Nebenwirkung von MSG ist, dass Sie auch ohne sich "voll zu essen" Fettleibigkeit (Obesitas) entwickeln können. Beispielsweise Ratten, die über längere Zeit mit ihrer normalen Nahrung MSG zugeführt bekamen, entwickelten Fettleibigkeit und alle dazu gehörigen Beschwerden, so wie z. B. Herzprobleme, Diabetes und bei Einnahme über längere Zeit sogar Gehirnschäden.

Eine andere chemische Zutat, die eine ausdrückliche "extra Warnung" verdient, ist: ASPARTAM! Dieser künstliche Stoff hat keinerlei Kalorien und somit wird allgemein die Meinung vertreten, dass Sie davon auch nicht dick werden können. Aber stimmt das auch? Lassen Sie uns doch einmal genau nachschauen, was so alles in einem menschlichen Körper passiert, wenn Sie diesen chemischen Stoff aufnehmen. Der Körper prüft und denkt: "Aha, Zucker." Er bereitet sich darum auf einen erhöhten Blutzuckerspiegel vor, sodass er mehr Insulin produziert, um diesen dann wieder herunterzufahren. Aber der Zucker will einfach nicht kommen! Der Körper gerät dadurch völlig durcheinander, der Blutzuckerspiegel ist nun sehr niedrig, doch da kommt kein Zucker. Die Folge ist: Sie bekommen einen wahren Heißhunger nach Essen, verständlicherweise nach Zucker, um den Missstand wieder auszugleichen. Kurzum: Nach der Einnahme künstlicher Süßstoffe ist es durchaus möglich, dass Sie einen regelrechten (Fr-)Essanfall bekommen.

Weiterhin ist durch viele Wissenschaftler bewiesen, dass Süßstoffe, darunter auch Aspartam, eine Reihe von Beschwerden verursachen kann, darunter Kopfschmerzen, Migräne, Hautausschlag, wie z. B. juckende Ekzeme, Müdigkeit, Schlafprobleme und auch neurologische Krankheiten.

Heutzutage gibt es auch Stevia, das den Namen "natürlicher Süßstoff" bekommen hat. Aber wie natürlich ist Stevia wirklich? Stevia ist eine grüne Pflanze und wenn Sie davon ein Blatt in den Mund nehmen, schmeckt es sehr süß. Trocknen Sie diese Blätter und machen davon ein Puder, entsteht ein grün-braunes Pulver, das leicht süß schmeckt. Sie haben dann tatsächlich einen 100 % natürlichen Süßstoff, der völlig gesund ist und der Gesundheit keineswegs schadet. Aber was liegt da in den Regalen unserer Supermärkte? Ein weißes Pulver, welches genau wie (Puder-) Zucker aussieht. Das ist Steviosid, das mithilfe von Ethanol aus der Steviapflanze raffiniert wird, also durch Mittel eines chemischen Extraktionsprozesses. Es ist sicherlich besser als Aspartam, doch 100 % natürlich ist dieses weiße Steviapulver wirklich nicht! Denn etwas, was zuckerweiß ist und keine Energie enthält, das wäre zu schön, um wahr zu sein. Das gibt es so in der Natur auch nicht! Mein Motto ist: Sie können wesentlich besser mit Produkten süßen, die Kalorien enthalten, wie z. B. Honig, getrocknete Früchte oder braunem Rohrzucker, als mit chemischen Süßstoffen ohne Kalorien.

Das größte Problem der E-Nummern und Pestizide liegt darin, dass diese in allen zugänglichen Nahrungsmitteln stecken. Die beste Lösung, um diese Zusätze zu vermeiden, ist es, das Essen selbst und mit natürlichen Zutaten zuzubereiten und keine Snacks bzw. Zwischenmahlzeiten mehr zu essen. Eine noch bessere Lösung ist es, nur noch biologisch produzierte Lebensmittel zu sich zu nehmen, die keine oder wesentlich weniger chemische Zusätze enthalten, denn bei diesen Produkten werden tatsächlich keine Pestizide oder Kunstdünger benutzt.

Wie kommt es, dass biologische Nahrung gesünder ist? Das Resultat der Erforschung stand vor einiger Zeit groß in allen Zeitungen: "Biologische Nahrung ist nicht unbedingt gesünder als normale Nahrung!" Mit anderen Worten: "Völlig unnötig und sinnlos ausgegebenes Geld!" Es stimmt sehr wohl, dass ein normaler Apfel im Vergleich mit einem biologischen Apfel, der biologische Apfel nicht unbedingt mehr Vitamine oder Mineralien enthielt – auch nicht mehr Eiweiße, Fette und Kohlenhydrate als ein gewöhnlich gewachsener Apfel. In diesem Sinne haben biologische Lebensmittel vielleicht kaum Mehrwert gegenüber den konventionellen. Aber ich esse nicht biologisch, weil ich denke, dass ich dadurch mehr Vitamine, Mineralien und mehr Makronährstoffe zu mir nehme, sondern ich wähle bewusst biologisch, weil ich dann weniger Schadstoffe zu mir nehme. Weniger Pestizide, weniger chemische Zusätze, kurzum: weniger Giftstoffe und dadurch weniger "Endokrine Disruptoren", die u. a. mein Gewicht negativ beeinflussen können.

Es scheint sehr einfach: Essen Sie nur noch biologisch produzierte, ungespritzte Nahrungsmittel! Aber diese einfache Lösung ist für viele nicht so einfach, weil biologische Ernährung meistens viel teurer ist, als gewöhnliche. Doch bedenken Sie, was es kostet, wenn Sie nicht mehr gesund sind! Was kostet Übergewicht und alle Beschwerden, die dazugehören? Was kostet es, wenn Sie sich nicht gut in Ihrer Haut fühlen und darum nicht mehr gut "funktionieren" können?

Biologisch wird immer günstiger, wenn Sie sich mehr für Qualität als für Quantität entscheiden. Lebensmittel aus dem Supermarkt sind relativ günstig und wenn etwas billig ist, dann kaufen wir lieber zu viel, als zu wenig davon – so denken wir leider. Mit dem Ergebnis, dass z. B. die Niederlande pro Jahr mal eben für 2,4 Milliarden Euro Nahrungsmittel einfach auf den Müll wirft. Wenn Sie sich biologisch ernähren, kaufen Sie auch viel bewusster ein. Sie kaufen nur das, was Sie wirklich nötig haben und wovon Sie genau wissen, dass Sie es auch verbrauchen, denn biologische Nahrungsmittel sind viel zu teuer, um sie einfach auf den Müll zu werfen.

Zudem hat biologische Ernährung natürlich auch damit zu tun, klare Entscheidungen zu treffen. Ich war immer überrascht, wie viel Geld meine Kollegen in der Betriebskantine für ihr Mittagessen ausgegeben haben oder draußen im Essenssaal. So geben sie z. B. täglich 5,- Euro für Brötchen, Suppe und 1 Krokette aus. Ich habe immer mein biologisches Mittagessen dabei und das kostet gerade einmal 3,- Euro.

Als meine Schwester und ich noch klein waren, arbeitete nur mein Vater und er brachte damals noch nicht so viel Geld nach Hause. Wir wohnten in einem kleinen Reihenhäuschen, wir hatten nur 1 Auto und unsere Ferien verbrachten wir in Drenthe (auf einem Campingplatz). Meine Schwester und ich gingen nur zum Schwimmunterricht und wir liefen in selbst genähter Garderobe herum. Unsere Küchenschränke waren voll mit Aldi-Nahrungsmitteln, weil es ja so günstig war. Als wir dann älter waren und meine Mutter ebenfalls arbeiten ging, während mein Vater Karriere machte, zogen wir in ein größeres, frei stehendes Haus mit großem Garten um. Das Auto wurde durch ein größeres ersetzt und es kam sogar noch ein weiteres kleines Auto dazu. Jetzt flogen wir mit dem Flugzeug in die Ferien, meine Schwester und ich durften nun Reitstunden nehmen und wir bekamen genügend Taschengeld, um sogar Markenkleidung zu tragen. Aber eine Sache blieb völlig unverändert: Meine Mutter machte und macht es sogar noch heute – jede Woche ihre Einkäufe bei Aldi – weil es dort so unheimlich günstig ist ...

Ist es nicht wirklich komisch, dass selbst wenn unser Einkommen steigt, wir alle ein größeres Haus und ein größeres Auto kaufen, einen zweiten Computer dazunehmen, stets das neueste I-Phone haben wollen und auch noch luxuriösere Ferien? Aber unsere Ausgaben für das Allerwichtigste, was wir haben, unsere Gesundheit und somit eben auch unsere Ernährung, bleiben unverändert. Wir gehen höchstens einmal aus zum Essen und lassen uns jetzt öfters sogar die Mahlzeiten ins Haus liefern.

Wäre es nicht auch sehr logisch, dass, wenn unser Einkommen steigt, wir zuerst in unsere Gesundheit investieren und wir damit etwas mehr Geld für gesündere, biologische Lebensmittel ausgeben? Wenn dann noch Kapazität vorhanden ist, können wir noch Extra-Geld in sekundäre, materielle Dinge, wie z. B. eine größere Wohnung, Auto oder Luxusprodukte investieren.

Es gibt Familien, die in jedem Schlafzimmer einen Fernseher und einen Computer stehen haben. Kinder haben heute Zimmer mit so viel Spielzeug, dass sie nicht einmal wissen, was sie damit alles anfangen können. Viele Menschen, selbst ohne Kinder, haben einen königlich gefüllten Schrank mit allerlei Süßigkeiten und einen großen Kühlschrank gefüllt mit Erfrischungsgetränken. Aber beinahe alle diese Menschen haben ihr Obst in einem kleinen Schälchen auf der Ecke ihres Esstisches liegen oder noch schlimmer, sie haben überhaupt keine Obstschale! Es gibt sogar Kinder, die kaum Obst bekommen.

Als alleinerziehende Mutter habe ich ein sehr begrenztes Budget. Ich wohne auf sehr kleinem und bescheidenem Raum, habe kein Auto und mein Handy ist noch aus dem letzten Jahrhundert. Ich schäme mich dafür überhaupt nicht, dass ich nicht in einem schönen Haus wohne oder dass ich nur wenig Platz im Schrank für Kleidung und andere Sachen habe. Aber ich bin sehr stolz, dass mein frisches Obst nicht in einem kleinen Obstschälchen liegt, sondern in einem großen Obstschrank! Dieser wird täglich bis zum Rand gefüllt und wir können darum so viel Obst essen, wie wir wollen und wir für unsere Gesundheit nötig haben. Das jedenfalls empfinde ich als einen sehr großen Reichtum!

Doch keine Sorge, wenn Sie nach diesem Kapitel noch denken, dass biologisch mit Ihrem persönlichen Budget nicht bezahlbar ist, dann können Sie sich und Ihr Kind immerhin noch *natürlich* und *gesund* erziehen und in den folgenden Kapiteln zeige ich Ihnen genau, wie Sie das am besten machen.

4

Die ersten Häppchen

Ernährung ist das Grundbedürfnis eines jeden Menschen und nicht umsonst benutzen wir das Wort Erziehung, wenn es um das Heranwachsen unseres Nachwuchses geht. Für mich beginnt Ernährung/-ziehung dann auch erst mit der Ausgabe richtiger Häppchen an Ihr Kind und damit können Sie nicht früh genug starten! Es beginnt schon mit der Auswahl, ob Sie Ihr Kind stillen oder nur Flaschennahrung geben. Früher hatten wir diese Wahl nicht und mussten sogar Muttermilch geben, also Stillen. Als damals zum ersten Mal Flaschennahrung auf den Markt kam, wurde sogar mehrfach behauptet, dass diese viel besser wäre, als das Stillen mit Muttermilch. Dass sie z. B. eine verbesserte konstante Zusammenstellung von Nährstoffen gegenüber der Muttermilch hätte, die natürlich dadurch (u. a. negativ) beeinflusst würde, was die Mutter selbst aß. Mit Muttermilch lässt sich eben nichts verdienen und auf diese Weise behaupteten die Hersteller wirklich alles, um ihre Flaschennahrung zu promoten und das auf Kosten des Stillens und der Muttermilch. Glücklicherweise sind die Zeiten grundlegend vorbei und verändert und inzwischen ist wohl jedem bekannt, dass Stillen wirklich das Beste für Ihr Kind ist. Gegenwärtig dürfen Hersteller von Babynahrung nur noch Werbung und Reklame für die Zeit nach dem Stillen machen und nicht mehr für Flaschennahrung gerade geborener Babys.

Die Vorteile des Stillens sind so wahnsinnig groß. Wirklich alles, was ein Kind benötigt, ist darin enthalten und das sogar im richtigen Verhältnis – wichtig ist natürlich, wie sich die Mutter ernährt. Das Stillen selbst hat eigentlich nur 2 Nachteile:

100% giftfrei

Als Mutter haben Sie nur wenig Freiheit, um irgendwo ohne Ihr Kind hinzugehen.

Wenn es für manche Mütter physisch (zu) schwer oder sogar schmerzhaft ist, täglich mehrere Male zu stillen.

Wenn Sie aus einer der beiden Gründe eine bewusste Entscheidung getroffen haben, Ihrem Kind Flaschennahrung zu geben, dann bitte wählen Sie nur gläserne Fläschchen. In den gängigen Babyfläschchen aus Plastik ist Bisphenol A (BPA), ein chemischer Weichmacher, der in vielen Plastikprodukten benutzt wird. BPA beeinflusst auf viele verschiedene Arten unsere Gesundheit und es ist ebenfalls sogar möglich, dass es unser Körpergewicht erhöht. Es gibt ständig mehr Informationen über die Giftstoffe von BPA. Selbst die wichtigsten öffentlichen Medien schenken dieser Tatsache immer mehr Aufmerksamkeit. Untersuchungen stellten demnach fest, dass Kontakt mit Bisphenol A erhebliche Nachteile für unsere Gesundheit hat. Selbst eine kleine Dosis kann möglicherweise einen negativen Einfluss auf die Fruchtbarkeit und die Fortpflanzung sowie die Vergrößerung der Prostata, verminderte Spermienqualität, frühere Pubertät und andere hormonelle Probleme, wie z. B. abweichende Östrogenwerte haben. Auch Übergewicht, Diabetes und Verhaltensstörungen, wie Hyperaktivität und Lernstörungen, werden in Verbindung mit BPA gebracht. Weiterhin verursacht es Schaden an der Leber, wodurch diese ihre Funktion verliert, um giftige Stoffe aus Ihrem Körper zu eliminieren.

In vielen Ländern, wie Amerika, Schweden, Süd-Korea, Norwegen und Belgien, gibt es jetzt schon eine neue Gesetzgebung bezüglich BPA. Es ist ein chemischer Stoff, der beinahe überall enthalten ist. In den Niederlanden gibt es leider noch keine Gesetzgebung, die den Gebrauch von BPA durch die Hersteller verringert. Das Einzige, was Sie als Konsument tun können, ist, dass Sie selbst die Entscheidung treffen, keine BPA-haltigen Produkte zu verwenden, wie z. B. Babyfläschchen aus Plastik. Dadurch, dass die Fläschchen mit warmer Milch gefüllt werden, gelangt das BPA in die Milch und somit in den Körper des Babys. Das gilt eben nicht nur für die Flaschen-

32

nahrung, sondern auch für alle warmen Produkte, die mit BPA in Kontakt kommen (Becher, Tellerchen, Besteck usw.). Für Babys ist Flaschenmilch die einzige Möglichkeit, um Nahrung zu sich zu nehmen und wenn diese auch noch BPA enthält, dann ist das sicherlich kein guter Start für sie. Außerdem können die kleinen Lebern, die bei Babys noch nicht vollständig entwickelt sind, das BPA nicht vollständig eliminieren. Es sammelt sich in ihren kleinen Körpern an und das mit allen Folgen. Seit 2011 gibt es sogenannte BPA-freie Babyfläschchen aus Amerika auf dem Markt, aber nach einiger Zeit fiel auf, dass der Hersteller das BPA durch einen anderen schädlichen Stoff ersetzt hatte. Die beste Lösung für Ihr Kind ist noch immer das Stillen, jedoch wenn Sie nicht Stillen wollen oder können, ist der Gebrauch von gläsernen Fläschchen die einzige sichere Methode, um BPA völlig zu vermeiden.

Nach 6 Monaten ist Ihr Baby nun so weit, um etwas festere Häppchen zu probieren, eine große Herausforderung für Mutter und Kind. Die Mutter kann es sich heutzutage so einfach wie möglich machen, ganz wie sie selbst will! Im Supermarkt gibt es so allerlei Babynahrung zu kaufen, die als verantwortungsvolle, gesunde Kost deklariert ist. Und wenn Sie die klangvollen Namen dieser Gläschen lesen, dann braucht sich Ihr Kind nicht einseitig zu ernähren, denn Abwechslung gibt es mehr als genug – von Großmutters Eintopf, kulinarischen italienischen Nudelgerichte bis hin zu asiatischen Reisgerichten. Aber welche Namen von exotischen Gerichten es auch immer sind: Es bleiben natürlich alle ein gemahlener (holländischer, italienischer oder chinesischer) Brei.

Gegenwärtig steht auf allen Gläschen von Babynahrung, dass sie frei von Farbstoffen, Geschmacksverstärkern und den sogenannten E-Nummern sind. Außerdem gibt es zusätzlich noch eine ganze Reihe von biologisch kulinarischem Mus. Also, dann sind Sie als Mutter doch wirklich sehr gut ... Denn nicht die Film- und TV-Stars, wie zum Beispiel Sylvie Meis, Linda de Mol und Heidi Klum, verdienen den Titel "Supermama", weil sie eine stressige Karriere gleichzeitig mit dem Aufziehen ihres Kleinkindes kombinieren. Sie sind die Supermama, weil sie ihrem Kind biologische, E-Nummern-freie Gläschen verabreichen.

Biologisch, das bedeutet für mich in erster Linie, richtige bewusste Entscheidungen zu treffen. Obwohl biologisch beinahe immer besser als typisch normale Kost ist, frage ich mich sehr wohl, was der Nährwert dieser Babynahrung-Fertiggerichte ist, auch wenn sie E-Nummern-frei und biologisch sind. Es scheint mir eine Entscheidung, die teils auf Faulheit und der wunderschönen Reklamebotschaft beruht. Solange auf den Gläschen "natürlich und ohne chemische Zusätze" steht, ist es nur gut für Ihr Baby, um den Titel *Supermama* zu bekommen. Sollen wir unseren logischen, gesunden Menschenverstand wieder einmal dazu gebrauchen und einfach mal so denken, wie es die Natur auch macht?

Kann ein Gläschen, welches vielleicht schon 1 Jahr zuvor in einer Fabrik hergestellt wurde und noch 1 Jahr haltbar ist, nachdem Sie es gekauft und nochmals 3 Monate aufbewahrt haben, bevor Sie es an Ihr Kind füttern, noch gesunde Nährstoffe enthalten? Jedes lebende Wesen braucht u. a. vor allem Mikronährstoffe, wie z. B. Vitamine, Mineralien, Antioxidantien usw. Diese essentiellen Nährstoffe können nicht mehr in Gläsern vorhanden sein, die schon über 1 Jahr im Supermarkt und in Ihrem Vorratsschrank gestanden haben. Wenn Sie wirklich nur das Beste für Ihr Kind wollen, gibt es meiner Meinung nach nur eine optimale Lösung:

Machen Sie alles selbst mit frischen, natürlich gesunden Zutaten!

Wenn Sie dazu nur noch biologische Produkte kaufen, ist es perfekt! Aber biologisch oder nicht, der richtige Schlüssel ist:

Selber machen!

Unter selber machen verstehe ich natürlich nicht, eben einen Beutel zu öffnen, etwas Wasser dazuzugeben, umzurühren und fertig ist die ganze Sache! Um Ihnen zu helfen, gebe ich Ihnen hier einige Anregungen für die Phase Ihres Baby, in der es zwar schon feste Nahrung zu sich nehmen, aber noch nicht kauen kann.

Die Breiphase!

Sobald Babys etwas mehr als Mutter- und Kuhmilch vertragen können, kommen wir mit den Tellerchen Brei. Das wird auch in allen Mütterberatungen empfohlen. Brei ist natürlich die ideale Nahrung für Babys, die noch nicht kauen können. Aber es ist sehr schade, dass der Brei, den wir hier verabreichen, meistens aus Milch, ein oder mehrere Sorten Getreide (der bekannte Milchreis) und Zucker besteht. Die meisten Babys, die Brei als Ergänzung zu ihrer Flaschennahrung bekommen, haben eigentlich schon mehr als genug Milch zu sich genommen, auch wenn Sie noch Stillen. Dann gibt es zusätzlich die Diskussion um Kuhmilch (woraus jedenfalls der meiste Brei besteht), ob diese überhaupt so gut ist, wie viele Menschen denken. Ich persönlich bin der Ansicht, dass die Menge Milch, die Babys, Kinder und Erwachsene heutzutage in jeder Form von Milchprodukten zu sich nehmen, absolut nicht mehr so gesund ist. Aus meiner Sicht, wenn es um das Thema Milch geht: **Weniger ist mehr!**

Denn betrachten wir einmal das Getreide. Sämtliches Getreide in verarbeiteten Produkten – also auch das Getreide, aus dem der Brei gemacht ist – enthält durch die Herstellung und Weiterverarbeitung beinahe keinerlei Vitamine mehr. Die wenigen Vitamine, die noch vorhanden sind, sind so minimal, dass Sie sie besser aus anderen und gesünderen Quellen beziehen sollten. Diese Getreide sind eigentlich mehr dazu gedacht, um zusammen mit Milch die kleinen Mägen zu füllen und dann kommt noch der Zucker dazu. Hierzu kann ich sehr kurz etwas sagen: Raffinierter weißer Zucker enthält nur noch leere Kalorien und fungiert lediglich als Geschmacksverstärker, sodass Ihr Kind den Brei lecker findet. Kurzum: In so einem Tellerchen Brei sitzt sehr wenig drin, außer viel Energie. Ihr Baby braucht wirklich Energie – sogar sehr viel –, um zu wachsen. Aber Sie müssen Ihrem Baby eben vor allem auch Energie geben, die förderlich für seine Gesundheit ist!

Wissen Sie eigentlich, welchen Brei Babys in Süd-Korea bekommen? Milchreis, aber nicht so wie der Milchreis hierzulande mit Milch, Reis und Zucker. Sie machen dort würzigen Milchreis mit viel fein gehacktem Gemüse, eventuell etwas Ei, Fisch und Fleisch. Nachfolgend finden Sie das Rezept für einen würzigen Milchreis und einen Möhrenbrei. Wenn Sie alles biologisch zubereiten wollen, prima, doch selbst wenn Sie keinerlei biologische Zutaten nehmen, ist das eine wirklich sehr gesunde Mahlzeit. Die Zutaten, die mit Sternchen versehen sind, sollten Sie in der biologischen Variante nehmen, weil die gängigen einige ungesunde Zusätze enthalten.

Rezept eines würzigen Breis

Zutaten
- körniger Silbervliesreis oder Quinoa
- gehacktes Gemüse, wie z. B. Möhren, Zucchini, Broccoli, Blumenkohl usw.
- 1 Ei*
- etwas biologische Sojasoße und etwas biologische hefefreie Bouillon*
- Rahmbutter*

Zubereitung
Kochen Sie den Reis oder Quinoa in wenig Wasser. Nach der Hälfte der Garzeit geben Sie das ganze, fein gehackte Gemüse zusammen mit einem Teelöffel Sojasoße und einer Messerspitze Bouillonpuder dazu. Lassen Sie alles so lange kochen, bis der Reis und das Gemüse gar sind und Sie nur noch den Brei übrig haben. Zuletzt rühren Sie das rohe Ei durch den ganzen Brei, bis die Stückchen Ei auch gar sind. Zum Schluss fügen Sie noch etwas Rahmbutter* dazu.

(*Bitte die biologische Version wählen, weil die gängige Variante einige ungesunde Zusätze enthält!)

Lassen Sie uns dieses Gericht einmal genauer betrachten: Anstatt der Milch haben wir nun das Eiweiß (Protein) als Eiweißquelle. Das ist sehr viel nahrhafter und gesünder als Kuhmilch. Kuhmilch ist sehr schwer verdaulich und die menschlichen Gedärme, aber vor allem die eines Babys, sind dafür überhaupt nicht so gut geeignet. Außerdem ist ein Ei eine willkommene Abwechslung: Die Eiweiße (Proteine) bestehen aus allen kompletten Aminosäuren, die wir benötigen. Silbervliesreis hat für sich nicht besonders viele Vitamine, aber manchmal muss auch eine Energiequelle mit weniger Vitaminen herhalten. Dann ist die Kunst des Kombinierens mit Lebensmitteln gefragt, die sich durch einen hohen Nährwert auszeichnen, wie z. B. Gemüse. Ich denke, dass kein einziges Baby hierzulande einen Milchreis bekommt, der mit gehacktem Gemüse zubereitet ist. Aber die Kombination von Reis oder Quinoa mit Gemüse ist herrlich und so kommt Ihr Baby mit dieser Mahlzeit schon sehr früh in Kontakt mit gesundem Gemüse.

Jung gelernt – ist im Alter schon Gewohnheit!

Oder anders gesagt: Was Hänschen nicht lernt, das lernt Hans nimmer mehr!

Andere supergesunde Häppchen im 1. Lebensjahr (und danach) sind 100 %-ige Gemüsebreis! Die dafür am besten geeigneten Gemüsesorten sind diejenigen, die viel Stärke enthalten, wie z. B.: Möhren, Kürbis, Rote Bete, Sellerieknollen, Blumenkohl und frische grüne Erbsen. Nachfolgend sehen Sie ein Rezept eines Möhrenbreis und alle anderen 100 %-igen Gemüsebreis können genau nach derselben Methode zubereitet werden.

Möhrenbrei

Zutaten
- Möhren
- wenig Zwiebeln
- ½ oder ¼ TL Bouillonpuder*
- 1 Stückchen Rahmbutter*

Zubereitung
Kochen Sie die Möhren mit wenig Zwiebeln in etwas Bouillon. Nach dem Kochen darf nur ein kleines bisschen Bodenfeuchtigkeit übrig bleiben. Zerkleinern Sie alles in einem Mixer (nur mit gläsernem Messbecher!) und servieren Sie es auf einem Porzellan- oder Glastellerchen. Weil es für Babys, Kinder und Erwachsene sehr wichtig ist, auch täglich ein bisschen Fett zu sich zu nehmen, empfehle ich ein Stückchen Rahmbutter oder etwas biologisch, kalt gepresstes Kokosöl in den Möhrenbrei zu mischen, sobald dieser fertig ist (aber bitte nicht mitkochen!). Weil die Vitamine in Möhren (und anderem Gemüse) in Fett löslich sind, werden diese viel besser mit Butter und Kokosöl von unserem Körper aufgenommen.

Später werde ich in diesem Buch erklären, warum Sie besser gute Rahmbutter und Kokosöl benutzen sollten, als Margarine oder andere pflanzliche Öle. Bitte glauben Sie mir, das ist eine herrliche Methode für Ihr Kind, um Bekanntschaft mit Gemüse zu machen und das können Sie dann wirklich als einen richtig gesunden Brei betrachten!

Eine andere, supergesunde Methode, Ihr Kind an gesunde Ernährung heranzuführen, ist, ihm selbst gemachte Obsthäppchen zu geben. Am Anfang sind Bananen ideal, weil sie so lecker und weich sind. Was halten Sie von allerlei Kombinationen mit Bananen, wie z. B. Orangen-Bananenmus, Kiwi-Bananenmus und Avocado-Bananenmus? Oder auch von einer anderen Obstsorte, wie z. B. pürierte Birne, Apfelmus, Mango- und Melonenmus? Vielleicht finden Sie die Kombination von Avocados mit Bananen ein bisschen ungewöhnlich, aber Avocados sind wirklich ein "Superfood" (perfekte Nahrung) und besonders geeignet für Ihr Baby, weil es von seiner Struktur so weich ist. Es sitzt voller gesunder Fette und Vitamine und in Kombination mit Bananen ist es ausgesprochen lecker, sowohl für Babys, Kinder und Erwachsene.

Avocados sind auch sehr gut geeignet, um sie unter warme Speisen für ältere Babys, Kleinkinder und Kinder zu mischen. Sie kochen kleine geschnittene Stückchen Gemüse und Fleisch in Bouillon und Sojasoße. Anstatt jetzt Kartoffeln zuzugeben, mischen Sie sattdessen eine ganze Avocado darunter. Weil Babys, Kleinkinder und Kinder noch nicht so viel auf einmal essen können, sind meistens 1 Kartoffel + 1 Avocado zusammen mit Gemüse und Fleisch viel zu viel, während größere Kinder und Erwachsene das sehr wohl schon verspeisen können. Der Grund, warum ich lieber eine Avocado anstatt einer Kartoffel empfehle, ist, dass die Avocado viel mehr Nährstoffe und zudem auch noch die richtigen Fette gegenüber der Kartoffel enthält.

Natürliche und gesunde Erziehung ist überhaupt nicht so schwer. Vielleicht erfordert es etwas mehr Arbeit, als ein Gläschen Fertiggericht zu erwärmen, aber Ihr Baby wird sehr dankbar für diesen guten Start sein!

5

Ein natürliches und gesundes Frühstück – für Sie selbst und Ihre Kinder

Es ist sehr traurig, aber wahr: Bei vielen Kindern kommt das Frühstück aus Zeitmangel zu kurz. Oder das Frühstück besteht aus Fertigplätzchen, die Eltern ihren Kindern in ihre Schulranzen für unterwegs stecken oder aus gefüllten Kuchen und Riegeln, die sich die Kinder unterwegs oder in der Schule dann selbst kaufen.

Das "Nationale Schulfrühstück" in den Niederlanden ist eine groß angelegte Kampagne, um Kindern und vor allem den Eltern aufzuzeigen, wie wichtig ein gesundes Frühstück ist. So rund 500.000 Schüler bekamen in der ersten Woche des Novembers ein komplettes Frühstück in ihrer Schule. Es bestand aus Johannisbeeren- und Müsliriegeln, Braun- und Vollkornbrot, Margarine und Belag aus Schmierkäse, Marmelade oder Schokostreusel und einen Becher Milch dazu. Laut der Organisation ist das ein gutes Vorbild für ein gesundes Standardfrühstück, das Eltern ihren Kinder geben müssen und ich verstehe auch sehr gut, warum das so geschrieben wird. So ein "Nationales Schulfrühstück" wird finanziell unterstützt von Bäckern und Supermärkten, die Brot und Brotaufstrich liefern. "Einem geschenkten Gaul schaut man eben nicht ins Maul" und wenn ein Hersteller 10.000 Stückchen Margarine verschenkt, dann sagt man ganz schnell, dass deren Margarine zu einem guten Start gehört. Was macht den Frühstückstisch dann mehr komplett als all die farbigen Gläschen Marmelade, leckere Schokostreusel und ein Schmierkäse, den Kinder selbst auf ihr Brot schmieren können? Leider hat dieses Frühstück gerade mal so wenig Nährwert, wie die bereits erwähnten Kuchenriegel.

Wenn Eltern vorgeben, dass Brot mit Margarine und Marmelade, Schmierkäse und Schokostreusel ein gesundes Frühstück sind, dann ist es logisch, dass sie (und deren Kinder) nicht optimal gesund sind und dass immer mehr Menschen Probleme mit ihrem Übergewicht haben. Auf diese Art und Weise wissen sie es natürlich nicht besser! Es ist also die erste Aufgabe, die Eltern gut zu unterrichten. Denn wenn wir Kinder *natürlich* und *gesund erziehen* wollen, dann müssen erst einmal die Eltern wissen, was das bedeutet. Es ist aus meiner Sicht nicht korrekt, gegenüber Eltern zu behaupten, dass gewisse Dinge gesund sind und sie damit zu stimulieren, es an ihre Kinder weiterzugeben, nur weil die Lebensmittelindustrie sehr stark darin involviert ist und weil es nun einmal zu unserer Kultur gehört.

Lassen Sie uns das "niederländische Frühstück" (das dem deutschen nicht unähnlich ist) einmal genauer unter die Lupe nehmen, angefangen beim Brot, das in unserer Esskultur ja nicht mehr wegzudenken ist.

Brot als solches macht nicht dick, obwohl es beinahe ausschließlich aus Kohlenhydraten besteht. Was dies betrifft, ist an Brot überhaupt nichts verkehrt. Denn ob Sie von Brot dick werden, hat in erster Linie noch immer mit der Menge zu tun, die Sie essen und was Sie noch zusätzlich konsumieren. Jemand, der den ganzen Tag sitzt, kann jedenfalls mit 4 Butterbroten mit Schokostreuseln nicht abnehmen, während Sie mit derselben Anzahl Butterbroten, belegt mit Tomaten und Gurken, prima eine schlanke Figur bekommen können. Das Problem ist, dass wir Brot mit Gemüse und Rohkost nicht gewöhnt sind zu essen. Zuerst bestreichen wir es mit den völlig falschen Fetten und wählen dann auch noch Süßes, Käse oder verarbeitete Fleischwaren als Belag. Diese Kombination ist es, die uns so dick macht.

Kurzum: Auch wenn ein Butterbrot selbst nur wenige Kalorien hat, machen wir es somit zu einer gewaltigen Kalorienbombe, die keinen einzigen inhaltlichen Nährwert für unseren Körper hat. Brot, auch Vollkornbrot, ist so dermaßen verarbeitet, dass es beinahe keine essentiellen Nährstoffe mehr enthält. Außerdem befinden sich im Brot aus dem Supermarkt (und selbst auch im Brot vom Bäcker), so viele chemische Zutaten, um es z. B. länger frisch zu halten, dass es sicherlich kein richtiges Naturprodukt mehr ist. Deshalb können Sie es eigentlich nur als reine Magenfüllung ansehen und die nötigen Vitamine und Mineralien viel besser aus Obst und Gemüse gewinnen.

Sehen wir uns einmal die Diät-Margarinen und Margarinen genauer an, die beinahe jeder auf sein Brot schmiert, in dem Glauben, dass diese gesund und gut für die Linie sind. Fett hat eine negative Ladung und wir denken, dass es ungesund ist und wir haben eine wahnsinnige Angst davor, davon dick zu werden. Doch das Gegenteil ist der Fall: Fett ist gesund und selbst sehr essentiell für unseren Körper und beim Verzehr der richtigen Fette in der richtigen Menge werden Sie davon niemals dick. Und genau hier liegt das Problem, weil Menschen nicht wissen, was "gutes Fett" ist, denken sie – weil es groß in der Reklame propagiert wird –, dass gesättigte Fette schlecht sind und dass sie sich immer nur für ungesättigte Fette entscheiden müssen. Gesättigte und ungesättigte Fette sind beide gesund und Ihr Körper hat sie auch alle beide dringend nötig. Gesättigtes Fett ist überhaupt nicht schädlich. Das wird sehr ausführlich in den Büchern von Mary G. Enig "Know your fats" beschrieben und darin ist das komplette Grundwissen über den Nährwert von Ölen, Fetten und Cholesterin auch detailliert festgehalten.

Aber: Keine einzige Wissenschaft kann es mit der Logik der Natur aufnehmen. In der Natur werden alle gerade geborenen Wesen mit Muttermilch ernährt, die zum größten Teil aus gesättigten Fetten besteht. Auch alle Vögel haben sich so entwickelt, schon allein dadurch, dass sie die gesättigten Fette vom Ei verzehren. Sollte Mutter Natur es dann wirklich so eingerichtet haben, dass alle Erstgeborenen mit schädlichen Stoffen gefüttert werden, wovon sie dann Herzkranzgefäßkrankheiten bekommen? Garantiert und mit Sicherheit nicht!

Gerade in unserer westlichen Welt, in der beinahe niemand mehr gesättigte Fette essen darf und man sich ausschließlich mit ungesättigten Ölen und Margarinen aus Fläschchen und Päckchen ernährt, sind Herzkranzgefäßkrankheiten zusammen mit Krebs die Todesursache Nr. 1 und wir sind größtenteils (viel) zu dick und fett. Völker, die gewöhnliche, nicht entrahmte Milch von ihrem eigenen Vieh trinken und ihre Mahlzeiten im Fett dieser Tiere zubereiten, haben überhaupt keine Herzkranzgefäßkrankheiten oder Krebs und sind dabei noch gertenschlank!

Ich weiß noch sehr gut, dass meine Eltern früher immer Margarine kauften. Ich selbst fand es so ekelig, dass ich es nie auf mein Brot schmieren wollte. Jeder wird mir wohl zustimmen, dass ein Messer mit guter Rahmbutter und getaucht in Schokostreusel bei den meisten als Leckerbissen gilt. Aber ein Messer mit Margarine getaucht in Schokostreusel ist nur dann lecker, wenn Sie so viel Schokostreusel daraufpacken, dass der chemische Plastikgeschmack der Margarine nicht mehr zu bemerken ist. Kurzum: Ich kenne eigentlich niemanden, der Margarine wirklich lecker findet. Die meisten Menschen würden geschmacksmäßig der guten Rahmbutter den Vorzug geben. Trotzdem streichen wir massenhaft Margarine auf unser Brot, nur weil der Hersteller sagt, dass es für uns besser ist, als die gute alte Rahmbutter. Seit wann haben wir unser eigenes logisches Denken verloren und glauben ohne erdenklichen Grund nur noch dem, was uns der Verkäufer über sein eigenes Produkt erzählt?

Gute Fette müssen natürlich und unverarbeitet sein. Fett, das genau wie Lebensmittel mit allerlei chemischen Prozessen und E-Nummern verarbeitet ist, müssen Sie wirklich meiden. Die gute alte Rahmbutter ist nicht nur viel leckerer, sondern sie ist auch viel gesünder, als all die kommerziellen Margarinen und Diät-Margarinen. Denken Sie mal logisch nach: Jeder von uns kann selbst zu Hause die Rahmbutter produzieren, denn Sie benötigen nur etwas Sahne und einen Mixer. Das Einzige, was Sie jetzt tun müssen, ist, die Sahne in einem Mixer so lange aufzuschlagen, bis auf natürliche Weise Butter entsteht – ganz ohne chemische Tricks und synthetische Hilfsmittel! Margarine können Sie in allen erdenklichen Sorten und Verpackungen bekommen: knallhart in einem Päckchen, um damit Kuchen und Torten zu backen, zum Bestreichen für Ihr Brot in einem Schälchen und auch noch flüssig in einem Fläschchen, um damit einfacher backen und braten zu können.

Der Grundstoff dafür ist immer genau derselbe: nämlich ein flüssiges Pflanzenöl. Versuchen Sie einmal selbst zu Hause, daraus Margarine zu machen! Was und wie Sie es auch machen, es wird Ihnen nicht gelingen. Der Hersteller hat nämlich sehr viele chemische Tricks und Hilfsmittel nötig, um aus diesen Pflanzenölen eine harte Substanz zu machen, die so aussieht und schmeckt wie Butter (und das Letztere ist ihnen nicht einmal gut gelungen). Vergleichen Sie auch einmal diese Inhaltsstoffe mit denen von der Rahmbutter.

In der Butter finden Sie als Zusatz nur Sahne, Wasser und eventuell etwas Salz. Bei Margarine und Diät-Margarine finden Sie eine große Liste von E-Nummern. Die darin enthaltenen Fette sind so verarbeitet, dass sie schon per se sehr schädlich sind. Mahlzeiten und Fette, mithilfe von Chemie gemacht, sind eigentlich keine (natürliche) Kost und sehr weit davon entfernt, gesund zu sein. Das ist einfach nur eine billige Magenfüllung. Für Hersteller sind Margarinen wahnsinnig billig zu produzieren und liefern ihnen zusätzlich hohe Gewinne. Also: Diese Diät-Margarinen und Margarinen sind der schlechteste Start, den Sie einem Kind überhaupt geben können! Ernähren Sie sich und Ihr Kind ganz normal mit natürlicher, leckerer und am besten biologischer guter alter Rahmbutter!

Wie können wir nun mit nur kleinen Veränderungen und Ergänzungen das übliche Frühstück etwas gesünder machen? Erwachsenen empfehle ich, morgens unbegrenzt nur frisches Obst zu essen. Das ist voller Ballaststoff-Fasern, Vitaminen und Mineralien. Für eine optimale Gesundheit sollten wir sehr viel Obst essen. Neben der besten Wirkung von Vitaminen und Mineralien in unserem Körper, bietet der Verzehr zusätzlich noch einen entscheidenden Vorteil: Es schützt unseren Körper vor freien Radikalen, die bei der Energieumsetzung unserer Nahrung entstehen. Freie Radikale entstehen auch durch Luftverschmutzung, Rauchen, Chemikalien und Strahlung. Sie können die DNA einer Zelle beschädigen und wenn das passiert, kann eine Zelle absterben, mutieren oder unbegrenzt zu einer Krebsart wuchern. Freie Radikale werden vielfach unter Einfluss von Sauerstoff in Form von Oxidation gebildet. Antioxidantien schützen uns vor dieser Oxidation, daher der Name: Antioxidantien. Im Obst sitzen sehr viele Antioxidantien, die freie Radikale damit unschädlich machen. Antioxidantien, die künstlich in einer Pille stecken, sind nicht zu empfehlen, denn die scheinen genau den gegenteiligen Effekt zu haben und können dadurch noch schädlicher sein.

Vor allem, wenn Sie morgens auf leeren Magen Obst essen, hat das besonders viele Vorteile. Ihr Körper nimmt die darin enthaltenen Vitamine viel besser und schneller auf und außerdem verdaut Ihr Magen das Obst rasend schnell. Dadurch hat es keine Zeit zu gären, was sehr häufig passiert, wenn Sie es gemeinsam mit anderen Lebensmitteln essen. Ich persönlich bin so verrückt nach Obst, dass ich schon morgens 1 Kilo davon ohne Probleme essen kann. Viele Menschen fragen mich, ob der Verzehr von so viel Obst nicht schädlich ist oder sogar dick macht, weil es viel Zucker/Fruktose beinhaltet. Diesen natürlichen Fruchtzucker/Fruktose verspeisen Sie zusammen mit Ballaststoff-Fasern und Vitaminen. Wenn Sie viel Obst essen und diese Energie auch verbrauchen, werden Sie niemals zunehmen – es wird zu einer optimalen Gesundheit und zu einer schlanken Linie beitragen!

In Amerika, aber inzwischen auch andernorts, leben die sogenannten Fruitarianer (Obstesser). Sie leben ausschließlich von Obst und Obstsäften und sind dadurch alle besonders schlank! Manche von ihnen fügen dem Obst noch Gemüse zu, aber 90 % ihrer Ernährung besteht aus Obst. Das halte ich nicht für empfehlenswert, weil andere Nährstoffe und essentielle Fette fehlen. Fruitarianer nehmen den ganzen Tag über Fruchtzucker, also viel Fruktose, zu sich, aber der Grund, warum sie nicht zunehmen und sogar sehr dünn sind, besteht darin, dass sie niemals mehr als 2.500 Kalorien pro Tag essen können. Ungefähr die Menge, die eine normale Durchschnittsperson pro Tag als Energie nötig hat. Also, selbst wenn Sie 2.000 Kalorien an Obst essen (das ist 5 Kilo Obst täglich!), dann werden Sie als Durchschnittsperson den gesamten Fruchtzucker als Energie verbrennen und darum niemals zunehmen. Wenn Sie die Anzahl der Kalorien unverändert lassen, aber doch viel mehr Obst essen, dann werden Sie schneller abnehmen, als wenn Sie die täglichen Kalorien aus verarbeiteten Produkten und verarbeiteten Kohlenhydraten beziehen. Aber wenn Sie zu Ihrer täglichen Kalorieneinnahme auch noch 2 Kilo Obst essen, wodurch Sie pro Tag rund 2.800 Kalorien verzehren, können Sie tatsächlich auch wieder zunehmen. Aber dann werden Sie nicht vom Obst dick, sondern weil Sie mehr Energie zu sich nehmen, als Sie letztendlich verbrauchen.

Und trotzdem glauben alle Menschen, dass jeder Zucker schlecht ist, inklusive des Fruchtzuckers. Zucker in Obst besteht ausschließlich aus Fruktose, was nicht zu vergleichen ist mit der puren Fruktose als Pulver, das in Limonaden, Süßigkeiten und in vielen anderen verarbeiteten Nahrungsprodukten verwendet wird. Das ist raffinierte Fruktose, die zu einem konzentrierten Zucker verarbeitet wurde. Die Fruktose, die von Natur aus in Früchten ist, verzehren Sie zusammen mit vielen Ballaststoff-Fasern, Vitaminen, Mineralien, Feuchtigkeit und Antioxidantien: Somit also nur sehr gut für Ihren Körper!

Erwachsene können den ganzen Morgen so viel Obst essen, wie sie wollen. Hierdurch werden sie den ganzen Morgen hindurch keinen Energiemangel haben. Jedoch für die meisten Kinder, die morgens gerade mal eben 1 Stück Obst essen können und dann in der Pause wieder etwas zu sich nehmen, ist dieses Stück zum Frühstück nicht ausreichend. Sie sollten zusätzlich doch noch ein Butterbrot essen oder Sie können das Obst noch energiereicher dadurch gestalten, dass Sie etwas zufügen. Es ist nicht so, dass alles, was Sie essen, auch gesund sein muss, denn das wird eine sehr schwierige und nahezu unlösbare Aufgabe – vor allem bei Kindern. Die große Herausforderung bei Kindern besteht vor allem darin, den leckeren, nicht so gesunden Brotbelag zu nutzen, um das, was sehr wohl gesund, aber nicht so populär ist, damit leckerer und attraktiver zu machen.

Aber wie geht das in der Praxis? Sie nehmen ein Stück Papier und unterteilen es in 2 Säulen.

Die erste Säule (A) besteht nur aus Produkten, die Kinder besonders lecker finden, aber nichts oder nur wenig zu einer guten Gesundheit beitragen. Das sind vor allem: Brot, Schokostreusel, Marmelade, Apfelsirup, Schokoaufstrich, Fleisch- und Wurstwaren und Milchprodukte. Weil in diesen Produkten durchgehend E-Nummern und/oder Zucker enthalten ist, sollten Sie bei diesen Produkten am besten nur die biologische Variante wählen.

Die andere zweite Säule (B) besteht aus den Dingen, nach denen Kinder vielleicht nicht so verrückt sind, die jedoch sehr viele gute Nährstoffe enthalten, die sie täglich dringend nötig haben, wie z. B. Obst (Bananen, Kiwi, Apfel, Orangen) und Gemüse (Gurken, Tomaten, Avocados, Salat).

Üblicherweise bekommen Kinder häufig nur Brot mit gewöhnlichem Belag, was lediglich Lebensmitteln der Säule A entspricht und nichts Wertvolles für seine Gesundheit beinhaltet. Wenn Sie jedoch immer etwas aus Säule A und Säule B miteinander kombinieren, wird es Ihr Kind mit Genuss essen und es bekommt außerdem noch etwas Gesundes in den Magen.

Gute Kombinationen dieser A/B Säulen sind:

➢ Banane mit Schokostreuseln (bio) und frisch geraspelter Kokosnuss
➢ Fruchtsalat mit Apfel- und Birnenstückchen, Rosinen und Zimt
➢ Salat aus Orangen- und Mandarinenstückchen mit frisch geraspeltem Käse und Rosinen

➢ Vollmilch (Bio) Joghurt mit frischen Fruchtstückchen und
eventuell etwas Rosinen
➢ Gurkenscheibchen mit den beliebtesten Fleisch- und
Wurstwaren (bio) belegt
➢ Tomatenscheiben mit Käse (bio) umwickelt
➢ Salatblätter mit Gurkenstückchen, Käse (bio) und Fleisch-
und Wurststückchen (bio) gefüllt

Wenn Sie (neben o. g.) auch noch zusätzlich gerne Brot essen
möchten, das eine Wahl aus Säule A ist, dann können Sie das mit
etwas aus Säule B kombinieren.

➢ Brot mit Banane und geraspelter Kokosnuss belegt
➢ Brot mit fein geraspeltem Apfel, ein paar Rosinen und
Zimt belegt
➢ Brot mit Avocado/Bananenmus belegt
➢ Brot mit Tomatenrührei belegt
➢ Brot mit Kokosöl und Rosinen belegt

Außerdem können Sie diese A/B-Kombinationen sehr gut auch
für das Mittagessen anwenden.

Ich werde häufig gefragt, ob ich bei so vielen Bananen täglich
keine Verstopfung bekomme. Das hängt natürlich von der weiteren
Ernährung ab. Wenn das eine ballaststoffarme Ernährungsweise
mit wenig Obst und Gemüse ist, dann können Sie tatsächlich Verstopfung bekommen. Wenn Sie außer Bananen auch noch ausreichend Gemüse und anderes Obst essen und dabei die täglich
benötigte Menge der richtigen Fette berücksichtigen, zudem noch
genügend Wasser trinken, haben Sie auch einen guten Stuhlgang.
Meine Tochter isst pro Tag 2 Bananen und geht jeden Tag mindestens zweimal zur Toilette, manchmal sogar dreimal!

Zum Schluss ein anderer, auch sehr wichtiger Bestandteil des
Frühstücks (und des Mittagessens): Milch.

Beim Thema Milch gibt es sowohl Argumente dafür als auch
dagegen. Die Argumente für den Milchkonsum kommen in erster

Linie aus dem Marketingsektor der Hersteller von Milchprodukten. Ich persönlich denke, so wie ich es bereits geschildert habe, dass zu viel Milch nicht gut für uns ist. Unser Körper kann das Calcium aus Milchprodukten nicht gut aufnehmen und unsere Gedärme scheinen Kuhmilch überhaupt nicht gut verdauen zu können. Wenn Sie und Ihr Kind Milch (und andere Milchprodukte) gerne essen, dann wählen Sie bitte sowieso nur die biologische Variante. Diese Milchprodukte enthalten keine Spur von Antibiotika und meistens kommt die Milch von Kühen, die nur auf Wiesen grasen und dadurch enthält diese Milch viel mehr Vitamine, als die gängige Milch von Stallkühen.

Bei den Milchprodukte sollten Sie besser den biologischen Vollmilch-Joghurt wählen. Wenn Kinder viel Milch trinken, können Sie diese nur sehr schwierig mit anderen gesunden Ergänzungen kombinieren. Dann landen Sie wiederum nur beim Trinkjoghurt und Kakao, die wegen der zahlreichen Zusätze noch schlechter sind als Milch. Dagegen können Sie reinen Joghurt mit Stückchen gesundem Obst oder eventuell auch mit Rosinen mischen. Hierdurch bekommen Kinder zusammen mit den Milchprodukten auch Vitamine, die nicht in der Milch enthalten sind. Außerdem können sie von diesem, mit Früchten gefüllten Joghurt nicht literweise wegtrinken, so wie sie es sehr wohl vielleicht mit Milch und anderen Milchproduktgetränken machen könnten.

Im folgenden Kapitel zeige ich Ihnen eine andere, besondere und sehr gesunde Frühstücksalternative sowohl für Sie als auch für Ihr Kind!

6

Die Kraft von Grün

Grün steht im Allgemeinen für jung und frisch. Darum spricht man auch von einem grünen Blatt (grün hinter den Ohren), wenn man über einen jungen Liebhaber gegenüber einem (viel) älteren Mann spricht. Es steht auch für jemand Unerfahrenen, den wir dann als "Greenhorn" bezeichnen. Grün steht für Natur, aber so fremd es auch ist, Grün ist auch die Farbe des Neids, der Eifersucht und des Gifts. Jemand ist grün vor Eifersucht und Gargamel, der große Feind aller Schlümpfe, macht immer diese grünen Giftgetränke. Aber Grün ist auch die Farbe von Hoffnung und Frieden und von Stärke. Denken Sie beispielsweise mal an Popeye, hier kommt die Kraft aus dem grünen Spinat; an Shrek, den großen (also auch starken) Riesen aus dem gleichnamigen Film – er ist auch grün! Drachen, die als große starke Wesen betrachtet werden, werden auch meistens grün gezeichnet. Grün steht auch fürs Überleben, denn wenn Sie etwas Grünes in der Wüste sehen, bedeutet das, es ist Wasser in der Nähe. Kurzum: Grün ist eine Farbe mit vielen besonderen und unterschiedlichen Bedeutungen.

Seit ich das Buch "Green for Life" von Viktoria Boutenko gelesen habe, ist Grün für mich vor allem die Farbe von gesunden Smoothies (Früchtemix) – meistens sogar der grüne Früchtemix. Denn ein Früchtemix ist nicht per definitionem gesund. Smoothies kommen ursprünglich aus warmen Ländern, wo diese aus frisch pürierten Früchten mit Joghurt und Honig gemacht werden. Hiervon gibt es viele Varianten, die u. a. Sirup und Sahneeis enthalten, also nicht wirklich gesund sind. Aber hier in den Niederlanden hat der Smoothie ein sehr gesundes Image, weil die meisten nur aus frischen Früchten und eventuell etwas Joghurt gemacht werden. In der letzten Zeit sind vor allem die Superfood-Smoothies sehr populär! Das sind die klassischen Frucht- und Joghurt-Smoothies, angereichert mit Superfoods, wie z. B. Chia-Samen, rohes Kakaopuder, Eiweißpuder, Goji-Beeren, Macapuder usw. Superfoods können sicherlich zu einer guten Gesundheit beitragen, aber sie sind meistens sehr teuer. Ich denke aber, dass es für Ihre Gesundheit viel wichtiger ist, Ihr Geld zuerst für echte (klassische) Superfoods auszugeben: Obst und Gemüse (wenn möglichst bitte biologisch). Obst und Gemüse werden schon jahrhundertelang durch die Weltbevölkerung als Basis für eine gute Gesundheit angesehen und das wird sich wohl niemals ändern. Wenn Sie dann noch ein Extra-Budget übrig haben, können Sie noch Superfoods Ihren Smoothies hinzufügen.

Seitdem ich das Buch von Viktoria Boutenko gelesen habe, bin ich ein Fürsprecher des meist einfachen Smoothie, nämlich des grünen Smoothie. Dieser ist nur aus Früchten und (Blattgrün) Gemüse gemacht. Obst, Früchte und (Blattgrün) Gemüse bilden die Basis für eine optimale Gesundheit. Das größte Problem ist nur, dass die meisten Menschen davon strukturell viel zu wenig essen. Ich habe selbst überhaupt kein Problem beim Verzehr von Früchten und Obst. Ich esse täglich ganze Kilos davon. Ich muss aber bekennen, dass ich kein Fan von rohem Gemüse oder auch Salat bin. An einer Möhre oder einer Stange Sellerie knabbern, finde ich lecker und an einem warmen Sommertag ist ein Salat mit frischen Salatblättern, Tomaten und Gurken auch klasse. Wenn ich mich jedoch jeden Tag nur noch von kalten grünen Salaten ernähren müsste, würde ich davon doch sehr unglücklich werden. Dann würde ich wahrscheinlich wieder Fressattacken bekommen, so wie früher, als ich dauernd Diät gemacht habe.

Aber Sie wissen, dass vor allem rohes Gemüse alle seine Vitamine und Mineralien behält und somit habe ich schön brav einen Rohkost Lebensstil ausprobiert. Ich bekam (am Anfang) tatsächlich mehr Energie davon und ich war noch nie so dünn wie damals. Aber ich wurde so unglücklich. Außerdem: Was haben Sie von all der Energie, wenn es nicht Ihre Priorität ist, nur das Haus zu putzen, nachts nur noch fernzusehen und Sie sich lieber wünschten zu schlafen, anstelle sich vor dem Fernseher zu langweilen? Doch das Schlimmste war, dass ich den ganzen Tag über frieren musste und lieber im Bett mit dicken Steppdecken schlafen wollte. Kurzum: Ich würde mit diesem Lebensstil niemals glücklich werden! Die Vorstellung, dass ich niemals mehr einen Teller mit warmen Kartoffeln und gekochtem Blumenkohl genießen konnte, gab mir ein Gefühl von Wehmut und Traurigkeit. Es fühlte sich so an, als müsste ich für den Rest meines Lebens in einem kalten Bett schlafen und hätte nichts mehr, um mich aufzuwärmen. Also wurden ziemlich schnell alle Töpfe wieder aus dem Schrank geholt und ich konnte endlich wieder eine herrlich warme Mahlzeit genießen.

Trotzdem finde ich als Ernährungscoach, dass Sie das rohe Blattgrün für eine gute Gesundheit nötig haben. Glücklicherweise kam mir das Buch von Viktoria Boutenko rechtzeitig in die Hand. Sie hat den Grundstein der grünen Smoothies gelegt. In ihrem Buch erzählt sie, dass sie und ihre Familie völlig zu einem Rohkostlebensstil übergegangen sind. Aber ab einem gewissen Moment hatten auch sie einen Punkt erreicht, wo ihnen die rohen Salate buchstäblich aus ihren Nasen gekommen sind und sie die Öle, die alle in den Salat mussten, nicht mehr gut vertragen konnten. Sie aßen stets mehr Gemüse, mehr Nüsse und Saatgut und die Folge war, dass ihre Gesundheit immer schlechter wurde. Sie kam (so wie ich) auch zu der Erkenntnis, dass eine 100 % Rohkostdiät nicht gut ist und ein Ernährungsstil, bei dem nur Nüsse und Saatgut die Basis für jegliche Energiezufuhr bilden, nicht gut für ihren Körper ist.

Also ging sie auf die Suche nach einer Methode, um ihre Gesundheit – und die ihrer Familie wieder herzustellen. Ihr Augenmerk fiel damals auf die Schimpansen. Sie entdeckte, dass die Primaten genetisch zu 99,4 % mit uns Menschen übereinstimmen. Wir haben sogar identische Blutgruppen. Weil sie so sehr identisch sind mit uns Menschen, ist es auch möglich, dass wir Krankheiten, die bei uns vorkommen und wonach wir forschen, an diese Primaten übertragen können. Damals dachte Viktoria: Wir übertragen ihnen unsere Krankheiten, um eine Methode herauszufinden, wie wir diese Krankheiten besiegen können. Aber warum schauen wir nicht danach, was diese Schimpansen in freier Wildbahn fressen, warum sie so gesund und stark sind und niemals von Degenerationskrankheiten geplagt werden, so wie wir. Aber was fressen sie dann?

Weil Affen sehr häufig mit einer Banane in der Hand abgebildet werden, denken wir, dass sie vor allem verrückt nach Obst sind und dass sie auch vornehmlich davon leben. Der Ernährungsstil eines Schimpansen, der in seiner einheimischen (wilden) Umgebung lebt, besteht ca. 50 % aus Obst und – ab und zu, je nach Saison – daneben zu 25–50 % rohem Blattgrün. 5 % besteht aus tierischem Eiweiß, wie z. B. durch Insekten, die sie essen und ungefähr 5 % ihres täglichen Menüs besteht aus Rinde, Samen und Nüssen.

Um auch eine so gute Gesundheit zu bekommen wie diese Primaten, die beinahe völlig identisch mit uns sind, ist es doch nur so logisch, dass wir zu 99,4 % deren Ernährungsstil übernehmen. Das bedeutet also, dass wir vor allem mehr Obst und Blattgrün essen müssen. Wir wissen alle, dass Obst voller Vitamine und Mineralien steckt und dass es darum so gut für uns ist. Aber warum ist Blattgrün und vor allem das Grün so gut für uns? Das liegt am Chlorophyll, ein Stoff, der nur in Pflanzen reichlich vorhanden ist. Chlorophyll können Sie buchstäblich als das Blut der Pflanzen betrachten. Es hat nämlich eine Struktur, die Sie mit dem menschlichen Hämoglobin gut vergleichen können, nämlich Eiweiß, welches Sauerstoff im Blut transportiert. Chlorophyll hat laut vieler Experten eine sehr große heilende Wirkung. In Amerika und inzwischen auch hier in den Niederlanden, gibt es die sogenannten "Vegan Vampires" (Vegetarische Vampire), die das "grüne Blut" der Pflanzen trinken, indem sie Weizen- und Gerstengras auspressen.

Der Japaner Yoshihide Hagiwara hat die Wirkung des Chlorophylls in den 60-iger Jahren des letzten Jahrhunderts entdeckt. Er war so krank, dass er nach Nahrungsmitteln forschte, die dafür bekannt waren, dass sie eine heilende Wirkung haben. Er entdeckte, dass der grüne Saft der Pflanzen die hochwertigsten Nährstoffe beinhalten, wie z. B. Vitamine, Mineralien, Aminosäuren, Kohlenhydrate, essentielle Fettsäuren und alle Spurenelemente. Der Mensch hat diese Nährstoffe für eine optimale Gesundheit und für seine Selbstheilungskräfte dringend nötig.

Außerdem sorgt Chlorophyll dafür, dass der Körper die schädlichen Stoffe ausleitet, die Ihrer Gesundheit schaden. Genau das ist der Grund, warum bei Aufnahme des Blattgrüns selbst oder dessen Saft, Sie einen sauberen Atem bekommen und sogar Ihr Stuhlgang dauerhaft sauber und frisch riechen kann! Viktoria Boutenko demonstriert auch den großen Unterschied zwischen lebenden und nicht lebenden Organismen: Lebende Organismen haben Selbstheilungskräfte. Wenn Menschen oder Tiere eine Wunde haben, wächst sie ganz natürlich und von alleine wieder zu. Wenn Pflanzen und Bäume Blätter oder ganze Äste verlieren, wachsen sie wieder nach. Nicht lebende Dinge müssen durch Menschen repariert werden, wenn sie kaputt gehen. Lebende Wesen sind auch imstande, sich selbst von Krankheiten zu heilen. Chlorophyll hat weiterhin eine antibakterielle Wirkung und stimuliert das Wachstum und die Wiederherstellung von Gewebe, laut Viktoria Boutenko. Chlorophyll von grünem Blattgemüse hilft bei allerlei körperlichen Beschwerden. Über diese wunderbare Kraft des Chlorophylls können Sie sich auch in dem o. g. Buch von Viktoria informieren. Es ist wirklich sehr empfehlenswert!

Viktoria Boutenko behauptet sogar, dass sie Menschen erlebt hat, die selbst Krebs nur dadurch überlebt haben, indem sie strukturell mehr grünes Blattgemüse gegessen haben. Sie schreibt: "Wenn unser Körper imstande ist, ein neues Lebewesen hervorzubringen, wie können wir dann noch an den Selbstheilungskräften unseres Körpers zweifeln!" Ich bin mit ihr völlig einer Meinung. Den einzigen Beitrag, den wir selbst dazu beitragen müssen, ist, unserem Körper genau alles das zu geben, was er nötig hat, um sich gegen schädliche Stoffe zu schützen, die die selbstregulierende Wirkung unseres Körpers zerstören, so wie z. B. Giftstoffe einer falschen Ernährung.

Wie kommt es dann eigentlich, dass dieses so heilsame "grüne Blut" und grünes Blattgemüse trotz seiner großen Gesundheitskräfte nicht so populär sind? Ganz einfach: Wir sind Menschen und keine Vampire und wir halten nun einmal nichts von Blut, weder von der tierischen roten Variante noch von den pflanzenartigen grünen Lebenssäften! Fremd und eigenartig genug, lieben wir sehr wohl rotes Fleisch, halten aber nichts von grünen Blättern. Aber der einzige Grund, warum wir gerne rotes Fleisch genießen, ist, dass wir es immer recht lecker zubereiten! Es gibt wohl nicht viele Menschen, die genussvoll in ein Stück rohes Fleisch beißen, welches nicht vorher gut verarbeitet ist. Also müssen wir grüne Blätter genauso wie ein Stück Fleisch lecker würzen, d. h. in diesem Fall: Lecker "früchteln"! Denn rotes Fleisch finden Sie vielleicht mit Salz und Kräutern lecker, während Sie grüne Blätter sehr lecker mit Obstsorten zubereiten können und genauso hat es sich Viktoria dann auch ausgedacht. Sie geben Gemüse und Obst, nicht zu vergessen – beide sind ausgezeichnet für eine optimale Gesundheit, in einen Mixer. Sie gießen noch etwas Wasser dazu und das Ergebnis ist: Ein herrlicher grüner, aber süßer Smoothie, mit dem Sie Ihrem Körper alles geben, um zu regenerieren, wenn etwas wieder hergestellt werden muss und da wo etwas gereinigt werden muss, auch demnach wieder völlig gereinigt wird.

Warum ist das Mixen des Blattgemüses nun so wichtig? Unser Körper kann unsere Mahlzeiten nur in kleinen Teilchen (Molekülen) aufnehmen. Darum müssen wir unsere Mahlzeit sehr gut zerkauen, dann sorgt unsere Magensäure dafür, dass unsere Nahrung voll und ganz verdaut wird. Wenn wir nur lange genug an einem Stück Brot, einer gekochten Kartoffel oder einem anderen verarbeiteten Nahrungsstück kauen und genügend Speichel dazukommt, dann wird es flüssig und so kommt es schließlich in Ihren Magen. Aber so lange Sie auch auf einem Stück rohem Gemüse kauen, es wird niemals in

Ihrem Mund eine richtige flüssige Masse entstehen. Viele Stückchen können dann in Ihrem Magen auch nicht verdaut werden. Wenn sie als unverdaute Stückchen in Ihrem Körper versauern, ist es gewöhnlicher Abfall. Wenn der Körper diesen Abfall nicht ausscheiden kann (was sehr häufig passiert), dann verwandelt es sich in giftige Stoffe, die Sie krank machen und viele verschiedene Beschwerden daraus entstehen können. Der Mixer ist laut Viktoria Boutenko zu vergleichen mit gutem Zerkauen. Dadurch zerstören Sie alle Pflanzenzellen, wodurch deren Nährstoffe frei werden und sehr gut in Ihrem Körper aufgenommen werden können. Kochen macht Gemüse zwar auch besser verdaulich, aber damit gehen auch die meisten Nährstoffe verloren, was beim Mixen weniger der Fall ist.

Viktoria hat auch viele Untersuchungen bezüglich der Magensäure durchgeführt und erläutert in ihrem Buch, warum genügend Magensäure so wichtig für eine gute Gesundheit ist. Die meisten Nährstoffe, Vitamine und Mineralien können nur aufgenommen werden, wenn genügend Magensäure vorhanden ist. Ein Mangel an Magensäure kann sogar Allergien und Immunkrankheiten verursachen, weil Eiweiße/Proteine dann nicht mehr so gut verdaut werden und unverdaute Teilchen davon in die Blutbahn gelangen können. Unverdaute Nahrung verursacht Entzündungen in den Darmwänden, wodurch dort regelrechte Löcher entstehen. Die unverdauten Nahrungsreste zirkulieren dann sehr lange im Körper, wodurch viele allergische Reaktionen entstehen können.

Magensäure hat ebenfalls die Funktion, schädliche Bakterien, Schimmel und Parasiten abzutöten, die durch Ihren Mund in Ihren Körper gelangen und Magensäure ist nötig, um das sehr wichtige Vitamin B12 und Eisen aufnehmen zu können. Also, wenn Sie zu wenig Magensäure haben, steigt auch die Chance von Infektionen enorm. Die meisten Menschen denken sogar, dass sie zu viel Magensäure haben, weil sie Sodbrennen (Reflux) haben, wobei der Mageninhalt ständig hoch kommt. Das ist eben nicht die Folge von zu viel, sondern eher von zu wenig Magensäure! Weil bei diesen Menschen das Essen durch Mangel an Magensäure nicht gut verdaut wird, beginnt das Essen in ihrem Magen zu gären und zu verfaulen und es entsteht somit eine Gasbildung, die auch noch gekoppelt mit einem aufgeblasen Gefühl einhergeht, Sodbrennen, Bäuerchen und Reflux.

Bei den o. g. Beschwerden verschreiben Ärzte meistens Antazida (Neutralisierung der Magensäure), um die Menge der Magensäure zu reduzieren. Weil diese Medikamente dann nur kurze Zeit für Linderung sorgen und den Patienten keine richtigen Informationen über die wahre Ursache des Sodbrennens gegeben werden, ist es dadurch zu einem wunderbaren kommerziellen Handel geworden und die Antazida sind jetzt überall rezeptfrei zu kaufen. Die Folge ist, dass die Produktion der Magensäure künstlich reduziert wird, was wiederum eine größere Infektionschance nach sich zieht. Sie kommen dadurch in einen regelrechten Teufelskreis und werden auch noch abhängig von diesen Antazida. Durch die Antazida und den Mangel an Magensäure werden Ihre Speisen dann noch schlechter verdaut, wodurch es verfault, gärt und in die Speiseröhre hoch- und zurückgedrückt wird. Um dann wiederum etwas mehr Linderung zu bekommen, nehmen Sie wieder Antazida ein. Der Teufelskreis beginnt dann wieder von vorne. Die große Pharmaindustrie hat es somit wiederum geschafft, einen garantiert guten Kunden ein ganzes Leben an sich zu binden.

Einen Mangel an Magensäure kann sehr gut und einfach mit der Aufnahme von grünem Blattgemüse beseitigt werden. Menschen, die täglich einen grünen Smoothie trinken, scheinen sofort eine verbesserte Verdauung zu bekommen, keine Probleme mit Sodbrennen zu haben, weil ganz einfach die Menge an Magensäure in ihrem Körper erhöht wird.

Lassen Sie einfach Mutter Natur ihre Arbeit tun ... eine Fabrik oder Labor kann es wirklich nicht besser als Mutter Natur!

Genug Theorie, jetzt zur Praxis. Wie und wann können Sie am besten diese grünen Smoothies trinken? Es gibt dabei keine absoluten Regeln. Mit dem richtigen Verhältnis von Obst und Gemüse können Sie nach eigenem Geschmack experimentieren. Das Leckerste ist dann z. B. 4-mal so viel Obst wie Gemüse zu nehmen – aber wenn Sie es etwas weniger süß wollen, brauchen Sie einfach nur weniger Obst und dafür mehr Gemüse hinzuzufügen. Sie können davon so viel verspeisen, wie Sie wollen. Aber ich rate natürlich strikt davon ab, nur noch von grünen Smoothies zu leben. Wenn Sie wirklich in einem sehr schlechten Gesundheitszustand sind, den Sie in möglichst kurzer Zeit wieder verbessern wollen, dann können Sie probieren, über einen kurzen Zeitraum täglich viele grüne Smoothies zu trinken.

Es gibt Menschen – so wie Viktoria Boutenko – die nur von grüner Smoothies leben. Ich denke, es ist für Sie das Beste, jeden Tag einen oder auch mehrere grüne Smoothies als Ergänzung zum Rest Ihrer (gesunden) Ernährungsgewohnheit zu trinken. Auch selbst in geringen Mengen werden Sie erstaunliche Kräfte in Ihrem Körper feststellen und so werden Sie auf Dauer keinen Mangel mehr an anderen Nährstoffen haben, welche Obst und Blattgrün nicht haben und das Wichtigste: Nach dieser Methode können Sie es auch viel besser durchhalten, grüne Smoothies in Ihre Ernährungsgewohnheit aufzunehmen. Es ist viel besser, ein ganzes Leben jeden Tag nur ein Glas grünen Smoothie zu genießen, als jeden Tag literweise davon zu trinken, bis es Ihnen dann wieder aus der Nase herauskommt und Sie davon für den Rest Ihres Lebens keinen mehr sehen wollen!

Es ist sehr wichtig, dass Sie das Blattgemüse ab und zu verändern und nicht jeden Tag dasselbe trinken. Ein einziger Smoothie ist jedenfalls ausreichend, um Ihre Gesundheit langfristig zu verbessern und Sie in optimaler Gesundheit zu halten. Beginnen Sie ab sofort jeden Tag mit einem grünen Smoothie, denn das hat sehr viele Vorteile.

Zum 1.: der emotionale Vorteil. Sie beginnen Ihren Tag mit einem sehr guten Gefühl! Und wenn der Tag bereits gut begonnen ist, dann geht es Ihnen für den Rest des Tages meistens auch gut. Es hat sich auch gezeigt, dass Menschen, die das Frühstück mit einem grünen Smoothie beginnen, den Rest des Tages keinerlei Neigung haben, zu naschen oder sie irgendwelche Hungerattacken heimsuchen.

Ferner kennen wir doch alle das gute alte Sprichwort: Von nichts kommt auch nichts! Wenn Sie schon im Guten beginnen, dann laufen Sie jedenfalls keinerlei Gefahr, dass es im Laufe des Tages, aus welchem Grunde auch immer, nichts Gutes mehr vorkommt.

Zum 2.: der körperliche Vorteil. Morgens auf nüchternen Magen werden alle Nährstoffe, die Sie mit dieser grünen Nährstoffbombe trinken, ihre beste Arbeit verrichten. Es ist sicher schon etwas schwierig, am Arbeitsplatz, in der Schule oder bei anderen Gelegenheiten, einen Smoothie herzustellen. Also ist es doch am praktischsten, diesen zu Hause anzufertigen und auch zu trinken, bevor Sie aus dem Haus gehen. Sie können ihn auch morgens mixen und dann mitnehmen. Aber das Beste ist, ihn sofort zu trinken, wenn Sie ihn gerade eben aus dem Mixer gegossen haben.

Macht so ein Smoothie nicht viel zu viel Arbeit? Nein, überhaupt nicht! Es ist wirklich das gesündeste "Fast Food", was es gibt. Am Abend zuvor brauchen Sie nur das Blattgemüse zu waschen und im Kühlschrank in ein Sieb zu legen. Am nächsten Morgen ist es nur noch eine Kleinigkeit, das ganze Gemüse in Stücken zusammen mit etwas Obst und Wasser in den Mixer zu geben, auf den Knopf zu drücken, 2 Minuten zu warten und fertig! Ein grüner Smoothie ist jedenfalls auch ideal, um bei Ihren Kindern etwas Obst und Gemüse in deren Magen zu bekommen. Denn kennen wir nicht alle das Phänomen morgens bei vielen Kindern, dass sie ihr Frühstück häufig ausfallen lassen, weil sie unter großem Zeitdruck stehen. Geben Sie ihnen einen großen Becher aus dem Mixer, den können sie in nur 1 Minute komplett trinken und sie haben dann buchstäblich eine ganze Ladung gesunder Nährstoffe im Bauch. Dann würde ich mir auch viel weniger Sorgen um die gefüllten süßen Plätzchen machen, die sie dann um 10:00 Uhr in der Pause verspeisen. Kinder dürfen sehr wohl schon mal etwas Süßes essen, dann aber bitteschön auf einer gesunden grünen Grundlage und nicht auf leeren Magen oder einer ungesunden Grundlage aus Brot mit süßen Schokostreuseln. Selbst für Kleinkinder, bei denen die Zähne noch nicht ganz durch sind, ist dieser Smoothie der ideale gesunde grüne Brei!

Für den grünen Smoothie können Sie alle Sorten Obst mit den folgenden Blattgemüsen kombinieren: Spinat, Endiviensalat, Karottenschalen, Rübenkraut, Portulak, Brunnenkresse, Löwenzahnblatt, Sellerie, Pfefferminzblätter, grünen Kohl, Grünkohl, alle Sorten Salat, Mangold, Tomaten, Basilikum, Chicorée usw. Viktoria mischt sehr viel Wasser unter ihre Smoothies – ich persönlich finde diese Smoothies dann viel zu wässrig. Sie müssen davon sehr viel trinken, um eine ganze Portion Obst und Gemüse in Ihren Magen zu bekommen. Ich finde die Smoothies am leckersten, wenn ich nur Obst und Gemüse mixe und so wenig wie möglich Wasser dazugebe. Dann hat das Ganze mehr Geschmack und das Volumen ist auch kleiner, was für mich dann viel magenfreundlicher ist und vor allem muss ich dann weniger zur Toilette rennen, als wenn so eine ganze Menge Wasser zugefügt wurde.

Ganz ohne Wasser geht das Mixen viel zu schwierig, weil Sie "trocken" überhaupt nichts mixen können. Darum gebe ich anstelle von Wasser lieber 1 oder 2 geschälte Orangen ganz unten in den Mixer, oben dann das Obst und zuletzt das Gemüse dazu. Dann drücke ich alles sehr fest, sodass die Orange(n) sofort auseinanderplatzen können und deren Flüssigkeit herauskommt und somit der Mixer richtig gut laufen kann ... dann geht alles wie von selbst.

Es gibt unzählige schöne Rezepte im Buch von Viktoria Boutenko zu finden, aber hier einmal ein Paar meiner Favoriten:

➢ Banane mit Sellerie
➢ 2 Bananen, 1 Orange und Spinat
➢ 2 Bananen, 1 Orange und viel Sellerie
➢ 4 Orangen, etwas Endiviensalat und ein bisschen Grünkohl
➢ 4 Orangen, Kopfsalat und ein bisschen Grünkohl
➢ Banane mit Kiwi und Spinat
➢ Mango mit Karottenschalen
➢ Banane mit frischem Kokos und Pfefferminzblatt
➢ Mango mit Orange und Endiviensalat

7

Die besseren Zwischenmahlzeiten

Babys werden mit einem ausgezeichnet arbeitenden Hunger- und Sättigungssystem geboren. Sie essen oder trinken nur nach ihren wirklichen Bedürfnissen und Hungergefühl. Das bedeutet, dass sie sofort weinen, sobald sie Hunger haben, essen oder trinken gerade mal nur so viel, wie sie wirklich nötig haben und wehren sich sofort, sobald ihr kleiner Magen voll ist. Dieses System arbeitet meistens sehr gut bis sie älter sind und dann lernen müssen, nur zu bestimmten Zeiten zu speisen, anstatt nach ihrem Bedürfnis und Hungergefühl.

Die meisten Erwachsenen haben es dadurch völlig verlernt, auf ihre körperlichen Hunger- und Sättigungssignale zu achten. Zum einen, weil diese auch noch durch all diese Geschmacksverstärker gestört sind, die gegenwärtig überall in den Snacks vorhanden sind, aber vor allem auch dadurch, dass sie jetzt nur noch auf externe Faktoren bezüglich ihrer Nahrungsaufnahme Rücksicht nehmen müssen. Sie speisen z. B. nach den Regeln einer bestimmten Diät, die ihnen dann auch noch genau vorschreibt, wann, wie viel und was sie essen dürfen. Kinder verlieren stets in jüngeren Jahren ihre natürliche Begabung, auf die natürlichen Signale ihres Körpers zu achten, die ihnen genau angeben, wann sie Nahrung nötig haben und wann sie genug gegessen bzw. getrunken haben. Denn zum einen werden ihnen bestimmte (Ess-)Bedürfnisse durch die ständige Reklame auferlegt, dazu die vielen Versuchungen der vielfältigen Angebote in den Geschäften und in der Schule, wo sie auf andere Kinder treffen, die von allem essen und auch viel naschen. Zum anderen werden ihnen dann auch noch von ihren Eltern allerlei Regeln aufgezwungen, von all diesen Produkten nichts zu essen oder eben nur an bestimmten Tagen oder zu bestimmten Zeiten. Damit ist die Chance sehr groß, dass Sie auf diese Weise Kinder haben, die sich dann genauso entwickeln, wie es mir früher auch passierte.

Ich selbst bin nämlich sehr calvinistisch erzogen worden, wenn es um diese sogenannten kleinen Zwischenmahlzeiten ging. Wir durften nur jeweils 1 Stück Obst pro Tag und dann auch nur freitagabends ein Schälchen Chips genießen. Wenn wir dann mal ein Plätzchen oder ein Bonbon zusätzlich wollten, mussten wir zuerst einmal danach fragen und wenn wir dann mal eins bekommen hatten, war die Kiste mit den Plätzchen oder Bonbons sofort wieder geschlossen. Das klingt doch sehr verantwortungsvoll, finden Sie nicht? Aber das Ergebnis war, dass ich von meinem Taschengeld sowohl Obst als auch Süßigkeiten kaufte, die ich dann heimlich auf meinem Zimmer verschlang. Das Erste, was ich dann machte, sobald meine Eltern außer Sichtweite waren, ich rannte sofort zur Kiste mit den Plätzchen und aß so viel davon, ohne jedoch auch nur den Verdacht zu erwecken, dass Plätzchen fehlten. Ob ich nun Hunger auf Plätzchen hatte oder auch nicht, wenn ich allein zu Hause war, musste die Kiste mit den Plätzchen herhalten und ich hatte den starken Drang, diese Plätzchen zu essen, weil jetzt gerade die passende Gelegenheit dazu war. Wenn meine Eltern später wieder zu Hause waren, musste ich mich wieder auf eine lange Zeit ohne Plätzchen einstellen.

Als ich dann zu meinem 18. Geburtstag aus dem Haus ging und ich mein eigener Boss über meine Einkäufe und Mahlzeiten war, gab es dann auch für mich kein Halten mehr und alle Bremsen waren los. Jetzt aß ich von allem in großen Mengen, ob ich nun Hunger hatte oder auch nicht, denn wo ich nun einmal alle Freiheiten hatte, musste ich natürlich davon reichlich Gebrauch machen, so dachte ich es jedenfalls. Durch diese Freiheit, mit der ich auf einmal nicht mehr umgehen konnte, zusammen mit einem sehr negativen Selbstbildnis und unverarbeiteten Traumata, die durch meine Adoption verursacht wurden, entwickelte ich damit eine jahrelange Essstörung.

Ich denke, dass es sehr wichtig ist, Kindern beizubringen, dass sie nach ihren eigenen Bedürfnissen essen dürfen. Das heißt aber vor allem, ihnen diese angeborenen Signale von Hunger und Sättigung nicht abzugewöhnen, ihnen zu gestatten, auf ihre Körpersignale zu achten, sodass sie nicht, wie es heutzutage viele Erwachsene tun, nur aufgrund ihrer Emotionen essen oder je nach Situation, die gerade ansteht. Wir müssen es probieren, sie so zu ernähren, dass sie ohne schädliche Folgen nach ihren eigenen Bedürfnissen, d. h. nach ihrem eigenen Hungergefühl, essen dürfen.

Ich war sehr oft in Süd-Korea und habe dort länger als 6 Jahre gewohnt und weiß darum viel über die koreanische Esskultur. Eine Sache fiel mir dann auch sofort auf: Was die Ernährung betrifft, gibt es für koreanische Kinder keinerlei strenge Regeln. Sie dürfen alles essen und trinken, so viel sie wollen (solange die Eltern es bezahlen können). Jetzt sehen Sie dort eine sehr auffallende Entwicklung. In Süd-Korea werden besonders viele Nahrungsmittel auf der Straße verkauft und das ist schon dutzende Jahre wirklich ein ganz auf sich selbst beruhender Sektor. Als ich damals vor 25 Jahren zum ersten Mal nach Süd-Korea kam, waren Fast Food, Kuchen und Chips noch nicht populär und auch noch viel zu teuer für den Durchschnittskoreaner. Diese wurden damals kaum auf der Straße verkauft. Was Kinder und Erwachsene als Snacks aßen, waren vor allem unverarbeitete Landbauprodukte, wie z. B.: Esskastanien, geröstet oder gekocht, gedämpfte oder geröstete süße Bataten (Süßkartoffeln), gekochte Eier, gekochte Maiskolben, gedämpfte Reiskuchen, Nüsse, Erdnüsse und Samen aus der Dose, gedämpfte Kartoffeln in Salz getaucht und vor allem sehr viel frisches Obst.

Der Grund, warum koreanische Kinder unbegrenzt alles essen dürfen, ist, dass diese Snacks überhaupt nicht schädlich für die Gesundheit sind und sogar noch einen guten Beitrag dazu leisten! Diese Snacks könnten sogar selbst als Teil einer vollwertigen, gesunden Mahlzeit gesehen werden. Zu dieser Zeit sahen Sie in Süd-Korea weder dicke Erwachsene noch dicke Kinder. Doch auf einmal wurde die Gruppe vermögender Süd-Koreaner stetig größer. Für sie waren Plätzchen, Chips und Fast Food bezahlbar und sie gewannen dann auch schon recht schnell mehr an Popularität gegenüber Esskastanien, süßen Kartoffeln und Maiskolben, denn auch McDonalds hatte inzwischen seinen Fuß auf südkoreanischen Boden gesetzt! Südkoreanische Kinder waren es wirklich gewöhnt, immer nach Verlangen zu essen, was es auch immer war. Solange sie dabei ihre Mägen nur mit gerösteten Esskastanien, süßen Bataten, Maiskolben und gekochten Eiern füllen durften, nahmen sie nie zu. Aber weil sie nun ihre Mägen mit Hamburgern, Pizzas, Plätzchen und Chips füllen durften, sahen Sie auf einmal viel mehr dicke Kinder. Es waren anfangs jedoch vorwiegend nur Kinder vermögender Eltern, die massenhaft dick und fett wurden. Kinder aus ärmeren Familie aßen noch die gesunden Snacks, worüber sich die reichen, fetten Kinder inzwischen lustig machten.

Somit sehen Sie, dass sogar auch in Süd-Korea, das durch Massenproduktion und dadurch, dass verarbeitete Grundstoffe wie z. B. Mehl, Zucker und verarbeitete Pflanzenfette so billig geworden sind, jeder – egal ob reich oder arm – sich auf einmal billige, ungesunde Plätzchen und Chips leisten konnte. Übergewicht ist inzwischen auch dort ein großes Problem in allen Bevölkerungsschichten geworden. Jetzt wird in Süd-Korea sehr viel getan, um dieses Problem im Kern anzupacken und damit sehen Sie eine auffallende Veränderung: Die unverarbeiteten natürlichen Bauernprodukte sind wieder in Mode gekommen, um sie als Snacks zu essen und sie werden sogar in Hülle und Fülle vermarktet und besonders "hip" gemacht. Sie sehen nun z. B. viele südkoreanische Stars darüber berichten, dass sie als Snacks wieder nur Süßkartoffeln mitnehmen und auf der Straße sehen Sie wieder jeden genüsslich an einem Maiskolben knabbern. Doch weil die ungesunden verarbeiteten Produkte der Nahrungsmittelindustrie stets noch billiger werden und frische Landbauprodukte, wie z. B. Obst, Gemüse, die Süßkartoffel, Eier, Esskastanien und Maiskolben immer weniger werden, der Landbau dazu kleiner wird, sind es nun genau wiederum arme Menschen, die sich diese gesunden Produkte nicht mehr leisten können und dadurch gezwungen sind, sich selbst und ihre Kinder mit billigen, verarbeiteten, ungesunden Nahrungsmitteln aus der Fabrik zu ernähren. Viele Kinder aus finanziell besser gestellten südkoreanischen Familien essen nun wieder in Hülle und Fülle Esskastanien, süße Bataten, Maiskolben, Obst und Gemüse und damit ist das Problem des Übergewichts wieder einmal bei der Klasse der Geringverdiener. Dieses Beispiel zeigt, dass eine Gesellschaft seine bestehenden Normen aus sich selbst heraus verändern kann. In Süd-Korea sind jetzt durch intensive Werbung (mit Einsatz vor allem der Sänger und TV-Stars) gesunde Snacks und Getränke, die über einen gewissen Zeitraum völlig aus der Mode geraten waren, wieder gängig und sehr populär gemacht worden.

In der Umgebung meines Hauses stehen sehr viele Esskastanienbäume. Im Oktober fallen die Esskastanien zu Boden, wo sie meistens verfaulen, weil niemand sie aufliest und etwas damit macht. Ich durfte sie z. B. bei einem Bauern gratis aufsammeln, weil er froh war, sie loszuwerden. Ich habe dann auch rund 20 Kilo zusammensammeln können! 10 Kilo habe ich in einem Monat selbst aufgegessen und den Rest habe ich dann in meinem Gefrierfach aufbewahrt. In Süd-Korea kosten Esskastanien mittlerweile schon 4,- € pro Kilo, weil die Nachfrage viel größer ist, als das Angebot. Esskastanien sind randvoll mit Vitaminen und Mineralien und sind herrlich süß, (wenn Sie natürlich süßen, wissen Sie es zumindest zu schätzen und Ihre Zunge explodiert nicht nur beim Essen von zugefügtem Zucker). Alle südkoreanischen Kinder und auch Erwachsene sind völlig verrückt danach! Nach der Schule kocht Mama z. B. ein paar Esskastanien in einem Topf. Diese werden danach auf einer Zeitung ausgelegt. Alle Kindern sitzen dort im Kreis, um die Esskastanien auszulöffeln oder sie beißen die Kastanien in 2 Hälften und essen den Inhalt heraus. Und genau so haben meine Tochter und ich dann auch im Herbst und Winter kiloweise Kastanien gegessen.

Wenn Kinder die Wahl haben zwischen Kuchen und Chips – die sie aus dem TV kennen – und Esskastanien (die sie noch niemals zuvor gesehen oder probiert haben), kann ich alles darauf verwetten, dass sie sich alle nur für Kuchen und Chips entscheiden. Probieren Sie es als Mutter mal keinen Kuchen und Chips im Haus zu haben und bieten Sie Ihren Kindern stattdessen einmal Esskastanien, geröstete süße Bataten, Obst oder Maiskolben an, die in etwas Salzwasser gekocht sind. Glauben Sie mir, nichts ist so entspannend und gegen Stress, als vor dem TV mit gekochten Maiskolben zu sitzen und davon nach und nach die Maiskörner herauszubeißen. Das finden Kinder auch herrlich und lecker! Wenn keine frischen Maiskolben zu kaufen sind, können Sie auch Maiskörner aus dem Glas genießen. Probieren Sie es doch einmal aus, nach der Schule anstelle von Tee mit Plätzchen, einen ganzen Teller voll mit geschnittenem Obst zu servieren oder machen Sie ganz einfach Obstspießchen auf einem Satespieß. Ich bin felsenfest davon überzeugt, wenn wir unsere Kinder Bekanntschaft mit all diesen prächtigen, unverarbeiteten, gesunden Produkten aus der Natur machen lassen, werden sie es auch zu schätzen wissen! Wenn Sie dann noch gesunde, natürliche Snacks anbieten, brauchen Sie Ihrem Kind nicht mehr nur zu sagen: "Du darfst höchstens 1 Stück davon und nur mittwochsmittags haben!", mit dem Ergebnis, dass Ihr Kind ein heimlicher "Vielfraß" wird, so wie ich es früher war. Sie werden es selbst sehen: Kinder, die jeden Tag ein unbegrenztes Angebot an frischem Obst und anderen gesunden Snacks bekommen, fragen beinahe nie nach Kuchen und Süßigkeiten.

Doch stellen Sie sich einmal vor, dass es Ihnen nicht gelingt, Ihr Kind an Snacks wie Esskastanien, süße Bataten, gekochte Eier, Obst oder Maikolben zu gewöhnen. Verzweifeln Sie dann nicht, Sie können es noch immer mit Zwischenmahlzeiten probieren, die wahrlich nichts zu einer optimalen Gesundheit beitragen, jedoch der Gesundheit eben auch nicht schaden können. Ich meine damit, dass Sie Ihre Kinder besser nicht an Süßigkeiten gewöhnen, die randvoll mit E-Nummern, Farbstoffen, falschen Fetten und raffiniertem Zucker sind. Denn diese tragen überhaupt nichts zu einer guten Gesundheit bei und sind eigentlich sogar sehr schädlich. Ich persönlich gebe dann auch lieber den biologischen Snacks den Vorrang, wenn es um nicht gesunde Zwischenmahlzeiten geht. Biologische Snacks ohne Zusätze, wie z. B. Plätzchen aus der guten alten Rahmbutter, Vollkornmehl und mit Honig oder Rohrzucker gesüßt, können Sie sicherlich nicht gesund nennen, doch sie sind viel weniger schädlich, als die normalen Supermarktplätzchen. Die sind meistens aus gehärteten, pflanzlichen Ölen oder Margarine, Weißmehl und vielfach aus raffiniertem Zucker, während sie außerdem auch noch viele chemische Zusätze enthalten. Sie können aber z. B. auch selbst gesunde Plätzchen backen. Kinder finden es sehr schön, selbst zu backen und auf diese Weise können Sie selbst bestimmen, welche Inhaltsstoffe Sie dann nehmen. Sie können es so gesund machen, wie Sie es selbst gerne wollen.

Auch Schokolade selbst gemacht mit Kokosöl, biologischen Rosinen und biologischem Kakao ist absolut lecker und viel gesünder, als die Schokolade aus den Geschäften und sie kann sogar als völlig gesund bezeichnet werden! Das Rezept dazu finden Sie weiter hinten im Buch. Biologische Chips enthalten viel weniger Zusätze als Chips aus dem Supermarkt. Wollen Sie dennoch Chips aus dem Supermarkt, dann wählen Sie bitte natürliche Chips, denn diese enthalten keine ungesunden Geschmacksverstärker. Biologisch getrocknetes Obst ist dann auch eine sehr gute Alternative, wenn Ihr Kind gerne Süßigkeiten mag. Gängiges getrocknetes Obst enthält meistens Sulfat und manchmal auch Farbstoffe, wie z. B. bei Aprikosen, die schön orange gefärbt sind. Ein leckerer und relativ gesunder Snack, der garantiert Erfolg bei Ihrem Kind hat, ist selbst gemachtes Popcorn. Aber bitte nicht mithilfe der Mikrowelle, doch mithilfe eines Topfes mit Deckel und diesen dann gut erhitzen. Lassen Sie einen Esslöffel biologisch kalt gepresstes Kokosöl im Topf schmelzen und streuen Sie eine Handvoll Puffmais dort hinein. Legen Sie den Deckel auf den Topf und warten Sie, bis der Mais beginnt zu "poppen". Drehen Sie die Temperatur etwas niedriger und wenn das Poppen fast aufhört, ist das Popcorn fertig.

Sehr oft bekomme ich die Frage gestellt, welches die besseren Getränke für Kinder sind, als Limonade und Erfrischungsgetränke und doch mit einem leckeren süßen Geschmack. Wasser und Tee sind bei manchen Kindern absolut unbeliebt. Wenn Kinder kein Wasser oder Tee mögen, denke ich persönlich, dass es meistens durch die Eltern selbst verursacht wurde. Sowohl Erwachsene als auch Kinder, die wirklich richtig Durst haben, trinken Wasser mit viel Genuss! Das wahre Problem dabei ist, dass Kinder gegenwärtig nicht trinken, weil sie Durst haben, sondern aus reiner Gewohnheit trinken (müssen). In jeder Grundschule ist nämlich genau um 10:00 Uhr morgens Pause und dann wird im Klassenraum gegessen und getrunken. Alle Kinder müssen einen Becher mit einem Getränk mitnehmen und das muss dann auch noch vor den Augen des Klassenlehrers sofort ganz aufgetrunken werden. Nur wenn sie keinen Durst haben, dann schmeckt Wasser natürlich nicht lecker und dann wollen Kinder lieber etwas trinken, was süß und lecker ist. Sie trinken also nicht, weil sie Durst haben, sondern nur, weil es besonders lecker ist. Eltern bringen sich dadurch nur selbst in einen Teufelskreis, wenn sie ihrem Kind ständig Getränke anbieten, obwohl es überhaupt keinen Durst hat. Wenn sie keinen Durst haben, ist Wasser nicht lecker und als Eltern geben Sie Ihrem Kind dann Limonade oder ein anderes Erfrischungsgetränk, nur damit es dann etwas trinkt.

Wenn Ihr Kind das einmal probiert hat, will es später überhaupt kein Wasser mehr und bevor Sie es wissen, sind Sie in der prekären Situation, dass Wasser und Tee bei Kindern überhaupt nicht mehr beliebt sind und damit nur noch Limonaden und Erfrischungsgetränke ins Haus geholt werden. Aus verschiedenen Untersuchungen weiß man, dass Kinder schon dadurch abnehmen, wenn die süßen Getränke, die sie täglich bekommen, durch Wasser und Tee ersetzt werden. Sie können Kindern sehr gut beibringen, dass ein sehr großer Unterschied besteht, zwischen dem was der Körper nötig hat und dem, was Ihr Mund lecker findet. Ihr Mund findet Coca Cola lecker, doch Ihr Körper ist darüber überhaupt nicht glücklich und muss dazu sehr hart arbeiten, um die Coca Cola wieder aus dem Körper herauszubekommen. Ihr Körper ist dagegen sehr glücklich über jedes Glas Wasser, selbst wenn Ihr Mund nicht sofort der gleichen Meinung ist. Es ist bewiesen, dass süße Getränke den Magen sehr wohl füllen, Kinder jedoch dann eben nicht weniger essen und somit sind es wiederum nur (leere) Extra-Kalorien.

Seitdem meine Tochter sich selbst bemerkbar machen kann, ob sie Hunger oder Durst hat, habe ich ihr niemals auch nur ein Getränk angeboten, bis sie nicht selbst danach fragte. Solange sie regelmäßig zum WC ging, wusste ich genau, dass sie keinen Mangel an Feuchtigkeit hatte. Weil ich meiner Tochter vom ersten Moment an, als sie ihre ersten Häppchen essen konnte, viel Obst gab, hatte sie niemals Feuchtigkeitsmangel, denn durch das reichhaltige Obst bekam sie genug Flüssigkeit. Wenn sie selbst um ein Getränk bat, wusste ich sofort, dass sie wirklich Durst hatte und gab ihr nur Wasser, das sie immer mit sehr viel Genuss trank! Sie selbst fragt stets nur nach Wasser, wenn sie etwas trinken will und auch Tee findet sie einfach herrlich! Zuhause trinkt sie jeden Tag ausschließlich Wasser oder Tee. Nur wenn sie zur Schule geht, gebe ich ihr andere Getränke mit, weil sie auch Energie für so einen langen Morgen in der Schule nötig hat. Sie soll auch nicht außerhalb ihrer Gruppe stehen, wenn sie nur Wasser als Getränk mitbekommt. Doch unverändert gebe ich ihr jeden Tag frisch gepressten Möhrensaft mit.

Viele denken, dass Möhrensaft nicht lecker ist und Kinder ihn darum auch nicht trinken wollen. Der fertige Möhrensaft, den Sie im Geschäft kaufen können, ist nicht besonders süß, weil ihm viel zu viel Wasser zugefügt wurde, um daraus mehr Menge zu produzieren und weil zusätzlich auch noch Milchsäure zugefügt wurde, um ihn damit länger haltbar zu machen. Nicht nur, dass selbst gemachter Möhrensaft äußerst gesund ist, er schmeckt auch noch herrlich süß, weil es sich um 100 % Möhrensaft handelt, den Sie dann genießen. Sobald Kinder ihn probiert haben, gibt es dann auch nur sehr wenige, die ihn nicht lecker finden.

Möhrensaft ist der günstigste Saft, den Sie selber mit einer Saftpresse herstellen können. Gegenwärtig kostet eine gute Saftpresse ca. 100,- €. Das scheint vielleicht eine große Investition, doch Sie haben viele Jahre Spaß daran. Außerdem kommen all die gesunden Säfte nur Ihrer eigenen Gesundheit zugute, was letztendlich auch wiederum sehr viel Geld einspart. Aus einem Kilo Karotten können Sie z. B. einen ½ Liter Möhrensaft pressen und für einen Sack biologischer Karotten bezahlen Sie ca. 1,19 €. Weil holländische Karotten kaum gespritzt werden, können Sie auch nicht-biologische Karotten verwenden. Dann haben Sie bereits einen Sack für nur 0,69 €-Cent. Für 1,40 € haben Sie also einen Liter frischen Möhrensaft. Sie können auch einen Liter leckeren gesunden Saft für Ihre Kinder zusammen mit ¼ Liter biologischem Apfelsaft und ¼ Liter Wasser (Apfelsaft ist zu süß und darum können Sie noch etwas Wasser zufügen) machen. Es ist ratsam, nur biologischen Apfelsaft zu kaufen, denn Äpfel gehören zu den meist gespritzten Produkten überhaupt.

Die Kosten für 1 Liter Möhren-Apfelsaft sind:

➢ 0,69 € für 1 Sack Möhren und damit für ½ Liter Möhrensaft
➢ 0,38 € bei 1,50 € für 1 Liter Bio-Apfelsaft
➢ 1,07 € – nur so wenig bezahlen Sie im Endeffekt für 1 Liter gesunden Möhren-Apfelsaft.

Und das Ganze ist in jedem Fall gesünder, als die meisten fertigen Säfte aus dem Supermarkt. Stellen Sie sich einmal vor, dass 1 Kind pro Tag maximal 2 Gläser Saft trinkt und ansonsten nur Wasser und Tee. Wenn Sie 2 Kinder haben, dann brauchen Sie also nur 1 Liter Möhren-Apfelsaft pro Tag. Das sind pro Woche 7 Säcke Möhren und 2 Flaschen Bio-Apfelsaft und damit kommen Sie auf eine Summe von 7,83 € pro Woche für gesunde Getränke Ihrer Kinder. Ich denke, dass viele Familien pro Woche viel mehr Geld für ungesunde Erfrischungsgetränke, Milch, Limonaden und Trinkjoghurt ausgeben!

Sie können auch selbst gesunde, kalorienarme Getränke mit dem Mixer herstellen, indem Sie Obst, Gemüse und Wasser miteinander mischen. Sie fügen dann so viel Wasser zu, dass es kein Smoothie mehr ist, jedoch ein leicht gesüßter Saft. Was z. B. ebenfalls sehr lecker und auch sehr günstig zu produzieren ist:

> ➤ 2 reife Bananen (am besten mit braunen Flecken auf der Schale)
> ➤ 2 Stangen Sellerie

Und das Ganze zusammen mit 1 Liter Wasser in den Mixer geben, dann haben Sie mehr als 1 Liter eines leicht süß schmeckenden Getränks, das auch noch völlig gesund ist und weniger als 1,- € kostet.

Eine bessere Alternative zum gängigen Trinkjoghurt ist ein biologischer Trinkjoghurt. Sie füllen ein Glas zu 1/3 mit diesem Trinkjoghurt und zu 2/3 mit biologischer Buttermilch, dann ist es noch süß genug, enthält jedoch viel weniger (Rohr-) Zucker. Was auch lecker ist, wenn Sie Buttermilch zur Hälfte mit selbst gepresstem Orangensaft und biologischem Apfelsaft mischen.

Eine Saftpresse ist sehr nützlich, denn Sie können damit allerlei gesunde Obst- und Gemüsesäfte zubereiten. Im Saft von Obst befindet sich sehr viel Zucker/Fruktose. Zucker aus Obst und Säften ist eben nicht schlecht. Aber Kinder können sehr schnell viel zu viel Saft trinken, wodurch sie dann auch viel zu viel Zucker in ihren Magen bekommen, vielleicht sogar mehr, als sie selbst verbrauchen und dann fehlen ihnen Ballaststoff-Fasern, die normalerweise zusammen mit dem Saft im Obst vorhanden sind. Darum bin ich ein Fürsprecher von "Obst aus der Hand" und nicht allein nur davon, aus Obst nur Saft zu pressen. Aber Säfte in Kombination mit Obst und Gemüse sind genauso wie grüne Smoothies eine sehr bequeme und einfache Methode, um Kindern mehr Gemüse schmackhaft zu machen, das meistens weniger gern gegessen wird, als reines Obst.

Leckere Kombinationen sind:

➤ Möhren-Apfel
➤ Rote Bete-Apfel
➤ Apfel-Sellerie-Möhren
➤ Orangen-Sellerie

Wenn Sie Saft frisch pressen, dann entsteht ein dünner, leckerer Schaum auf dem Saft. Wenn Sie z. B. zuerst Möhren und danach Äpfel pressen, dann bekommen Sie auch noch einen wunderschönen Schaum, bei dem die eine Hälfte grün und die andere Hälfte orange ist. Damit können Sie dann ähnlich wie bei einem Cappuccino, wunderbare Zeichnungen machen und damit wird ein frisches Obst-Gemüsegetränk bei Kindern noch attraktiver.

Was wirklich sehr günstig, gesund, geschmackvoll und frei von Kalorien ist, sind die koreanischen Getreidetees. In den Niederlanden gibt es z. B. auch Getreidekaffee, doch den finde ich persönlich nicht so lecker und viel zu bitter, weil meistens auch noch Chicorée zugefügt ist. Es lässt Sie, wie der Name schon sagt, wirklich an Kaffee denken. Sie müssen dieses gemahlene Getreide- und Chicorée-Puder in heißem Wasser auflösen, wodurch der bittere Geschmack des Chicorée stark hervorkommt.

Der Getreidetee in Süd-Korea wird aus einem Säckchen geröstetem Mais, gerösteter Gerste und gerösteten schwarzen Bohnen gemacht, den Sie dann im Wasser ziehen lassen und diesem Getreide ist nichts zugefügt. Sie können diesen Tee heiß trinken, aber vor allem kalt ist er besonders lecker! Die gerösteten Getreide geben ihren guten Geschmack an diesen Tee ab und er schmeckt leicht süß, vor allem aber in der kalten Variante. Früher wurden Getreidetees von jedem in Korea getrunken. Wenn Sie irgendwo zum Essen oder Trinken gingen, bekamen Sie diesen Tee gratis dazu und Sie durften davon unbegrenzt trinken. Als dann Coca Cola und Fruchtsäfte populär wurden, verschwand der Getreidetee völlig von der Bildfläche. Wenn Sie jetzt irgendwo zum Essen oder Trinken gehen, können Sie nur noch gegen Bezahlung Kaffee, Erfrischungsgetränke oder Fruchtsäfte bestellen.

Seit Süd-Korea nun wieder auf einem gesunden Weg ist und allem, was zu Übergewicht beiträgt, den Krieg erklärt hat, ist Getreidetee wieder "in". Berühmte schöne Schauspielerinnen machen im TV Werbung für dieses gesunde 0-Kalorien-Getränk, die nun in bunten Fläschchen verkauft werden. Sie sehen jetzt z. B. auf der Straße beinahe jeden, ob jung oder alt, mit so einem Fläschchen in der Tasche. Sogar Babys bekommen Getreidetee in ihr Fläschchen. Ich finde es eine so schöne Entwicklung in Süd-Korea, dass ich diese so gerne mit allen Niederländern teilen will, in der Hoffnung, dass dieser Tee hier genauso populär wird, wie in Süd-Korea. Auf meiner Website können Sie sehen, in welchen koreanischen Geschäften und Webshops Sie diesen Getreidetee hier in den Niederlanden kaufen oder bestellen können und er ist wirklich eine Kostprobe wert!

Nachfolgend habe ich Ihnen ein paar essbare Anregungen für Ihre Kinder zusammengestellt.

➢ Eine selbst gemachte Kette aus Angelleine mit Süßigkeiten, Rosinen und eventuell anderes getrocknetes Obst daran geschnürt, die Kinder dann schön um ihren Hals tragen können.

➢ Bananenboote: Stecken Sie einen Spieß in eine Banane, woran Rosinen geschnürt sind und an das obere Ende des Spießes hängen Sie einen Aufkleber, der dann als Segel fungiert.

➢ Tauchen Sie eine halbe Banane (oder auch ein anderes Obst) in geschmolzene Schokolade und rollen Sie das durch frisch geraspelte Kokosnuss-Stückchen, auf einen Spieß stecken und schon Sie haben einen leckeren gesunden Lutscher.

➢ Mandarinen in Krepp-Papier wickeln und diese mit Lakritz-Schnüren zusammenbinden.

➢ Schälchen Bananenbrot

➢ selbst gemachte Kokosmakronen

➢ Obstspießchen

➢ Stange Sellerie, gefüllt mit Erdnussbutter und Rosinen

➢ Sticker mit Gurken und Käse

8

Ernährung und das Verhältnis zum IQ, Verhalten und Aggression

Die Frage, ob die Ernährung unser Verhalten und unseren IQ beeinflussen kann, hat mich schon immer sehr fasziniert. Es wurden diesbezüglich bereits vielfältige Beweise gefunden, dass ein Mangel bestimmter Vitamine, Mineralien und Fettsäuren gewisse Gehirnfunktionen nachteilig beeinflussen können.

Essentielle Fettsäuren, wie z. B. Omega-3 und gesättigte Fettsäuren spielen eine sehr wichtige Rolle bei der Entwicklung des Gehirns frisch geborener Babys. Es ist demnach auch anzunehmen, dass ein Mangel dieser Fettsäuren sowohl bei Kindern als auch bei Erwachsenen die Funktionen der Gehirne negativ beeinflussen kann, damit folglich auch deren Verhaltensweisen.

Forscher der Universität in Kopenhagen stellten dabei fest, dass ein Mangel an Vitamin C bei der Mutter in der Schwangerschaft die Entwicklung des Gehirns bei ihrem ungeborenen Kind behindert. Vitamin B5 stimuliert die Produktion von Antistresshormonen. Wir wissen alle, dass wir gestresst auch viel heftiger auf manche Situationen reagieren, als wenn wir es eben nicht sind. Es ist also vorstellbar, dass jemand in großem Stress schon dadurch alleine viel mehr Aggressivität zeigt und dass dies in bestimmten Situationen auch schon den Anreiz für mehr Gewalt auslösen kann. Ein (ernsthafter) Mangel an Vitamin B6 kann demnach sogar Demenz verursachen.

Ein Mangel an Vitamin B12 kann u. a. Gedächtnisstörungen und eine allgemeine geistige Verschlechterung verursachen. Ein

Mangel des Minerals Phosphor sorgt dann z. B. auch für ein hohes Maß an Reizbarkeit, die sich schlussendlich in Aggressivität, neurologischen Beschwerden und geistiger Verwirrung äußern kann. Auch selbst ein Mangel an Kupfer sorgt für erhöhte Reizbarkeit mit dabei möglichen Folgen bis hin zu mehr Aggression. Das Mineral Magnesium ist ein sehr essentieller Nährstoff für das Gehirn. Es verstärkt das Erinnerungs- und Konzentrationsvermögen. Ein Mangel davon kann wiederum Depressionen, Stress, Spannungen und auch geistige Müdigkeit verursachen.

Es ist vor allem sehr wichtig zu wissen, dass ein Mangel an essentiellen Nährstoffen die Gehirnfunktionen und das Verhalten beeinflussen können, bevor es sich dann später in körperlichen Beschwerden äußert. Diese Erkenntnisse legen die Vermutung nahe, dass unser Gehirn bei einem Mangel an Nährstoffen sehr viel sensibler ist, als letztlich unser Körper selbst. Während meiner Forschung zu diesem Thema stieß ich auf das Buch von Dr. Gert E. Schuitemaker, dessen Motto wie folgt lautet:

"Zuerst die Ernährung, dann erst Medikamente".

Ich bin derselben Meinung, aber ich finde es eine bemerkenswerte Auffassung für jemanden, der erst als Apotheker und später als Arzt der Medizin beide Studien erfolgreich abgeschlossen hatte. Beide Ausbildungen richteten sich in erster Linie auf die Bekämpfung von Krankheiten mithilfe von Medikamenten.

Dr. med. Gert Schuitemaker schreibt dann auch: "Während meiner Ausbildung zum Apotheker wurde mir bewusst, dass es dem Patienten mit weniger Medikamenten deutlich besser geht, als mit all den vielen Medikamenten und dass diese – mal abgesehen von den vielen Nebenwirkungen – nicht die wirkliche Ursache der entsprechenden Krankheiten angreifen, sondern eigentlich nur spezielle Symptombekämpfer sind. Degenerationskrankheiten werden durch falsche Nahrung verursacht und sind darum auch sehr gut mit guter und gesunder Ernährung zu bekämpfen. Nun ja, als Apotheker und Arzt der Medizin stehen Sie stets vor dem Dilemma, wenn das, was Sie persönlich glauben, genau dem widerspricht, was Sie verkaufen und an Menschen verschreiben müssen."

Weil er nicht mehr in diesem Dilemma stehen wollte, ging er bereits 1980 zur orthomolekularen Medizin über. In der orthomolekularen Medizin werden in erster Linie erst einmal Nährstoffergänzungen, wie z. B. Vitamine und Mineralien, für die Genesung einer Krankheit genutzt. Die anbefohlenen Dosierungen sind demnach auch sehr viel höher, als die z. B. täglich empfohlenen Mengen (ADH). Ich persönlich bin felsenfest davon überzeugt, dass wir für eine optimale Gesundheit deutlich mehr Mikronährstoffe aufnehmen sollten und dass die meisten Krankheiten tatsächlich viel besser mit deren richtigen Verhältnis zu heilen sind, als ausschließlich mit Medikamenten. Aber ich plädiere vor allem dafür, diese Nährstoffe aus unserer täglichen Ernährung selbst zu ziehen, anstelle aus Gläschen oder Pillen. Ich kann mir aber auch sehr gut vorstellen, dass es heutzutage niemandem mehr wirklich gelingt.

Dr. med. Gert E. Schuitemaker hat sich darum auch gefragt, ob die (richtige) Ernährung den IQ und das Verhalten positiv beeinflussen und vor allem, ob ein Mangel an richtigen Nahrungsmitteln zu mehr Aggressivität führen kann. Er schrieb darüber ein Buch mit dem Titel: "Geweld naar honger". In diesem Buch wird u. a. eine amerikanische Untersuchung über Menschen mit Schizophrenie erwähnt.

Abraham Hoffer, ein Psychiater, Biochemiker und sein Kollege, Osmond, ein Professor einer anderen Universität, hatten nämlich die sehr weitgehende Vorstellung, dass Schizophrenie sehr wohl auch durch körperfremde, giftige Abfallstoffe verursacht werden und sogar zu Halluzinationen führen kann. Menschen mit Schizophrenie zeigen extreme Verhaltensstörungen, die dadurch verursacht werden, dass sie glauben, verfolgt zu werden, verwirrt zu sein, Stimmen zu hören oder Komplott-Theorien vermuten, die dann durch Wahnvorstellungen und Halluzinationen verursacht werden. In deren Theorie wird das z. B. durch Abfallstoffe des Adrenalins verursacht: Adrenochrom, das in Adrenolutine umgesetzt werden kann.

Beide oder nur einer dieser Abfallstoffe würden schon reichen, um halluzinierende Effekte zu verursachen.

Ihre Hypothese wird schon alleine dadurch gestärkt, dass diese beiden Stoffe in ihrer Struktur dem LSD und Escaline ähneln – diese beiden werden als Drogen aufgrund ihrer innerlichen, erleuchtenden Geistreisen genutzt. Die Umsetzung von Adrenalin in diese beiden Abfallstoffe würde in ihrer Theorie schon alleine nur durch die Verabreichung von Vitamin C vermindert werden können. Aber auch das Vitamin B3 könnte laut Hoffer, Schizophrenie heilen. Hoffer kam zu dieser Annahme, weil die Krankheit Pellagra, verursacht durch einen Mangel an Vitamin B3 auch zu Wahnvorstellungen führen kann und darin resultiert, dass Patienten halluzinierten. Nachdem diesen Patienten das Vitamin B3 gegeben wurde, verschwanden bei den meisten die Halluzinationen. Natürlich stieß diese Untersuchung im medizinischen Sektor auf sehr viel Widerstand. Diese Untersuchung bekam dann erst viele dutzende Jahre später Unterstützung auch von anderen Wissenschaftlern.

Dr. med. Gert E. Schuitemaker erläutert sehr gut in seinem Buch, dass im Verlauf der Jahre stets mehr Wissenschaftler mit Befunden kamen, die bewiesen, dass ein Mangel an essentiellen Nährstoffen die Ursache von bestimmten Geisteskrankheiten sein können. Hiermit wird also sofort deutlich, dass der Begriff "Geisteskrankheit" allein nicht mehr richtig für alle diese Beschwerden ist.

Dr. med. Andrew Stoll (von der berühmten medizinischen Harvard Universität) publizierte 1999 eine Untersuchung aus der hervorgeht, dass Omega-3 Fettsäuren, die u. a. in Fischöl sitzen, eine gute Ergänzung zur Behandlung manisch depressiver Patienten bilden. 2001 merkte Dr. med. Charles Popper (auch von der medizinischen Harvard Universität), dass die Wutanfälle vom Sohn seines Kollegen völlig verschwanden, wenn er mehr Vitamine und Mineralien zu sich genommen hatte. Die Wutanfälle, verursacht durch seine bipolare Störung (Stimmungswechsel) kamen sofort wieder zurück, sobald er diese Nährstoffergänzung stoppte. Das Ergebnis motivierte Popper, auch anderen Patienten mit einer bipolaren Störung Nährstoffergänzungen zu verabreichen. Von den 22 Patienten zeigte die Hälfte sehr deutliche Verbesserungen, bei 7 von ihnen war diese mäßig und nur bei 2 trat eine geringe Verbesserung auf, damit also ein fantastisches Resultat!

Die neuen Entwicklungen werden durch die pharmazeutische Industrie natürlich mit Argusaugen betrachtet, denn psychische Störungen werden durch Psychiater vor allem mit sehr teuren Medikamenten behandelt, die dieser Industrie Millionen Gewinne bescheren. Aber so wie Dr. med. Gert E. Schuitemaker es schon schrieb, jeder Mensch ist viel besser dran ohne Medikamente, als mit, vor allem, wenn es heutzutage schon sehr gute Alternativen dafür gibt. Günstige Nährstoffergänzungen können also eine gute Alternative gegenüber teuren, patentierten Medikamenten sein oder in jedem Fall auch eine gute Ergänzung dazu, sodass viel weniger Medikamente verschrieben werden müssen.

Er demonstriert in seinem Buch das Beispiel eines Veganers mit einem Mangel an Vitamin B12. Dieser Mann bekam große Probleme mit Depressionen und Gewaltfantasien. Wenn er z. B. eine Schere sah, dann bildete er sich ein, dass er damit jemanden abstechen müsse und er hatte über den ganzen Tag diese Art von Fantasien. Als er dann Vitamin B12 einnahm, verschwanden seine Depressionen und die gewalttätigen Aggressionen in seinem Hinterkopf. Wenn dieser Mann zu einem Psychiater gegangen wäre, hätte er wahrscheinlich jahrelang teure Medikamente schlucken müssen, um seine gewalttätigen Neigungen zu unterdrücken, während die wahre Ursache dadurch niemals ans Licht gekommen wäre.

Leider ist es noch immer so, dass wirtschaftliche Interessen über das Interesse der Gesundheit gestellt werden. Schuitemaker erwähnt in seinem Buch auch, dass z. B. bei Tieren sehr wohl nach Lösungen innerhalb der Ernährung gesucht wird. Tiere, die ihren Artgenossen, dem Bauern oder seinen Angestellten zu Leibe gehen, kosten nur Geld. Der Bauer wird demnach alles tun, um mit der kostengünstigsten Methode all dem zuvorzukommen, dass seine Tiere aggressiv werden und in diesem Fall sind teure Medikamente eben nicht die beste Lösung. Bauern wissen im Allgemeinen auch verblüffend genau, dass sie ihre Tiere ruhig halten können, indem sie ausreichend Vitamine und Mineralien verfüttern und das wird dann auch so gemacht. Lutschsteine der Pferde und Kühe enthalten darum neben Salz auch noch andere wichtige Mineralien, wie z. B. Zink, Mangan, Eisen, Kupfer, Jod, Selen und Kobalt. Es ist doch schon sehr seltsam, dass man sich bei Menschen lieber für teure Medikamente entscheidet, während Tiere von einer besseren Ernährung profitieren. Wie ist es nur dazu gekommen, dass die Einnahmen der pharmazeutischen Industrie wichtiger geworden sind, als das Wohlbefinden von uns Menschen?

Im Buch von Schuitemaker werden verschiedene Untersuchungen des Professors Schönthaler besprochen. Er hat als Kriminologe Untersuchungen zum Verhältnis zwischen Nahrung und Intelligenz, Nahrung und gewalttätige Delikte, Nahrung und der Einfluss auf die Gehirnfunktion und darauf folgend nach den Schulleistungen gemacht. So wurden unter seiner Leitung in mehr als 800 Schulen und Jugendeinrichtungen die Mengen an frischem Obst und frischem Gemüse erhöht und die Mengen an Zucker und Fetten vermindert. Das Ergebnis war, dass bei ¼ von rund 8.000 Jugendlichen, die in diesen Schulen saßen, 47 % weniger Aggressionen, Gewalt und Bedrohungen wahrgenommen wurden.

Obwohl aus wissenschaftlichen Untersuchungen vielleicht noch nicht ganz deutlich wird, ob ein Mangel der richtigen Nährstoffe einen negativen Einfluss auf den IQ haben kann, wie z. B. auf bestimmte Symptome wie z. B. ADHD, auf das Verhalten und das Maß an Aggressivität, die jemand zeigen kann, so ist es für mich überdeutlich, dass bestimmte Vitamine und Mineralien eine sehr essentielle Rolle bei der Entwicklung und der Funktion des Gehirns spielen. Ein diesbezüglicher Mangel kann sicherlich einen negativen Einfluss auf den IQ und das Verhalten haben. Die Kriminalität wird vielleicht nicht völlig verschwinden, selbst wenn jeder nur die richtigen und ausreichende Nährstoffe bekommt, denn dabei spielen natürlich auch noch andere, soziale und gesellschaftliche Probleme eine sehr große Rolle. Aber es ist sicherlich nicht so undenkbar, dass ein gewisses Maß der Aggressivität vor allem auch durch einen Mangel an Vitaminen entsteht.

Schönthaler plädiert dafür, bei verurteilten Kriminellen zu untersuchen, bei welchen Nährstoffen sie einen Mangel haben und diesen auszugleichen, denn aus seiner Erfahrung würde sich deren Verhalten dann auch nachhaltig verbessern lassen. Ich denke nicht, dass es ausreicht, nur bei Kriminellen kritisch nach deren Ernährungsgewohnheiten zu schauen, sondern vor allem auch nach dem Essverhalten von Kindern und Jugendlichen im Allgemeinen, um bereits im Vorfeld dafür zu sorgen, dass sie nicht gewalttätig werden und dadurch überhaupt kein kriminelles Verhalten aufkommen zu lassen.

Dr. med. Gert E. Schuitemaker schreibt in seinem Buch auch über die zunehmende Steigerung von sinnloser Gewalt, oftmals durch Jugendliche verursacht, die heutzutage nur noch eine sehr kleine Hemmschwelle haben und schnell sehr reizbar sind. So wie ich bereits bemerkte, sorgt ein Mangel an Vitaminen und Mineralien für eine erhöhte Reizbarkeit. Ich denke, dass wir nicht vergessen dürfen, dass viele Jugendliche heutzutage nur noch von Fast Food, Erfrischungs- und Energiegetränken, Chips und Kuchen leben und damit einen Überschuss an Makronährstoffen (Kohlenhydrate, Fette und Eiweiße), doch gleichzeitig einen ernsthaften Mangel an Mikronährstoffen (Vitaminen und Mineralien) haben. Es kann nicht anders sein – eine derartige Ernährungsweise hat einen negativen Einfluss sowohl auf ihre Gehirnfunktionen als auch auf ihr Verhalten. Kurzum: Ich persönlich denke, dass wir nicht nur wegen des Übergewichts und der physischen Gesundheit die Ernährungsgewohnheiten von uns, unseren Kindern und Jugendlichen näher unter die Lupe nehmen müssen, sondern dass wir das auch aufgrund zunehmender sozialer Verhaltensstörungen tun müssen, die wir immer mehr in unserer Gesellschaft beobachten.

9

Ideen für das Mittagessen

n Süd-Korea wird mindestens zweimal pro Tag warm gegessen und in vielen Familien, in denen die Mütter nicht arbeiten, sogar dreimal. Mit einem warmen Essen meine ich nicht etwa, dass warmer Kaffee und Tee getrunken und der Reis in der Mikrowelle aufgewärmt wird, sehr wohl aber, dass für jede Mahlzeit echte Töpfe auf den Herd für eine warme Suppe, Reis oder auch Gemüse kommen.

Nachdem ich zu meinem 18. Lebensjahr, nach einem Aufenthalt von einem Jahr, wieder aus Süd-Korea zurückkam, war ich so an das leckere warme Essen gewöhnt, inklusive meiner Portion gesundes Gemüse, sowohl beim Mittag- als auch Abendessen, dass ich selbst auch zu Hause immer mittags kochte. Das zum großen Ärgernis meiner Eltern, die meinten, dass ich normal essen und mir nur einfach ein Butterbrot schmieren sollte. Das war dann auch für mich das Signal, um mir ganz schnell ein eigenes Zimmer zu suchen, um mir mithilfe eines Gaskochers jeden Mittag mein eigenes Essen zubereiten zu können.

Wenn Sie die Niederlande mit anderen Ländern vergleichen, wird hier nur sehr wenig gekocht. Mit anderen Worten: Wir verbringen nicht viel Zeit mit dem Zubereiten von unserem Essen, alles muss so einfach und so schnell wie möglich gehen und die beste Antwort auf einfach und schnell ist natürlich Brot – wie könnte es auch anders sein! Ich hatte bereits in einem anderen Kapitel erklärt, dass Brot grundsätzlich nicht falsch sein muss (sofern Sie gutes, natürliches, biologisches Brot essen), aber dass es das größte Problem ist, *was* wir zusammen mit dem Brot essen und vor allem, was wir *nicht* zusammen mit dem Brot essen und das ist z. B.: Gemüse!

Weil wir durchgehend zweimal pro Tag Brot mit ungesundem Belag essen, haben Erwachsene und Kinder keine Kapazität mehr, um auch noch andere bzw. gesündere Dinge zu speisen. Wenn Sie 4 Butterbrote mit Belag aufgegessen haben, haben Sie natürlich absolut keinen Hunger mehr auf 2 Stückchen Obst. Wenn Sie und Ihr Kind dann wenigstens einmal 1 Brotmahlzeit auslassen, ist dann auch mehr Platz für andere Dinge mit mehr Nährwert als nur Brot.

Das ist eben auch der Grund, warum ich meiner Tochter so wenig wie möglich Brot als Mahlzeit gebe. Wenn ich ihr – so wie üblich – morgens und mittags 2 Butterbrote mitgeben würde, bekäme ich bei ihr auf keinen Fall noch 4 Stücke Obst täglich in den Magen, geschweige denn auch noch Avocados, Rohkost, Gemüse und die geschmacklich supergesunden Kokosshakes und Smoothies. Aber genau das finde ich viel besser, als jeden Tag standardmäßig nur die 4 belegte Butterbrote als Hauptmahlzeit.

An sich ist es weiter nicht schlimm, wenn ein Kind oder auch Sie selbst zwischendurch mal ein Plätzchen essen oder etwas anderes, was nicht zu einer optimalen Gesundheit beiträgt. Letztendlich muss das Leben ja auch noch schön sein. Die Vitamine können wir natürlich dann auch aus den Hauptmahlzeiten beziehen. Das wirkliche Problem ist, dass wir gegenwärtig mit all dem Brot, was wir zweimal täglich essen, beinahe keine so wichtigen Vitamine mehr aus unseren festen Mahlzeiten in unseren Körper bekommen. Sehen Sie nur mal die Essgewohnheit eines durchschnittlichen Kindes an, das von den Eltern ein sogenanntes gesundes Frühstück und Mittagsessen allein aus Brot bestehend, bekommt.

Frühstück
➢ 1 Butterbrot mit Diät-Margarine oder Margarine und Erdnussbutter
➢ 1 Butterbrot mit Diät-Margarine oder Margarine und Schokostreusel

➤ 1 Glas Milch

Zwischendurch
➤ Kuchen
➤ 1 Glas Limonade

Mittagessen
➤ Butterbrot mit Diät-Margarine oder Margarine und Schmierkäse
➤ Butterbrot mit Diät-Margarine oder Margarine und Marmelade
➤ 1 Glas Trinkjoghurt

Zwischendurch
➤ 1 Plätzchen
➤ 1 Apfel

Schauen wir doch einmal, was sie dann an wertvollen Nährstoffen bis zur warmen Mahlzeit gegessen haben:
➤ 1 Apfel

(Es bleibt natürlich immer sehr diskutabel, ob Milch etwas zur guten Gesundheit beiträgt.)

Das ist wirklich nicht sehr viel, oder? Doch vor allem haben sie das gegessen, was überhaupt keine Nährstoffe enthielt, sondern nur Energie, d. h. Füllung – tatsächlich eben nur leere Kalorien!

➤ 4 Butterbrote
➤ Diät-Margarine/Margarine
➤ Erdnussbutter
➤ Schokostreusel
➤ Schmierkäse
➤ Marmelade

> ➢ Kuchen
> ➢ Limonade
> ➢ 1 Plätzchen

Die meisten Eltern haben überhaupt keine Ahnung vom geringen Nährwert dieser Produkte, die sie ihren Kindern geben.
Hier ein sehr gutes Beispiel, wie es auch anders gehen kann.

Frühstück
> ➢ 1 Bananenstückchen mit etwas Schokostreusel darauf oder eine Scheibe Käse
> ➢ 1 Glas selbst gepressten Möhrensaft

Zwischendurch
> ➢ 1 Apfel
> ➢ 1 (biologisches) Plätzchen

Mittagessen
> ➢ 1 Butterbrot mit (in Kokosöl) gebratenem Rührei und Tomate
> ➢ 1 Bananenscheiben mit Schokostreuseln
> ➢ 1 Glas Wasser

Zwischendurch nach dem Mittagessen
> ➢ 1 Avocado getaucht in Sojasoße

Diese Kost mit viel wertvollerem Nährwert, die wir dringend für eine optimale Gesundheit nötig haben, besteht aus:
> ➢ 2 Bananen
> ➢ 1 Apfel
> ➢ frischem Möhrensaft
> ➢ 1 Tomate
> ➢ 1 Ei
> ➢ Avocado
> ➢ Kokosöl

Bei dieser Ernährung gab es bis zum Abendessen nicht viele leere Kalorien:

➤ 1 Butterbrot

➤ Schokostreusel

➤ 1 (biologisches) Plätzchen

Sie sehen, wenn Sie Ihrem Kind diese Menge an Brot geben, hat es keinen Hunger mehr, um noch die richtig gesunden Dinge zu essen. Wenn Sie Ihrem Kind nur 1 oder 2 Butterbrote mitgeben, kann es noch etwas Obst, Gemüse, Avocado oder ein Ei verspeisen. Mein Vater sagte damals immer zu uns: "Weißt Du genau, was Du essen musst, um gesund zu bleiben? Butterbrote mit viel Zufriedenheit!" Das bedeutete, Sie dürfen Ihren Magen sehr wohl mit trockenen Butterbroten ohne Beleg füllen und nur mit Brot können Sie tatsächlich auch prima Ihren Magen füllen! Aber angesichts dessen, dass Brot gegenwärtig überhaupt nicht mehr viel Nährwert hat, würde ich meiner Tochter genau das eben nicht geben und ihr lieber anstelle von 4 kahlen Butterbroten, 1 Butterbrot geben, das reichlich mit gesunden Häppchen belegt ist. Daneben würde ich ihr viel Obst, Avocados, Smoothies und Gemüse geben, um ihren Magen zu füllen.

Diese Methode eines gesunden Mittagessens ist vielleicht etwas teurer, als nur ein Butterbrot belegt mit Marmelade, Schokostreusel, Leberwurst und Schmierkäse. Doch ist Ihnen die Gesundheit Ihres Kindes (und Sie selbst) das nicht wert? Viele Menschen geben sehr viel Geld aus für Erfrischungsgetränke, einen wöchentlichen Besuch bei McDonalds oder einem Café und noch für viele andere Dinge, die Kinder überhaupt nicht nötig haben, wie z. B. ein eigenes TV auf ihrem Zimmer. Ich ernähre/erziehe mich und mein Kind lieber *natürlich und gesund*. Sie darf wohl ab und zu ein bisschen Brot essen, wenn sie das lecker findet, doch die Basis besteht aus Obst, Avocados, Gemüse und anderen Lebensmitteln, in denen viel mehr Nährwert steckt, als in gewöhnlichem Brot.

Es kann für viele Menschen aus finanzieller Sicht schon sehr schwierig sein, Teenager – die den ganzen Tag durchessen können –

nur Obst und gesunde Snacks, Avocados und Nüsse zu geben. Obwohl es für Brot genügend bessere und gesündere Alternativen gibt, sowohl für Erwachsene, für Teenies und kleine Kinder, ist es immer viel besser, den Magen mit Brot (am besten aus biologischem Sauerteig) und gesundem Belag, als diesen mit Süßigkeiten und Kuchen zu füllen! Aber bedenken Sie auch, dass Teenager, die eine Ernährung mit vielen dringend notwendigen Nährstoffen bekommen auch weniger Verlangen an Nahrungsmitteln haben, die eben nur den Magen füllen.

Vielleicht können wir etwas aus der koreanischen Esskultur lernen. Die Süd-Koreaner essen durchweg 2–3 mal täglich eine Schüssel weißen Reis. Weißer Reis enthält auch keine wesentlichen Vitamine und dient nur als Füllung, so wie bei uns das Brot. Aber sie essen noch zu der Schüssel Reis eine große Portion Gemüse! Aus dem Gemüse holen sie sich dann allerlei Vitamine, wodurch es eine sehr gesunde Mahlzeit wird, ungeachtet dessen, das auch im weißen Reis selbst nichts Gesundes drin ist. Bei uns ist es so, dass, wenn wir mittags Gemüse essen, wir dann doch auch viel schneller nur Salat essen.

An sich ist damit nichts verkehrt, doch ich weiß aus Erfahrung, dass das sehr schnell langweilen wird und vor allem an einem kalten Wintertag liegt ein kalter Salat überhaupt nicht so gut im Magen, wodurch Sie das Essen von Salat recht bald leid sind. Außerdem ist kürzlich bei einer Untersuchung der Fertig-Salate einiger Supermärkte herausgekommen, dass sie sogar viel mehr Kalorien enthalten, als z. B. ein normaler Big Mac! Das kommt durch falsche Dressings, frittierte Croutons, viel Käse und konservierte Fleischwaren.

Es gibt ein koreanisches Gericht, das wirklich ein perfektes Mittagessen ist. Wenn Sie etwas mehr Gemüse zu sich nehmen wollen, dann essen Sie: "Bibim-Brei". "Bibim" bedeutet mixen oder alles durcheinanderrühren und "Brei" ist dann der Reis. Dieses Gericht besteht also aus gemixten und durcheinandergerührtem Gemüse mit Reis. Sie können es mit allerlei Gemüsesorten zubereiten und das Beste ist, dass Sie dieses Gericht sowohl warm als auch kalt essen können. Sie können es also auch einfach und bequem in einem verschlossenen Schälchen zur Arbeit oder in die Schule mitnehmen.

Natürlich besteht dieses Gericht nicht nur alleine aus Reis und Gemüse, das Sie in Wasser gekocht und mit ein paar rohen Salatblättern kombiniert haben. Dann würde ich doch lieber eine Schale mit Salat, Gurken und Tomaten ohne Dressing essen. Bibim-Brei müssen Sie probieren, um zu verstehen, was das Mixen und Durchrühren von Gemüsen genauer bedeutet. Frisches Gemüse, das Sie direkt nach der Zubereitung aufessen, ist natürlich das Allerbeste. Aber es ist für die meisten von uns zu umständlich bzw. nicht möglich, Gemüse auf unserer Arbeitsstelle und in der Schule zuzubereiten. Wenn Sie jeden Tag nur Rohkost in Ihr Lunchpaket für sich und Ihr Kind legen, dann sind Sie schon schnell nur auf Tomaten, Gurken und Möhren festgelegt. Darum esse ich abends auch frisch zubereitetes Gemüse und zu Mittag vor allem eingemachtes Gemüse oder Gemüse, welches ich tags zuvor beim Vorbereiten des Abendessens schon fertig gemacht hatte und das Ganze ergänze ich eventuell noch mit etwas frischer Rohkost.

Am Ende dieses Buches finden Sie die Rezepte dieser eingemachten Gemüse, die die Basis für den Bibim-Brei bilden und die eine sehr gesunde und schlank machende Alternative gegenüber den traditionellen Brotmahlzeiten darstellen. Ich zeige Ihnen dann auch, wie Sie das an Ihren Arbeitsplatz mitnehmen oder für Ihre Kinder in die Schule mitgeben können. Natürlich sind darin etwas weniger Nährstoffe enthalten, als in frisch zubereiteten Gemüsen, aber es ist sicherlich eine bessere Alternative, diese mit Reis oder Quinoa in Form von Bibim-Brei zu essen, anstelle von Brot mit ungesundem, dick machendem Belag.

In den letzten Jahren gab es verschiedene Trends, was nun genau unser Übergewicht verursacht: Zuerst war es das Fett, danach die Kohlenhydrate und nun sind es vor allem Zucker, inklusive des Fruchtzuckers/Fruktose, der nur in frischem Obst vorhanden ist. Viele Menschen, die abnehmen wollen, vermeiden nun alle Kohlenhydrate und gehen über zu einer eiweißreichen Diät. Tatsächlich nehmen sie dann auch ab, aber das geschieht nicht dadurch, dass Kohlenhydrate per definitionem dick machen, so wie viele Menschen es glauben. Wenn Menschen auf einmal alle Kohlenhydrate weglassen, dann streichen sie das Brot aus ihrem Frühstück und ihrem Mittagessen. Zusammen mit dem Brot streichen sie aber auch gleichzeitig den Belag und die damit verbundenen Kalorien und nur die haben es dann auch in sich! Dass Sie bei einer kohlenhydratarmen Diät (schnell) abnehmen, liegt also nicht so sehr allein am Verzicht der Kohlenhydrate selbst, sondern weil Sie den Belag weglassen, wird die Menge der Kalorien drastisch vermindert und nur darum nehmen Sie dann auch ab. Beim Mittagessen wird das Brot dann durch eine Portion Fleisch, Fisch oder Eier mit Salat oder etwas Gemüse ersetzt, was Sie beim Brot normalerweise nicht mitessen. Dadurch, dass diese Menschen bei ihren Eiweißen auch Gemüse essen, bekommen sie viel weniger Kalorien und essen viel gesünder, als wenn sie eine (Brot-)Mahlzeit mit viel mehr Kohlenhydraten ohne Gemüse essen und nur deshalb nehmen sie ab.

Darum sehe ich es auch als einen großen Vorteil und Fortschritt, wenn Menschen auf eine kohlenhydratreduzierte Diät umsteigen und sie dadurch viel gesünder essen, weil sie dann auch mehr Gemüse zu ihren Mahlzeiten vertilgen. Aber wenn Sie nun bei Ihrem Silbervliesreis, Quinoa oder Kartoffeln und gegebenenfalls bei Ihren Sauerteig Butterbroten (ohne Belag) genau so viel Gemüse essen würden wie bei Ihrem Beefsteak oder Fisch, dann werden Sie schlank bleiben und mehr essentielle Nährstoffe in den Körper bekommen. Natürlich ist es das größte Problem, dass wir gegenwärtig viel zu viele Kohlenhydrate essen.

Das liegt auch hauptsächlich daran, dass wir viel zu viele Zwischenmahlzeiten zu uns nehmen, die viel raffinierten Zucker und Kohlenhydrate enthalten. Wenn Sie ausschließlich natürlich unverarbeitete Kohlenhydrate bei Ihren Mahlzeiten essen, dazu auch noch eine große Portion Gemüse, sodass Sie sich nicht an Kohlenhydraten sattessen können, dann werden Sie normalerweise durch diese Menge an Kohlenhydraten auch nicht zunehmen.

Zweimal täglich eine Mahlzeit mit unverarbeiteten Kohlenhydraten, wie z. B. Obst, Kartoffeln und Vollkornprodukten mit Gemüse ist aus meiner Sicht besser für Ihre Gesundheit, als nur eine Portion Eiweiß mit Gemüse bei allen 3 Mahlzeiten. Solange Sie die Energie aus Kohlenhydraten verbrennen, sind natürlich unverarbeitete Kohlenhydrate nicht schädlich. Es gibt Menschen, die sehr sensibel auf Kohlenhydrate reagieren und damit eine sogenannte Kohlenhydratsucht haben.

Diese Menschen scheinen auch sehr gut mit einer kohlenhydratarmen Diät leben zu können. Aber selbst, wenn Sie alle Eiweiße als Energie verbrauchen (was Ihr Körper bei Mangel an Kohlenhydraten automatisch macht), dann schadet ein Zuviel an Eiweiß ebenfalls Ihrer Gesundheit. Außerdem kann ein Mangel an Kohlenhydraten Ihre Schilddrüse träge machen, wodurch Sie letztendlich nur noch dicker werden.

Ich persönlich denke, dass wir das Problem des Übergewichts nicht nur allein durch Streichen bestimmter Makronährstoffe (Eiweiße, Fette oder Kohlenhydrate) lösen können. Ich denke sogar so weit, dass der größte Feind unserer Gesundheit heutzutage all die Chemikalien sind. Durch alle Jahrhunderte hindurch hat der Mensch immer ohne große Probleme Fette, Kohlenhydrate und Eiweiße genießen können. Echte Probleme sind aus meiner Sicht eben nur dadurch entstanden, seit wir uns damit beschäftigen, unsere Nahrung bis ins kleinste Detail zu verarbeiten, wie das z. B. durch Pestizide, Kunstmist und all diese chemische Zusätze jetzt passiert. Unser Körper hat sowohl die richtigen Fette, Eiweiße und Kohlenhydrate nötig, aber vor allem ist es sehr wichtig, dass wir diese nicht raffiniert, sondern nur in ihrer natürlichen reinen Form und ohne jegliche Giftstoffe und chemische Zusätze verspeisen können.

Bibim-Brei, Reis, Quinoa oder Kartoffeln mit viel Gemüse sind darum – so denke ich – auch eine gesunde Alternative fürs Mittagessen, als nur raffinierte Kohlenhydrate mit ungesundem Belag oder nur Eiweiß und Gemüse, aber vor allem auch dann, wenn das Frühstück und Abendessen nur aus Eiweiß bestehen. Wenn Sie keine

Kohlenhydrate oder Getreide essen wollen, weil Sie empfindlich auf Gluten reagieren, steht weiter hinten bei den Rezepten, wie Sie Bibim-Brei auch ohne Reis oder Quinoa, aber mit Avocado und grünem Erbsenpüree, mindestens genau so lecker zubereiten können! Auch selbst gemachte Suppen (randvoll mit Gemüse) sind eine gute Alternative für ein gesundes Mittagessen. Weil Suppen nur mit Gemüse wenig Energie liefern, sollten Sie Suppe auch genauso essen, wie es die Süd-Koreaner tun. Koreaner essen sowieso jeden Tag bei ihren Gerichten Suppe als Beilage. Dabei handelt es sich meistens um leichte Suppen mit wenig Füllung, aber aus einer gut gezogenen Boullion und in dieser Suppe sind viele verschiedene Gemüsesorten verarbeitet. Wenn Koreaner eine Suppe als Hauptmahlzeit essen, dann nehmen sie eine große Schüssel Suppe, die sehr viel Gemüse und manchmal ein bisschen Fleisch beinhaltet. Dann schöpfen sie ihre ganze Schale Reis durch die Suppe und somit ist das wiederum eine gesunde Lunchvariation, womit sie die benötigten Kohlenhydrate als Füllung in Form von Reis zu sich nehmen und zugleich viel Gemüse dazu essen. Sie können auch eine etwas gesündere Variante dadurch zubereiten, dass Sie Silbervliesreis, Quinoa oder eben auch gekochten Hafer unter die Suppe mischen. Der Vorteil hiervon ist, dass Sie Reste an Reis oder Quinoa, was z. B. übrig geblieben ist, dafür nehmen können.

So verspeisen Koreaner auch Pasta auf eine viel gesündere Art und Weise. Wir essen hierzulande meistens Pasta mit einer fetten Soße aus einer Packung, wo kaum noch Gemüse drin ist. In Süd-Korea nehmen sie dazu eine leckere, frisch gemachte Suppe, die randvoll mit Gemüse ist und darin kochen sie ihre Pasta, die sie dann zusammen mit der Suppe und dem Gemüse genüsslich aufessen.

Leckere Suppengerichte, in denen Sie Pasta oder Reis verarbeiten können, finden Sie ebenfalls am Schluss des Buches bei den Rezepten. Sie können für Ihr Mittagessen auch allerlei Smoothie-Variationen zubereiten, so wie z. B. meinen selbst gemachten und inzwischen sehr beliebten Kokosshake (siehe weiter hinten bei den Rezepten).

Gemüsesuppe mit panierten Bällchen

Zutaten
➤ Gemüsesuppe mit frischem Gemüse
➤ frisch gepresster Möhren- und Rote Bete Saft
➤ Paniermehl
➤ 1 Ei*

Zubereitung

Sie machen aus dem Paniermehl, dem Saft und eventuell einem Ei eine Teigkugel.

Dann nehmen Sie mit Ihren Fingern kleine Stückchen aus dieser Teigkugel und geben sie in die Suppe. Danach lassen Sie sie noch ein paar Minuten durchkochen, bis alle Teig-bällchen gar sind. Auf diese Weise haben Sie eine herrlich gesunde Suppe.

Gerichte, wie z. B. Suppen, Reis und Gemüse sind natürlich schon etwas schwieriger, um sie einfach so mit in die Schule oder zum Arbeitsplatz mitzunehmen, als z. B. ein Brot. In Süd-Korea haben sie darum auch spezielle Lunchpakete aus rostfreiem Stahl, denn dort wissen sie nur zu gut, dass man warmes Essen nicht in Plastikbehältern aufbewahren darf. Diese RFS-Behälter (RFS=rost-freier-Stahl) haben spezielle Teilfächer, sodass Sie in das eine Fach Reis und in das andere Fach verschiedene Sorten Gemüse füllen können. Sogar für Suppe gibt es eine spezielle Thermosflasche mit breitem Hals, sodass Sie die Suppe mit dem Gemüse bequem he-rausgießen können. Das Einzige, was Sie mit zum Arbeitsplatz neh-men müssen, ist diese Thermosflasche mit der Suppe und den RFS-Lunchbehälter mit Reis und verschiedenem Gemüse. Den Reis, der natürlich inzwischen kalt geworden ist, wärmen Sie einfach in dieser Suppe auf oder Sie essen den kalten Bibim-Brei mit warmer Suppe. Das ist schon ganz anders, als unsere traditionelle Butter-brotration.

Wenn es beispielsweise um unsere täglichen Gebrauchsgegen-stände geht, wie z. B. Computer, iPhones und was noch alles für uns so nützlich und wichtig ist, dann erneuern wir ja auch alles ständig. Was z. B. gestern noch "in" war, ist heute wiederum völlig "out" und wir brauchen meistens nicht mehr als 1 Tag, um uns an alle Neuerungen zu gewöhnen. Warum sollten wir uns dann nicht auch an unsere neuen Essgewohnheiten etwas gewöhnen, wenn es uns eine Verbesserung für unsere Gesundheit bringt? Auch daran können Sie sich schnell gewöhnen und wer weiß, vielleicht läuft in einiger Zeit jeder mit einer Thermosflasche und einem so speziell gefächerten Lunchpaket in seiner Tasche herum.

Ferner können Sie natürlich auch beim Mittagessen sehr gut eine A/B-Kombination wählen, wie ich bereits in Kapitel 5 beim Frühstück berichtet habe. Unter den Rezepten am Ende des Buches finden Sie weitere gesunde und vor allem leckere Gerichte.

10

Was Sie beim Einkaufen beachten sollten

Solange ich mich erinnern kann, fand ich Einkaufen immer richtig toll. Schon als kleines Kind, als ich mit meiner Mutter regelmäßig im Einkaufswagen mitdurfte und auch später, als ich alleine wohnte und ich endlich alles das kaufen konnte, was ich gerne wollte. Aber auch jetzt, wo ich meine eigene kleine Familie habe und meine Tochter jetzt im Einkaufswagen sitzt, genieße ich es immer. Das hat vor allem mit der Tatsache zu tun, dass ich die Momente, in denen ich esse, immer als den Höhepunkt des Tages empfinde und das gebe ich auch gerne zu. Außerdem sind drei tägliche Mahlzeiten für jemanden, der eine Essstörung hatte, doch etwas, um darauf genauestens Acht zu geben und das jeden Tag immer wieder.

Einkäufe sehe ich dann auch als das Vorspiel, welches dem nachfolgenden Höhepunkt vorausgeht, was dann doch meistens nur kurz dauert. Im Falle der Nahrungsaufnahme ist es eben genauso:

Zubeißen – runterschlucken – und weg ist es!

Man sagt ja auch, dass das Vorspiel wichtiger (und schöner) als der Höhepunkt selbst ist und so ist es auch bei meinen Einkäufen.

Umso besser und klüger Sie Ihre Einkäufe machen, desto mehr Genuss können Sie dann auch beim Höhepunkt haben: nämlich beim Essen. Und dabei geht es eben nicht nur um den Geschmack, sondern auch darum, was die Nahrung mit Ihrem Körper alles macht! Geschickt und clever einkaufen – also *natürlich* und *gesund*

– sollte heutzutage sogar ein eigenes (Schul-) Fach sein, denn so einfach, wie es früher einmal war, ist es heute lange nicht mehr.

Früher standen Sie z. B. beim Lebensmittelhändler in der
Schlange und alle Produkte wurden dort ohne Verpackung zum Verkauf angeboten. Sie wurden vom Lebensmittelhändler selbst abge-
wogen, der alles auch noch in Papiersäcke verpackte. Der einzigen
Versuchung, der Sie damals ausgesetzt waren, war lediglich das Produkt selbst und wie es dann völlig "nackt" in den Regalen des Le-
bensmittelhändlers aussah. Seit der Existenz der Supermärkte ist der
große Unterschied zwischen früher und jetzt, dass es sich um Selbst-
bedienungsläden handelt und alle Produkte sehr gut verpackt sind.
Nicht mehr der Inhalt, sondern nur noch die Verpackung ist es,
worum sich heutzutage alles im Supermarkt dreht. Jeder Hersteller
gibt sein Bestes, um uns, die Konsumenten zu verführen, sodass wir
wirklich nur sein Produkt kaufen, weil es so lecker aussieht oder
weil die schrillen Sprüche auf der schönen Verpackung Sie und uns
glauben lassen, dass sein Produkt wirklich das Beste für Sie, uns und
Ihr Kind ist! Vor allem Letzteres ist natürlich sehr trügerisch, wenn
Sie nur *natürlich* und *gesund* Ihre Einkäufe machen wollen.

Es gibt eigentlich nur 2 wichtige Regeln beim Einkauf:

1.: Ignorieren Sie ganz einfach die großen Buchstaben, worauf
steht:

> ➤ Dass es alles gut für Ihre Gesundheit und Ihre schlanke Linie
> ist (die Gesundheitsansprüche)
> ➤ Dass es völlig frei ist von: Farb- und Geschmacksstoffen,
> schlechten Fetten und Zucker
> ➤ Dass es nur so gefüllt ist: mit Vitaminen, Mineralien, ech-
> tem Obst, echtem natürlichen Zucker, gesunden Ballast-
> stoff-Fasern usw.

2.: Lesen Sie *immer* ganz genau das Kleingedruckte, d. h. die
Etiketten mit der Liste der Zutaten und achten Sie vor allem auf
die Angaben der E-Nummern.

Es gibt nur eine sehr kleine Gruppe von E-Nummern, die absolut nicht schädlich ist und daneben gibt es auch noch eine (große) Gruppe chemischer Zusätze, wovon die eine noch schädlicher ist, als die andere. Es ist sehr zeitraubend, die ganze Liste der E-Nummern auswendig zu lernen, weil es über 1.000 davon gibt. Wenn Sie wirklich wissen wollen, welche E-Nummern in welchem Maße schädlich sind, empfehle ich Ihnen das kleine Büchlein: "Wat zit er in uw eten?" von C. Couget. Darin steht wirklich jede einzelne E-Nummer mit genauer Beschreibung, wofür es benutzt wird, welche schädlich und welche (völlig) unschuldig sind. Das Büchlein ist klein und handlich, um es immer in Ihrer Tasche mitzunehmen, aber Sie können es z. B. auch als App auf Ihr Handy downloaden.

Viel einfacher ist es, alles nur noch biologisch zu essen. Ferner können Sie so viel wie möglich natürliche, unverarbeitete Produkte kaufen, die keinerlei Etiketten und darum also auch keine lange Liste von Zusätzen haben. Nehmen Sie z. B. Obst und Gemüse, sie stecken schon von Natur aus voll mit Vitaminen, Ballaststoff-Fasern und Mineralien, also bei ihnen besteht keine Notwendigkeit, ein Etikett darauf zu kleben. Das Einzige, worauf Sie bei Obst und Gemüse noch achten müssen, ist das Herkunftsland und ob sie (sehr stark) gespritzt sind oder eben nicht. Geben Sie biologisch immer den Vorrang. Gegenwärtig können Sie sich sogar ein biologisches Gemüsepaket nach Hause bestellen und anliefern lassen. Wenn Ihnen das zu teuer ist, lesen Sie die folgende Liste, die Ihnen die Wahl im Supermarkt erleichtert.

Die folgenden Gemüse sind sehr sicher, auch wenn Sie diese nicht biologisch kaufen:

➢ Avocados und alle Kohlsorten (Rotkohl, Weißkohl, Spitzkohl, Blumenkohl, Broccoli)
➢ Zucchini und Tomaten
➢ Zwiebeln und Karotten

Champignons, vorausgesetzt, dass sie aus den Niederlanden, Deutschland oder Belgien kommen. Kommen sie jedoch aus Spanien oder anderen (fernen) Ländern, dann sind diese meistens viel mehr gespritzt und ich persönlich würde mich nur für die biologische Variante entscheiden.

Gemüse, die immer viel gespritzt werden, sowohl in den Niederlanden als auch im Ausland, sind:

➤ alle Sorten Salat und Gurken
➤ Spinat und Endiviensalat
➤ Kräuter, Pfeffer und Paprika
➤ Diese sollten Sie immer biologisch essen, ebenso Kartoffeln.

Die folgenden Obstsorten sind mäßig sicher:
➤ Bananen und Ananas
➤ Melonen und Kiwis aus Neuseeland

Sehr vergiftet sind, sowohl aus den Niederlanden und anderen Ländern: Äpfel, Pfirsiche, Erdbeeren, Apfelsinen, Mandarinen, Trauben, Beeren, Nektarinen und Birnen. Diese würde ich nur biologisch essen und auch die meisten Brotsorten im Supermarkt stecken voller schädlicher Zusätze.

Also, wenn Sie z. B. gerne Brot essen, es jedoch lieber giftfrei wollen, dann können Sie sich natürlich auch für biologisches Sauerteigbrot aus dem Naturkostladen entscheiden.

Es gibt aber auch noch andere (bessere) Alternativen gegenüber dem Supermarktbrot. Zum Beispiel Reiswaffeln enthalten weitestgehend keine Zusätze. Ebenfalls sind die meisten Vollkorn-Roggen-Knäckebrote frei von E-Nummern.

Was jedoch die Fleisch- und Fischabteilung betrifft: Diese Produkte sollten Sie immer biologisch verzehren und niemals anders oder wenn doch, dann nur so wenig wie möglich. Denn das große Leid der Tiere auch in der Bio-Industrie (wo eben nicht alles biologisch produziert wird) ist sehr groß und sehr oft ist das Fleisch voller

Antibiotika und Wachstumshormonen. Die E-Nummer Natriumnitrat wird sehr oft als Konservierungsmittel verwendet (übrigens auch bei biologischem Fleisch). Fleischwaren sind außerdem so vielen Verarbeitungen mit E-Nummern und raffiniertem Salz unterzogen worden, dass die Nährstoffe, welche (kaum) noch darin enthalten sind, die Nachteile auch nicht wieder ausgleichen können.

Wild gefangener Fisch ist zurzeit durch die Verschmutzung aller Ozeane so verunreinigt, dass Sie ihn besser nicht allzu häufig essen sollten. Gezüchtete Fischsorten, wie z. B. der Pangasiusfisch sind tatsächlich "Chemo-Fische", die in den meist verunreinigten Flüssen der Welt gezüchtet werden. Das Wasser dort ist voller Arsen (eines der schlimmsten Pestizide) und krebserregenden PCB's und dieses giftige Wasser wird sogar dafür benutzt, diese Fische darin einzufrieren!

Die weiblichen Fische bekommen ein Hormonextrakt eingespritzt (produziert aus dem Urin schwangerer Frauen), um sie dann schneller wachsen zu lassen und somit mehr Eier zu legen. Nachdem sie zu Filets verarbeitet wurden, werden sie mit einer Pentanatriumtrisposhat-Lösung gespritzt. Es ist beinahe überhaupt nicht zu erklären, was das bedeutet, jedoch ist es in jedem Falle vergleichbar mit einer sehr aggressiven Sorte Salz, die man früher auch in manchen Waschmitteln finden konnte. Damit wird das Filet also künstlich schwerer gemacht – damit bringt es also auch viel mehr Gewinn – und es kann damit auch noch länger gelagert werden. Also: Wenn Sie wirklich noch Fisch essen wollen, dann können Sie besser nur noch (in Maßen) biologisch gezüchteten Fisch verspeisen.

Sie und Ihr Kind können viel besser (in Maßen) Vollmilchprodukte konsumieren, als sich für die ganz mageren Joghurts, Magerquark oder auch die mageren Trinkjoghurts zu entscheiden. Alle Milchprodukte, denen das Fett künstlich entzogen wurde, hat auch überhaupt keinen einzigen Nährwert mehr, weil mit dem Fett auch alle Vitamine entzogen wurden und um das ganze Zeug doch noch irgendwie essbar zu machen, sind meistens viel Zucker und dazu noch schädliche Geschmacksstoffe hinzugefügt. Milchprodukte (und alles andere), was gesüßt ist mit künstlichen Süßstoffen, sollten

Sie besser links liegen lassen. Diese sind für jeden schädlich, aber vor allem für Kinder und letztendlich werden Sie nicht einmal dünner von den sogenannten Light-Produkten. Milchprodukte sollten Sie ebenfalls besser nur biologisch verzehren, weil auch in der Milch Spuren von Antibiotika enthalten sein können. Außerdem fressen "biologische Kühe" viel mehr gesundes Gras, als die normalen Stallkühe in den herkömmlichen Milchviehbetrieben. Gras gefütterte Kühe geben auch viel mehr Milch mit gesunden Vitaminen und Fetten, als normale Stallkühe. Denn diese werden nur mit Kraftfutter gefüttert, worin sich vielfach auch noch sehr zweifelhafte Grundstoffe befinden, wie z. B. genetisch manipulierter Mais und Sojaschrot, welches nicht als deren natürlich bestimmte Nahrungsquelle gilt.

Worauf müssen Sie also genauestens achten, wenn Sie verarbeitete Nahrungsmittel einkaufen?

Ich empfehle Ihnen dringend, diese Produkte nicht zu essen und ich würde sie, soweit es möglich ist, auch völlig meiden. Wenn Sie sie doch einmal kaufen, gebe ich Ihnen hiermit ein paar Anregungen, worauf Sie besonders achten müssen und in welchen Produkten die wenigsten Zusätze stecken. Bitte schauen Sie bei allen Produkten, aber vor allem bei Plätzchen, Kuchen und dergleichen direkt aufs Etikett, welche Fette verwendet wurden. Wenn darauf steht, dass sie gehärtete Fette, hydrierte Pflanzenöle und Fette enthalten, dann würde ich dieses Produkt auf jeden Fall meiden. Diese pflanzlichen Öle sind künstlich gehärtet und bei diesem Prozess entstehen Transfettsäuren, die äußerst schädlich für uns sind. Schädliche Transfette entstehen nur bei industrieller Verarbeitung, die zugefügt werden, um flüssige Öle besser verarbeiten zu können und um die Haltbarkeit der Fette und der Produkte, worin sich diese befinden, zu verlängern.

Zu Hause ist es nicht möglich, Transfette als Nebenprodukt zu erzeugen, wenn Sie mit flüssigen Ölen in der Küche hantieren. Das natürliche Transfett, das in gesättigten Fetten, wie z. B. in vollen Milchprodukten sitzt, ist nicht schädlich. Auch wenn das Produkt solide ist, wie z. B. Kuchen und Gebäck, und es steht als Zusatz nur pflanzliches Fett, ohne den Vermerk, dass es gehärtet ist, können Sie davon ausgehen, dass es sich um die (billigen) gehärteten hydrierten Öle handelt. Sie sollten sich besser für Plätzchen und Kuchen entscheiden, die mit der guten alten Rahmbutter zubereitet wurden. Diese werden nach dem Abkühlen von ganz alleine hart. Plätzchen und Kuchen, die aus Pflanzenöl gemacht werden, müssen künstlich gehärtet werden, anders härten sie niemals aus, selbst dann nicht, wenn sie völlig abgekühlt sind.

Die gängigen Brotaufstriche Honig, Marmelade, weißer Anisstreusel, Sirup und Apfelsirup, weißes Kokosbrot und die meisten Sorten Erdnussbutter – zu urteilen nach deren Etiketten – sind durchgehend frei von irgendwelchen E-Nummern. Das kommt dadurch, dass diese Produkte sehr wenig Zusätze enthalten. Marmelade enthält eben nur Obst und Gelierzucker, Sirup nur Zucker, Apfelsirup nur (viele) Zuckerrüben und (wenig) Äpfel, Anisstreusel nur Anis, Zucker und Stärke, Erdnussbutter nur Erdnüsse, pflanzliche Öle, Salz und eventuell Zucker, weißes Kokosbrot enthält nur Kokosnuss, Zucker und Stärke, Honig enthält selbstverständlich nur Honig.

Andere Sorten Brotbelag, die viel schwieriger zu produzieren sind, wie z. B.: Schokolade- oder Haselnusscreme, gefärbter Streusel, Schokostreusel usw. enthalten natürlich viel mehr Zusätze und somit auch mehr E-Nummern. Dann ist es ratsam, diese nur in der biologischen Variante zu kaufen oder ganz zu meiden. Es gibt immer mehr Sorten (biologische) Marmelade ohne Zucker zu kaufen, auch im Supermarkt.

Was Chips angeht, sind lediglich die natürlichen Kartoffelchips frei von E-Nummern. Diese sind nur gesalzen und enthalten nicht einmal das berüchtigte E621, ein Geschmacksverstärker, der in allen anderen Sorten Chips enthalten ist. Wenn Sie sich keine biologischen Chips leisten können, würde ich nur noch diese Chips für Sie und Ihr Kind kaufen. Alle anderen Kartoffelchips mit Geschmack (Paprika, Bolognese, Käse usw.) enthalten sehr viele E-Nummern, um überhaupt diese Geschmacksvariationen zufügen zu können. Andere

Knabbereien wie allerlei Sorten Brezeln und Nüsse enthalten ebenfalls alle E-Nummern und diese würde ich dann auch lieber stehen lassen. Auch die Reiswaffeln mit Geschmack sitzen randvoll mit Geschmacksverstärkern und vielen anderen E-Nummern. Geben Sie Ihrem Kind stattdessen dann lieber eine natürliche Reiswaffel mit eventuell etwas Käse oder Honig. Alle Sorten Suppen und Boullion-Pulver enthalten das E621, welches Sie besser meiden sollten. Die Hersteller wissen mittlerweile auch, dass die Verbraucher lieber keine Geschmacksverstärker mehr essen wollen und nennen es darum auch häufig Hefe-Extrakt. Suppen können Sie besser mit biologischer Boullion selbst machen, die sind völlig frei von Hefe-Extrakt (aus dem Naturkostgeschäft) oder Sie stellen selbst eine Boullion auf die alte herkömmliche Weise her.

Wie bereits mehrfach beschrieben, ist es für die meisten von uns heutzutage sehr schwierig, ausschließlich von rein biologischer und unverarbeiteter Kost zu leben. Probieren Sie auf jeden Fall, Ihre benötigten essentiellen Nährstoffe aus der Nahrungsquelle dieser Produkte selbst zu bekommen. Essen Sie so viel Obst und Gemüse wie möglich und Fleisch, Fisch und Milchprodukte nur in geringen Maßen. Verzehren Sie regelmäßig Eier und genügend Kohlenhydrate – am besten in Form von Obst – ferner aus unverarbeiteten Produkten, wie z. B. Kartoffeln, Quinoa, Silbervliesreis, Hafer, Buchweizen und Spelt. Essen Sie nicht zu viel (Vollkorn) Brot und Pasta, weil diese sehr weitreichend verarbeitet sind und Gluten enthalten, auf die immer mehr Menschen allergisch reagieren.

Beinahe jeder hat irgendwelche verarbeiteten Produkte im Haus und diese sind sogar ein Teil unseres modernen Lebens geworden. Diese Produkte sind für sehr viele Dinge nützlich und machen unser Leben viel bequemer. Außerdem sind sie Genuss für unsere Geschmackspapillen und füllen sehr gut unseren Magen, doch seien Sie sich über eine sehr wichtige Tatsache bewusst, was sie eben nicht tun: Sie tragen nur sehr wenig zu unserer Gesundheit bei und führen meistens auch nicht zu einem schlanken Körper. Manche dieser Produkte scheinen nur beim Abnehmen zu helfen, doch in 9 von 10 Fällen bekommen Sie alle Kilos in "No-time" sofort wieder drauf. Dauerhaft abnehmen können Sie nur, indem Sie Ihren Lebensstil dahingehend ändern, dass Sie natürliche, unverarbeitete Nahrung verzehren. Ignorieren Sie bei verarbeiteten Produkten also ganz bewusst alle Gesundheitsbeschreibungen oder schrille Aufkleber, auf denen beispielsweise Folgendes steht:

Voller Vitamine, verantwortungsvoll, light oder mager und kaufen Sie sie niemals nur aus diesen Gründen!

Wenn einer Margarine die Vitamine A und D zugefügt wurden und der Hersteller auf die Verpackung schreibt, dass seine Margarine gesunde Omega-3-Fette enthält und darum also auch noch sehr gesund für Ihr Herz ist, dann müssen Sie sich selbst mal fragen, ob ein Produkt aus chemischen Zutaten, welches nur schädlich verarbeitete Fette enthält, auf einmal so gesund sein soll, nur weil ihm künstlich 1 oder 2 "gesunde" Inhaltsstoffe zugefügt wurden.

Wenn auf der Verpackung steht, dass diese Kuchen eine verantwortungsvolle Zwischenmahlzeit sind, weil sie mit einer Obstfüllung versehen sind, lesen Sie bitte erst einmal das Etikett. Dann sehen Sie, dass die sogenannte Obstfüllung zu 1/3 aus Zucker, aus sehr viel Füllstoffen und dass sie z. B. nur zu 2 % aus richtigem Obst besteht. Kaufen Sie diese Kuchen bitte nur, wenn Ihre Kinder (oder Sie selbst) diese besonders lecker finden, aber nicht, weil Sie vielleicht denken, dass sie gut und auch noch gesund für Ihr Kind sind.

Wenn auf der Verpackung von Fruchtsaft steht, dass er zu 100 % aus purem Saft besteht und darum eine Vitamin C-Quelle ist, dann bedenken Sie bitte, wie dieser Fruchtsaft überhaupt hergestellt wird. Im Land seiner Herkunft wird das Obst ausgepresst und weil es viel zu viel Volumen hat und es zu teuer ist, diesen Saft über die ganze Welt zu transportieren, wird dem Saft sämtliche Feuchtigkeit entzogen, sodass nur noch reines Fruchtsaftkonzentrat übrig bleibt, was beinahe aus purem Zucker besteht. Im Exportland wird dem Konzentrat wieder Wasser zugefügt, sodass Sie somit wieder den ursprünglichen Saft erhalten. Durch diesen Prozess enthalten diese Fruchtsäfte absolut keinerlei Vitamine mehr und Sie könnten Ihrem

Kind eigentlich genauso gut normale Limonade (ohne Farbstoffe) geben, denn die enthält ebenso wenig Nährstoffe, wie die "100 % Säfte" und ist außerdem noch viel preiswerter.

Wenn auf einem Glas Erdnussbutter "light" steht, bedenken Sie bitte, wenn z. B. ein Zusatz entzogen wurde, weil der Verbraucher das nicht gerne kaufen will, genau ein anderer Zusatzstoff das wieder kompensieren soll. Also: Wenn weniger Fett in der Erdnussbutter ist, dann ist sicherlich mehr Zucker zugefügt worden.

Wenn beispielsweise auf einer Tüte Bonbons in großen Buchstaben steht, dass diese 0 % Fett enthalten, dann müssen Sie davon ausgehen, dass diese Bonbons eben nur noch aus purem Zucker bestehen und dass das Fett normalerweise kein nötiger Zusatz für diese Sorte von Drops ist. Mit anderen Worten: Dass diese Bonbons 0 % Fett enthalten, ist damit nur ein völlig leerer und unsinniger Werbespruch! Denn dann könnten Sie genauso auch auf einen Apfel schreiben, dass dieser 0 % Fett enthält.

Bedenken Sie, dass Produkte mit dem Zusatz "light" oder "zuckerfrei" meistens voller chemischer Stoffe sitzt. Fette und Zucker in verarbeiteten Produkten sollten Sie besser meiden und Lebensmittel mit chemischen Substanzen kommen unserer Gesundheit absolut nicht zugute!

Kurzum: Wenn Sie Einkäufe tätigen, folgen Sie vor allem Ihrem logischen und gesunden Menschenverstand und verhalten Sie sich genauso wie damals Ihre Großmutter beim Lebensmittelhändler: Lassen Sie sich nicht durch die Verpackung verführen, sondern kaufen Sie nur natürliche, frische Inhaltsstoffe, die Sie nötig haben, um zu Hause das Essen selbst zuzubereiten. Das erspart Ihnen zudem auch noch eine große Menge an Abfällen!

11

Ein anderes Abendessen

Die meisten Fleischesser können kein fleischloses Abendessen genießen, das beispielsweise nur aus Kartoffeln, Pasta oder Reis und Gemüse besteht, weil sie denken, dass das Allerleckerste und Beste der Mahlzeit fehlt. Der Grund dafür ist, dass wir hier in den Niederlanden das Fleisch sehr lecker und würzig zubereiten. Wir streuen königlich Salz darauf, würzen es großzügig und bereiten es mit sehr viel Mühe zu und nur darum schmeckt uns ein Stück Fleisch wie eine wahre Delikatesse.

Das Gemüse hingegen wird nur in Wasser gekocht, dem dann z. B. etwas Salz zugefügt wurde, denn wir sollen ja so salzlos wie möglich essen. Das Ergebnis dieser einfachen Zubereitung ist, dass sowohl Erwachsene als auch Kinder Gemüse ungern essen. Auf diese Weise verspeisen die meisten nicht einmal 100 Gramm täglich und nur ein ganz geringer Teil unserer Bevölkerung erreicht die empfohlene Menge von 200 Gramm. Es gibt beinahe niemanden, der z. B. 500 Gramm täglich isst! Eine kleine Veränderung, die einen großen Einfluss auf Ihre Gesundheit und Ihr Gewicht haben kann, wäre die generell erhöhte Menge an täglichem Gemüse.

Das große Problem in den Niederlanden ist, dass der Fokus beim Abendessen immer noch auf einem Stück Fleisch liegt. Ich plädiere hierbei natürlich nicht für eine rein vegetarische Diät, aber es würde ein ganzes Stück besser um unsere Gesundheit stehen, wenn sich unser Fokus viel mehr auf Gemüse richtet, also auch in den Restaurants. Wenn Sie außer Haus essen, sehen Sie auf jeder Speisekarte Gerichte mit Fleisch als Hauptaspekt und das sagt natürlich schon mehr als genug. Sie bekommen dann auch noch ein großes Stück Fleisch mit ein bisschen Gemüse dazu, das Sie mit einem Bissen aufessen können. Seien wir mal ganz ehrlich: Ein Stück Fleisch ohne eine umfangreiche Verarbeitung finden wir nicht besonders lecker. Stellen Sie sich doch einmal vor, wir machen es alles andersherum und kochen unser Stückchen Fleisch nur in Wasser ohne Salz und wir bereiten dann unser Gemüse mit aller Sorgfalt, mit viel Salz und vielen Kräutern zu, so wie wir es normalerweise immer mit dem Fleisch machen. Dann würde doch jeder sein Stück Fleisch am liebsten stehen lassen und dagegen viel lieber einen ganzen Teller voll mit Gemüse verspeisen, genauso wie es die Koreaner tun.

Sie bereiten ihr Stück Fleisch natürlich auch mit sehr viel Aufmerksamkeit und Gewürzen zu, aber im Gegensatz zu den Niederländern geben sie sich mehr Mühe mit dem Gemüse. Koreaner verstehen wie niemand anders die Kunst des Würzens von Gemüse. In Korea kommt es beinahe niemals vor, dass eine Frau das Gemüse nur in Wasser kocht und dann auf den Tisch stellt. Darum vermissen Sie in Korea bei einer Mahlzeit das Fleisch überhaupt nicht und ein Gericht wie Bibim-Brei, das nur aus Reis und gewürztem Gemüse besteht, ist eine wahre Delikatesse. Ich könnte es (so wie alle Koreaner) jeden Tag genießen.

Beim Zubereiten von Gemüse ist Knoblauch wirklich nicht wegzudenken und in Korea riecht dann auch jeder sehr stark nach Knoblauch. Aber das ist dann auch wiederum die beste Lösung des Problems, denn wenn jeder danach riecht, merkt es niemand mehr. Gemüse wird nicht nur lecker gewürzt – z. B. mit rotem Pfeffermehl und Ingwer –, daneben wird es auch noch häufig in Sojasoße mariniert und mit fermentierter Bohnenpaste, die ein bisschen an japanische Misos erinnert, gewürzt. Die Koreaer bereiten häufig ihr Essen mit keltischem Meersalz zu, das nicht raffinierte, das sie schon seit vielen Jahrhunderten in der Küche benutzen.

Sauberes, nicht raffiniertes Salz, das voller Mineralien und Spurenelemente steckt – so wie z. B. keltisches Meersalz – hat eine völlig andere Wirkung auf den Körper, als das raffinierte Küchensalz, welches wir hierzulande meistens gebrauchen. Unser Körper hat Salz dringend nötig, denn alle unsere Körperzellen bestehen ebenfalls zu 99 % aus Salz, das mit dem Ozeansalz völlig identisch sind. Es ist also nur logisch, dass wir auch Ozeansalz zu uns nehmen, um dem natürlichen Bedarf des Körpers entgegenzukommen. Aber dann müssen wir es auch in seiner ursprünglichen Form zu uns nehmen und nicht in Form von raffiniertem Salz, dem alle Mineralien entzogen wurden. Raffiniertes Salz besteht zu 100 % aus Natriumchlorid, dem dann noch ein chemisches Trennmittel zugefügt wurde. Es ist viel besser für unsere Gesundheit, Gemüse zu essen, welches nur mit keltischem Meersalz und anderen Kräutern zubereitet wurde, als mit Widerwillen wenig (oder überhaupt kein) Gemüse zu essen, das nur in Wasser gekocht wurde und somit das raffinierte Küchensalz zu meiden. Wir bekommen ständig mit dem hohen Verbrauch an verarbeiteten Produkten, wie z. B. Brot, Chips, Käse, Fleischwaren und Fertigmahlzeiten schon viel zu viel Salz in unseren Körper. Wenn Sie diese jedoch meiden und Ihr Gemüse mit wenig Salz zubereiten, dann werden Sie doch noch innerhalb der empfohlenen Menge von 6 Gramm täglich bleiben. Wenn Sie dann noch das keltisches Meersalz oder das gesunde Himalaya-Salz verwenden, wird es Ihrer Gesundheit nur zugute kommen.

Honig wird in Korea auch ab und zu in Marinaden benutzt, um damit einen besseren Geschmack ans Gemüse zu bekommen. Obwohl Honig aus natürlichem Zucker/Fruktose besteht und biologisch kalt geschleuderter Honig gegen viele Beschwerden zu helfen scheint, bleibt es natürlich immer noch Zucker. Trotzdem ist es viel besser für die Gesundheit, so wenig Zucker wie möglich zu sich zu nehmen (Ausnahme ist der Fruchtzucker, den Sie durch frisches Obst verspeisen). Es trägt natürlich keinesfalls zu Ihrer guten Gesundheit bei, wenn Sie Zucker und Honig nur dazu benutzen, um Speisen (die nur sehr wenig oder überhaupt keine Vitamine und Mineralien mehr enthalten) leckerer bzw. süßer zu machen. Wenn Sie z. B. süßen Brotbelag essen, Ihren Kaffee oder Tee süßen oder ganz einfach noch Zucker in den Teig geben, um daraus süße Plätzchen anzufertigen. Aber wenn Sie beispielsweise durch Zugabe eines Esslöffels Honig das Gemüse, welches schon voller Vitamine und Mineralien steckt, viel leckerer machen, sodass jeder – und vor allem die Kinder – davon viel mehr isst, dann ist der Einsatz von Zucker etwas völlig anderes, weil er zusätzlich unserer Gesundheit zugute kommt.

Kimchi ist das meist verspeiste Gericht in Korea. Es ist ein Sammelbegriff für allerlei eingemachtes Gemüse, das herrlich gewürzt ist. Das bekannteste und leckerste Kimchi ist aus Chinakohl gemacht. Doch jede Region in Korea hat seine eigene Variante, seine eigene Spezialität. Somit war Kimchi früher in den Gegenden, wo es sehr kalt war, nicht sehr salzig, dafür aber nicht sehr scharf, während in den wärmeren Gegenden viel mehr Salz und viel mehr roter Pfeffer dem Kimchi zugefügt wurde, um ein frühes Verderben zu vermeiden. Untersuchungen haben gezeigt, dass Kimchi schon seit rund 4.000 Jahren in Korea gegessen wird. Es wurde erfunden, um Gemüse das ganze Jahr hindurch genießen zu können, anstatt eben nur im Frühling und Sommer. Am Anfang wurde Kimchi nur durch das Einmachen in Salz und einem Mix von Salz und Alkohol gemacht. So um das Jahr 1.500 n. Chr., als der rote Pfeffer in Korea eingeführt wurde, fügten sie diesen auch noch dazu und im Verlauf der Jahrhunderte bekam Kimchi durch diese Zugabe stets mehr gesunde Inhaltsstoffe, wie z. B. Knoblauch und Ingwer, und zusätzlich auch einen ganz besonderen Geschmack und wurde somit eine sehr gesunde Mahlzeit. Die Gärung trägt zusätzlich dazu bei, neue Vitamine und die gesunden Pro-Bakterien zu bilden. Kurzum: Kimchi ist das "Superfood" aus Korea, welches außerdem sehr wenig Kalorien enthält.

Es besteht nämlich aus den "Superfood"-Inhaltsstoffen: Gemüse, Knoblauch, Ingwer, rotes Pfeffermehl und keltischem Meersalz und laut der amerikanischen Zeitschrift "Health.com" gehört Kimchi zu den Top 5 der gesündesten Gerichte der Welt. Kimchi steckt voller Vitamine, wie z. B. Vitamin A, B und C. Daneben ist es auch noch reich an guten Milchsäurebakterien, den sogenannten Pro-Biotika.

Dass die Krankheit SARS (Severe Acute Respiratory Syndrome = schweres akutes Atemwegssyndrom oder auch atypische Lungenentzündung genannt) nicht so verbreitet in Korea aufgetreten ist, wird u. a. auch dem Kimchi zugeschrieben, weil es bakteriellen Infektionen sofort entgegenwirkt und es hilft auch bei Lebensmittelvergiftungen, weil es so viel Knoblauch enthält und der hat eine große antibakterielle Wirkung. Auch Ingwer ist ein starkes Antioxidans und sehr gut für die Verdauung, denn darin stecken Enzyme, die die Verdauung und den Stuhlgang unterstützen. Es ist bewiesen, dass Ingwer gegen Übelkeit hilft, denn er fördert die Blutzirkulation und ist ebenfalls entzündungshemmend. Er hilft außerdem sehr gut gegen Grippe und Erkältungen. Weil Knoblauch und Ingwer nur roh in Kimchi verarbeitet werden, behalten beide hierdurch vollständig ihre Nährstoffe und somit ihre gesundheitsfördernde Wirkung.

Rote Pfeffer stecken voller Vitamine A, Vitamine der B-Gruppe und weiterhin enthalten sie Phyto-Nutrienten, wie z. B.: Beta-Karotin, Alpha-Karotin, Lutein, Zeaxanthin und Cryptoxanthin. Phyto-Nutrienten sind Stoffe, die in pflanzlicher Nahrung stecken und die einen großen Gesundheitsbeitrag liefern. Sie sind bereits in sehr kleinen Mengen wirksam und selbst jedes Mikrogramm davon hat eine großartige Wirkung. Sie helfen dabei, allerlei Prozesse im Körper zu aktivieren und sie helfen sehr gut gegen Krebs, Diabetes und Herzkranzgefäßkrankheiten. Aber auch rote Pfeffer haben diese starke antibakterielle Wirkung. Es wird ferner behauptet, dass Capsaicin, das für den scharfen Geschmack des roten Pfeffers sorgt, Krebszellen zerstört.

Im Gegensatz dazu wird ebenfalls behauptet, dass roter Pfeffer die Ursache von Magenkrebs ist, der in Korea häufiger vorkommt als anderswo. Der Grund dafür hängt mit der koreanischen Esskultur zusammen. Koreaner haben die Gewohnheit, alle zusammen mit ihrem eigenen Löffel aus ein und demselben Topf zu löffeln, der mitten auf dem Tisch steht und das Gleiche gilt auch für die Schüssel Sojasoße, in die alle Tischgenossen ihr Essen mit ihren Stäbchen dippen. Hierdurch wird in Korea die Helicobacter pylori-Bakterie unter vielen Menschen verbreitet. Diese kann in der Schleimhaut der Magenwand überleben und somit Magengeschwüre und Magenschleimhautentzündungen verursachen. Eine chronische Magenschleimhautentzündung kann damit die Chance auf Magenkrebs erhöhen.

Es gab eine Reportage im südkoreanischen TV über eine Koreanerin, die mehr als 1 Kilo rohen Pfeffer täglich aß und daran knabberte wie ein Kaninchen an einer Möhre. Sie nahm jeden Tag einen Sack Pfeffer mit zu ihrem Arbeitsplatz und aß diesen beim Mittagessen oder nur so als Zwischenmahlzeit. Das Unglaubliche jedoch war, dass sie überhaupt nicht rot wurde oder schwitzte, wenn sie diesen verspeiste, während ihre Kollegen nicht einmal 1 essen konnten, weil diese so scharf waren. Sie selbst schmeckte die Schärfe gar nicht mehr. Sie aß schon dutzende Jahre täglich kiloweise rohen Pfeffer und in all den Jahren ist sie nicht einmal krank gewesen. Ärzte waren sehr neugierig über den Zustand ihrer Speiseröhre und ihres Magens, angesichts dessen, dass die Nahrungsaufnahme von scharfem rotem Pfeffer für Magenbeschwerden verantwortlich gemacht wird. Diese Frau wurde sowohl einer Untersuchung der Speiseröhre als auch des Magens unterzogen, aber es wurde nichts Auffallendes gefunden.

Normalerweise schwitzen Menschen, wenn sie roten Pfeffer essen, doch diese Frau ist die große Ausnahme. Das deutet wiederum darauf hin, dass bei und nach dem Verspeisen von rotem Pfeffer viele Kalorien verbraucht werden. Ich persönlich denke, dass selbst die meisten Sportmuffel lieber 1 Stunde Jogging vorziehen, um abzunehmen, als diese roten Pfefferschoten essen zu müssen. Aber wenn Sie, so wie ich, ein großer Fan von Kimchi und anderen Dingen sind, in denen roter Pfeffer verarbeitet ist, dann ist es auch ein sehr schöner Nebeneffekt, wenn Sie dadurch Extra-Kalorien verbrennen!

Koreaner essen täglich bei jeder Mahlzeit Kimchi und darum sagen sie eben nicht *Cheese* beim Fotografieren, sondern *Kimchi*! Es geht in Korea sogar das Gerücht um, dass Männer früher die Wahl ihrer Partnerin oder Frau nur von ihrer Fähigkeit der Kimchiherstellung abhängig machten. Die Zubereitung des Kimchis erfordert nämlich spezielle Fähigkeiten und das Rezept wurde früher nur von der Mutter auf die Tochter übertragen.

Es gibt aber Rezepte, in denen die Mengen der Inhaltsstoffe an Gemüse genauestens beschrieben werden, doch die meisten Frauen bestimmen die Mengen an Salz, Knoblauch, Ingwer und rotem Pfeffer je nach Gefühl. Dazu fügt jede noch von allem etwas dazu, wie z. B. gepuhlte Garnelen, Fischsoße, Sojasoße und der eine streut noch etwas Zucker darüber oder wieder andere nur noch einen zerriebenen Apfel. Kurzum: So viele Frauen es auch gibt, so viele verschiedene Geschmäcker kann auch ein Kimchi haben.

Das Zubereiten von Kimchi ist buchstäblich ein "Kraftakt". Die Frauen reiben die Marinade mit bloßen Händen auf den Kohl. Das wird mit viel Aufmerksamkeit und Liebe getan. Früher machten alle Frauen zusammen und zur gleichen Zeit (rund um den Herbst, wenn der Chinakohl geerntet wird) Tonnen an Kimchi für das ganze Jahr, die dann in großen Steintöpfen im Keller verstaut wurden, damit sie dort gären konnten und für den Rest des Jahres haltbar blieben. Gegenwärtig gibt es spezielle Kimchi-Kühlschränke, worin Kimchi in großen Maß-Behältern aufbewahrt wird. Im Kühlschrank lässt sich eine bestimmte Temperatur einstellen, sodass sie selbst die Gärung des Kimchis bestimmen können. Doch die moderne, arbeitende koreanische Frau von heute kauft ihren Kimchi ganz einfach als Fertigmahlzeit.

Kimchi hat einen ganz besonderen Geschmack, der schwer zu beschreiben ist. Sie müssen ihn selbst probieren, um zu verstehen, warum nicht nur die Koreaner, sondern immer mehr Menschen außerhalb von Korea süchtig danach werden. Genauso wie Ketchup und Apfelmus bei Kindern alles lecker macht, so macht Kimchi auch alles, was Sie dazu essen, viel leckerer. Wenn die Gärung noch nicht abgeschlossen und der Kimchi noch nicht so scharf ist, können Sie ihn sogar als Salat verspeisen. Wenn die Gärung jedoch vollzogen ist, können Sie ihn auch als Geschmacksverstärker vielen Gerichten zufügen. Es hat den ganz großen Vorteil, dass Sie viele

Mahlzeiten damit wirklich sehr lecker machen können und somit Geschmack geben. Kimchi steckt voller Vitamine, Mineralien und Antioxidantien, was Sie von herkömmlichen Geschmacksverstärkern nicht sagen können.

Früher wurde Kimchi in Korea als Beilage zu jeder Mahlzeit serviert. Jetzt sehen Sie es als auch Pizzabelag, zwischen Hamburger-Brötchen, in Salaten, Kimchi Sandwiches, Kimchi Sushi Rollen und sogar Kimchi Chips! Damit will ich natürlich nicht sagen, dass ungesunde Gerichte, wie z. B. Pizzas, Chips und Big Macs auf einmal gesund werden, nur weil Sie Kimchi hinzufügen.

Weiter hinten im Buch finden Sie natürlich auch das Rezept von Kimchi und Rezepte anderer Gerichte, die Sie zusammen mit Kimchi zubereiten können. Ferner finden Sie noch viele Rezepte und Ideen, wie Sie Ihr Gemüse auf gesunde Weise besonders lecker machen können.

12

Sich selbst NATÜRLICH versorgen

Kosmetik, Parfum und Pflegeprodukte spielen bereits seit Jahrhunderten eine große Rolle in unserem Leben. Der Einsatzzweck dieser Produkte hat sich aber in den verschiedenen Kulturen und Zeiten unterschiedlich entwickelt. Kosmetische Produkte wurden z. B. zu religiösen Zwecken eingesetzt, nicht so sehr aus ästhetischen Gründen. Insbesondere in Kriegszeiten hofften die Menschen durch das Anmalen ihrer Gesichter, Feinde abzuschrecken oder böse Geister zu vertreiben. Unsere Vorfahren haben ihre Haut dazu sogar mit Cremes, die aus Tierfetten oder sogar Tierkot hergestellt wurden, eingerieben. Kleopatra ist die am wahrscheinlich bekannteste historische Person, die sich sehr intensiv ihrer Körperpflege widmete. Sie badete in Eselsmilch und schminkte ihre Augen mit zerstoßenem Malachit. Diesen Brauch übernahmen viele Ägypter, weil sie glaubten, dadurch Augenerkrankungen zu vermeiden.

Im Mittelalter kümmerten sich die Menschen in Europa nicht um ihre Körper, denn sie glaubten, dass Körperpflege die Gefahr vergrößerte, krank zu werden. In diesem Zeitalter wurde Parfum nur für einen praktischen Zweck eingesetzt: um die üblen Gerüche, die die Menschen selbst und die Abwässer verursachten, zu überdecken. Make-Up wurde ausschließlich vom Adel verwendet.

Erst im letzten Jahrhundert wurden kosmetische Produkte zu alltäglich eingesetzten Dingen, was vor allem der Filmindustrie zu verdanken ist. Heutzutage verwenden immer mehr Menschen, sowohl Frauen als auch Männer, Pflegeprodukte, Parfum und kosmetische Produkte. Doch da die wenigsten von uns die Zeit haben,

den Tag mit einem Bad in Eselsmilch zu starten, gefolgt vom Zer-
stoßen recht wertvoller Steine, um mit diesen unsere Augen zu
schminken und um aufwändige Öle aus Blütenblättern herzustellen,
mit denen wir unsere Haut einreiben, bedienen wir uns praktischerer
Mittel. Dank der Industrialisierung kann heute jeder synthetische
Kosmetikprodukte kaufen, die billig und schnell für den täglichen
Verbrauch hergestellt werden. Unsere Badezimmer sind voll von
synthetischen Kosmetikprodukten, Pflegeprodukten wie Gesichts-
creme, Body Lotion, Sonnencreme, Anti-Faltencreme, Shampoo,
Duschgel, Parfum, Deo und Aftershave. Wir cremen und sprayen
wie die Wilden. Doch es gibt einen ganz entscheidenden Unterschied
zwischen uns und den alten Ägyptern: Die Produkte, die wir verwenden, sind alles andere als natürlich.

Samuel S. Epstein ist ein amerikanischer Arzt und eine anerkannte
Autorität auf dem Gebiet Krebs. Er hat sehr viele Untersuchungen
bezüglich der Stoffe durchgeführt, aus denen unsere Kosmetika gemacht werden und schrieb darüber ein Buch namens "Toxic Beauty"
d. h. "Giftige Schönheit". In diesem Buch beschreibt er genauestens,
warum viele der Produkte aus unserem Badezimmer so einen schädlichen Einfluss auf unsere Gesundheit haben. Eine Aussage von
ihm machte einen ganz besonderen Eindruck auf mich: "Die kosmetische Industrie hat ihre spezielle Spieltaktik nun auch von der
Tabakindustrie abgeschaut und ihren Gewinn über den unserer
Volksgesundheit gestellt."

Er fügte noch hinzu: "Eigentlich sind sie ja noch schlimmer,
weil sie eine neue Spieltaktik dazu erfunden haben, denn sie missbrauchen die Unwissenheit des Volkes und die Meinungsverschie-
denheiten der Regierung, um ohne Warnungen Stoffe zu gebrauchen,
die eigentlich gar nicht benutzt werden dürften. Während die Tabakindustrie an allerlei strenge Regeln gebunden und hierdurch
auch in jedem Falle gezwungen ist, Warnungen auf all ihren Verpackungen aufzudrucken, gibt es keine einzige Regelung über Produkte
der Kosmetika, die heutzutage beinahe von jedem ohne jegliche
Einschränkung benutzt werden."

Damit sagt er eigentlich sehr deutlich, dass Pflege- und Kosmetika-Produkte genauso schädlich wie Zigaretten sind, aber weil beinahe niemand das weiß, dass dies bei viel mehr Menschen Schaden anrichtet, als es Zigaretten tun. Er sagt ferner, dass zu 75 % die Zunahme der Häufigkeit von Krebsfällen in keinerlei Zusammenhang mit dem Rauchen stehen. Es ist sehr wahrscheinlich, dass Pflegeprodukte und Kosmetika hieran sehr stark beteiligt sind. Die meisten von uns haben überhaupt keine Ahnung, dass die Produkte, die wir zu unserer Pflege benutzen, so sehr schädlich sind. Der Grund, warum wir es nicht wissen, ist nicht, dass es ein Geheimnis ist, was die Hersteller so alles in ihre Produkte stecken. Denn laut niederländischer Gesetzgebung ist jeder Fabrikant verpflichtet, die Liste aller verwendeten Stoffe deutlich auf jede Verpackung zu drucken. Das Problem ist nur, dass die meisten Menschen niemals lesen, was alles dort auf der Verpackung steht. Sie gehen nämlich im guten Vertrauen davon aus, dass der Hersteller nur das Beste mit uns vorhat und kein Gift in seine Produkte stopft (wenn es denn wirklich so schlecht wäre, dann dürfte es jedenfalls nicht ...). Außerdem sind sie vor allem daran interessiert, was in der Reklame so alles über dieses Produkt versprochen wird.

Natürlich gibt es Menschen, die aus Langeweile während des Zähneputzens schon mal auf die Rückseite ihrer Tube schauen und lesen dann z. B.:

➢ Natriumlaurethsulfat
➢ Ethanol-Acetamid
➢ Dinatrium Lauroamphodicetate
➢ Betain
➢ Alkyl Lactat
➢ Aluminium Chloralhydrat
➢ Chlorhexidindihydrochlorid
➢ Alkylphenolethoxylate
➢ Phenyl Benzimidazola
➢ Methylisothiazolin
➢ Butylparaben

Aber dann sind sie auch schon fertig mit dem Zähneputzen, spülen ihren Mund aus, trocknen ihr Gesicht ab und gehen aus dem Haus, um den Tag zu beginnen. Die gelesene Liste hat auf sie überhaupt keinen Eindruck gemacht, so als hätten sie gerade eben die Einkaufsliste aus dem Supermarkt gelesen. Wir lesen Namen, die nicht auszusprechen sind und wovon wir die genaue Bedeutung nicht einmal kennen, aber wovon wir sehr deutlich wissen, dass es sich nur um chemische Stoffe handeln kann. Das sollte uns doch wieder an die Chemiestunden von früher und den Lehrer erinnern, der schon in der 1. Unterrichtsstunde sagte: "Sobald Sie mit chemischen Stoffen in Kontakt kommen, bitte Handschuhe, Schutzbrille und Mundschutz anziehen!" Warum schmieren wir dann ohne jeden Schutz und das sogar freiwillig, alle diese chemischen Stoffe auf unseren Körper? Die Antwort ist wiederum sehr einfach: Wir werden durch die Reklamewelt einer regelrechten Gehirnwäsche unterzogen, die uns glauben lassen will, dass wir, wenn wir nur all deren Produkte regelmäßig benutzen, noch schöner, noch jünger und noch gepflegter aussehen werden. Wir glauben das alles, doch genau das Gegenteil ist der Fall!

Meine Tochter ist ganz verrückt nach Märchen, also ging ich letztens in eine Theatervorstellung von Schneewittchen. In einem bestimmten Augenblick kam die berüchtigte Hexe mit einem giftigen grünen Apfel. Alle Kinder schrien sie jetzt an: "Schneewittchen, bitte nicht essen, der Apfel ist doch giftig!" Trotz all dieser Warnungen biss Schneewittchen doch noch in den Apfel ... und fiel mausetot zu Boden! Wir alle halten natürlich jetzt Schneewittchen für sehr dumm, weil sie dennoch in den Apfel biss, obwohl sie so sehr gewarnt wurde, genau das nicht zu tun und doch sind wir selbst auch nicht viel klüger. Wir sind geneigt, nur auf die wunderschönen Botschaften der Reklameindustrie zu hören und somit beißen auch wir in den wunderschönen, ach so verführerischen, von allen Herstellern vorgehaltenen Apfel, der ebenfalls nur so voller Giftstoffe steckt.

Ich persönlich würde es begrüßen, wenn sich die Medien dieses Themas mehr annehmen würden. Für Schauspieler, Sänger, Models und Moderatoren – für jeden, der im Showbiz arbeitet – ist Make-Up unverzichtbar. Die Haut dieser Menschen (und auch ihre Gesundheit) zahlt einen hohen Preis für die Karriere, mit täglich aufgetragenen dicken Schichten von Make-Up, in dem sich allerlei Giftstoffe befinden. Die Menschen im Medienzirkus sollten aufwachen und fordern, dass die Visagisten und Kosmetiker in den Studios ausschließlich Produkte verwenden, die keine gefährlichen Inhaltsstoffe enthalten.

Prominente sind Vorbilder für viele Menschen, besonders für Jugendliche, die immer früher anfangen, Make-Up zu benutzen. Die Prominenten könnten wunderbare Vorbilder und Vorreiter sein, wenn sie im Fernsehen zeigen würden, dass natürliche Kosmetik eine gute und erstrebenswerte Alternative ist. Gerade junge Leute orientieren sich oft an dem, was ihre Stars tun, und dazu gehört auch, diese in der Wahl ihrer Kosmetika zu imitieren. Ich würde es auch begrüßen, wenn Modemagazine Ihre Models bei den Fotoshootings mit natürlichem Make-Up schminken würden.

Die meisten Frauen fühlen sich erst vollständig angekleidet, wenn sie sich parfümiert haben. Vor einer Weile hat Greenpeace die 36 weit verbreitetsten Parfums auf dem Markt auf schädliche Substanzen untersucht. Sie fanden heraus, dass fast alle der getesteten Parfums Phthalate und synthetische Moschusstoffe enthielten. Phthalate werden durch die Haut leicht aufgenommen und sie legen sich wie ein Fettfilm auf die Haut, weil wir so großen Mengen von ihnen ausgesetzt sind. Es ist bekannt, dass die Chemikalien auch den Hormonhaushalt stören. Greenpeace hat Beweise dafür gefunden, dass synthetische Moschusstoffe Einwirkungen auf die Hormone bei Fischen, Säugetieren und Amphibien haben. Die meisten Parfums enthalten über 40 synthetische Substanzen, das Gleiche gilt für Aftershaves und Parfums für Männer.

Mich persönlich stören Parfumgerüche oder stark riechende Deos oder Aftershaves enorm. Ich mag es viel lieber, wenn ein

Mensch einfach nach gar nichts riecht. Wenn Menschen ihren Schweißgeruch oder den Geruch ihres Zigarettenkonsums mit stark riechendem Deo oder Parfum überdecken wollen, macht es das nur schlimmer. Diese Gerüche können noch nicht einmal mit einer halben Flasche wohl riechender Gifte überdeckt werden.

Ich kann aber akzeptieren, dass nicht jeder wie ich ist und manche Menschen ein bisschen Duft mögen. Was tun Sie also, wenn Ihr Liebster Ihnen zum Geburtstag eine schöne Flasche teuren synthetischen Parfums schenkt? Sie möchten seine Gefühle nicht verletzen und seine gute Absicht auch anerkennen, benutzen Sie das Parfum deshalb für ihn? Denken Sie daran, dass Parfum zu benutzen wie rauchen ist – und würden Sie für jemanden mit dem Rauchen anfangen?

Sie können die Verwendung von Parfum auch mit dem Essen von Schokolade vergleichen. Viele Menschen, besonders Frauen, essen unglaublich gerne Schokolade und würden dies am liebsten jeden Tag tun. Aber sie tun es nicht, weil sie die Konsequenzen kennen. Also belohnen sie sich vielleicht mit einem Riegel Schokolade pro Woche. Der Schaden, den diese kleine Menge ihrer Gesundheit, ihrem Teint und ihrem Gewicht anrichtet, ist überschaubar. Und wer sich auf einen Riegel pro Woche beschränkt, tendiert auch eher dazu eine gute Schokolade zu kaufen, vielleicht sogar eine Bioschokolade aus Fair Trade.

Wenn es Ihnen also mit Parfum ähnlich geht wie den meisten Frauen mit Schokolade, warum sollten Sie nicht das Parfum nur ab und zu als ganz besonderen Anlass nutzen? Wählen Sie ein gutes Parfum aus und tragen es z. B. zu einem besonderen Abend mit Ihrem Partner. Dafür ist Parfum doch eigentlich gedacht, oder? Menschen nutzen Parfum, genauso wie die Tiere Düfte nutzen, um Partner anzulocken. Müssen Sie wirklich jeden Tag, wenn Sie zur Schule oder Arbeit gehen, Parfum benutzen? Brauchen Sie einen verführerischen Duft, wenn Sie mit Ihren Freundinnen oder Ihrer Familie zusammen sind? Oder wenn sie allein zu Hause sind, einkaufen gehen oder Sport treiben? Heben Sie sich das Parfum für besondere Anlässe auf (und vergewissern Sie sich am besten vorher, dass der Mensch, mit dem Sie den Anlass verbringen, keine Allergie gegen synthetische Parfums hat).

Nun gibt es in Naturkostläden und Reformhäusern Produkte mit Zertifikaten zu kaufen, die viel sicherer als die gängigen Produkte sind, die Sie in vielen Geschäften finden. Doch auch in anderen Läden finden Sie immer mehr Markenprodukte, die auf ihre Verpackung drucken: aus biologisch zertifizierten Inhaltsstoffen gemacht. Es kann sehr wohl sein, dass in deren Produkte wirklich biologisch zertifizierter Inhalt steckt. Aber das sagt noch lange nicht, dass diese Produkte auch wirklich sicher sind, denn ganz nebenbei enthalten sie doch noch sehr viele andere schädliche synthetische Produkte. Wenn Sie auf Nummer sicher gehen wollen, können Sie sich besser nur für Marken entscheiden, die wirklich mit einem Ecovert oder BDIH-Markenzeichen zertifiziert sind.

Wir beginnen schon ein paar Wochen nach der Geburt die Haare unserer Kinder mit Shampoo zu waschen. Babys, die mit vollem Haar zur Welt gekommen sind, werden meistens schon beim ersten Bad die Haare gewaschen und das ist eigentlich sehr schade. Unsere Haare haben nämlich ausgezeichnete selbstreinigende Kräfte, die wir schon in dem Moment verlieren, wenn wir unsere Haare mit chemischen Stoffen waschen, die alle natürlichen Vorgänge im Körper völlig durcheinanderbringen. Wenn Sie es schaffen, die Haare Ihres Kindes eben mal nicht mit Shampoo zu waschen, jedoch nur mit Wasser abzuspülen, dann kann es auf diese Weise niemals fette Haare bekommen. Meine Tochter ist nun 4 Jahre alt und ich habe ihre Haare noch nie mit irgendeinem Shampoo gewaschen und darum hat sie jetzt kein fettiges Haar. Bei mir selbst ist es nicht mehr gelungen, die selbstreinigenden Kräfte meiner Haare wieder zurückzuerlangen und darum wasche ich meine

Haare nur noch mit Shampoos einer BDIH-Marke. Diese sind sicher, aber weil es sehr einfache Shampoos sind, dürfen Sie auch keine Wunder mehr erwarten. Ihr Haar sieht nach dem Waschen jedenfalls nicht so aus, als wenn Ihr Friseur stundenlang versucht hätte, mehr Volumen und Glanz hineinzubekommen. Doch seitdem ich jetzt regelmäßig nur noch Kokosöl benutze, hat mein Haar wirklich mehr Volumen und eine schönere Form bekommen. Sollte das etwa Zufall sein? Ich denke auf keinen Fall. Anstelle von Bodylotion, in denen wirklich viele schädliche Stoffe sitzen, können Sie viel besser nur Kokosöl benutzen, um sich selbst und Ihr Kind einzureiben. Mit Kokosöl meine ich natürlich nur die biologisch kalt gepresste Variante. Es gibt auch ein geruchloses Kokosöl, doch das ist so stark verarbeitet, um es damit geruchlos zu machen, dass es von den guten Bestandteilen wirklich nichts mehr enthält, die z. B. noch die kalt gepresste Variante enthält. Diese geruchlose Variante würde ich selbst nie benutzen. Kokosöl ist immer völlig sicher und gut für unseren Körper, es besteht zu 100 % aus Kokosöl und Sie können es sogar trinken, sicherer geht es einfach nicht, oder? Ich glaube wirklich fest und heilig daran, dass wenn es nur jeder für seine Haut anstelle aller anderen Pflegeprodukte benutzen würde, die die Menschen sonst normalerweise in der Drogerie kaufen, die Anzahl vieler Krebserkrankungen über einen gewissen Zeitraum dann deutlich geringer ausfallen würde.

Vor dem Schlafengehen können Sie Ihr Gesicht ebenfalls mit Kokosöl eincremen. Tagsüber ist das nicht empfehlenswert, weil Ihr Gesicht in der 1. Stunde sehr fettig und glänzend aussieht. Nach meiner Erfahrung sollten Sie Ihr Gesicht am Abend zuvor mit Kokosöl eincremen, dann brauchen Sie tagsüber nichts mehr davon und Ihre Haut fühlt sich über den gesamten Tag sehr elastisch an. Manche Menschen bekommen in den ersten Wochen von Kokosöl Flecken oder sogar Ausschlag, aber meistens verschwindet das alles schnell wieder, weil es eine reine Entgiftungsreaktion ist. Nach der niederländischen Ausgabe meines Buches erhielt ich sehr viel Resonanz von Menschen, die es ausprobiert hatten und sehr zufrieden mit dem Resultat waren: Nämlich eine herrlich weiche und geschmeidige Haut!

Ich selbst bin ein echtes "Coco-Girl" und benutze Kokosöl nicht nur, um meine Haut auf eine sichere und gesunde Weise zu versorgen, sondern auch für andere Zwecke. So mache ich z. B. mein eigenes Deodorant aus Kokosöl. Gängige Deos enthalten nämlich sehr oft Aluminium und das wird z. B. auch in Verbindung mit Brust- und Lymphdrüsenkrebs gebracht. Heute gibt es immer mehr reguläre Marken-Deos ohne Aluminiumanteil und im Bioladen können Sie viele verschiedene Alternativen finden. Aber Sie können auch sehr einfach und effektiv ein sicheres Deodorant aus Kokosöl herstellen.

Nehmen Sie z. B. ein leeres Glas mit einer großer Öffnung, um später mit Ihren Fingern etwas herausholen zu können und nehmen Sie ein schönes Gläschen, das Ihr Badezimmer ziert.

Deodorant

Sie benötigen:
- ➤ 2 Esslöffel Maisstärke (oder Maranta-Pulver)
- ➤ 2 Esslöffel Reinigungssalz (Natriumcarbonat)
- ➤ 2 Esslöffel kalt gepresstes, biologisches Kokosöl

Mischen Sie zuerst das Pulver gut in einer Schale. Nehmen Sie die gleiche Menge an Reinigungssalz wie das Bindemittel. Danach fügen Sie das Kokosöl hinzu und rühren alles mit einer Gabel/Löffel um. Wenn Sie wollen, können Sie noch einen Tropfen ätherisches Öl dazugeben, wie z. B. Lavendelöl.

Ein anderes sicheres Mittel als Deodorant ist DO2. Das ist ein Fläschchen gefüllt mit einigen Alaun Steinen. Sie füllen es selbst mit Wasser auf und sprühen es unter Ihre Achseln. Wenn das Wasser aufgebraucht ist, müssen Sie so viel Wasser dazugeben, bis die Steine völlig bedeckt sind. Ein Fläschchen reicht für etwa ½ Jahr.

Viele Menschen denken, dass Vaseline ein natürliches Produkt ist, aber das ist es überhaupt nicht! Denn es kommt aus der petrochemischen Industrie. Petrolatum, der Grundstoff für Vaseline, hat genau wie Paraben eine hormonstörende Wirkung. Darum können Sie auch besser Kokosöl benutzen, wie u. a. als Handcreme, Lippenbalsam und Gleitmittel, alles Produkte, bei denen normalerweise viel Vaseline verwendet wird. Sie können Kokosöl auch sehr gut als Massageöl gebrauchen oder um hart gewordene Brustwarzen beim Stillen und vor allem Windelausschlag bei Babys zu heilen. Dem können Sie bereits dadurch zuvorkommen, dass Sie den Unterleib Ihres Babys bei jedem Windelwechsel mit Kokosöl einreiben.

Jeder benutzt Zahnpasta in dem Glauben, dass es dringend nötig ist, um die Zähne sauber zu putzen Aber die Zahnpasta ändert daran nur sehr wenig. Ihre Zähne können Sie genauso gut auch ohne Zahnpasta sauber bekommen. Zahnpasta muss Ihnen deshalb nur das Gefühl geben, dass Ihr Mund sauber ist und frisch riecht. Sie denken, dass sie dazu dient, Bakterien abzutöten und Ihre Zähne nach dem Putzen schön glänzend zu machen. Doch um dieses Ergebnis zu erzielen, werden sehr schädliche Stoffe in die Zahnpasta gemischt. Vor allem für die Gesundheit der Kinder ist Zahncreme nicht gut, weil sie sie sehr oft hinunterschlucken. Außerdem befinden sich in den meisten Zahnpasten Fluoride und sehr viele Untersuchungen bestätigen den Verdacht, dass Fluoride überhaupt nicht so gesund sind, sehr wohl aber schädlich und sogar ungesund! Auch bei diesem Thema wird von bestimmten Interessengruppen behauptet, dass eben nur die Menge eines Stoffes etwas darüber aussagt, ob es giftig ist oder nicht. Trotzdem stellen Zahnärzte immer mehr Rezepte über Fluortabletten und Fluorspülungen aus.

Das Problem ist nur, dass wir schon genügend Fluoride auf andere (unerwünschte) Weise zu uns nehmen, denn Fluoride sind ein industrielles Abfallprodukt. Stahl-, Phosphat- und Aluminiumfabriken verpesten z. B. durch viele Fluoride unsere Luft. Forschungen haben gezeigt, dass es bei Kühen, die in der Nähe dieser Fabriken weideten, zu abbröckelnden Kieferknochen und schwachen Gelenken kam. Kunstmist hat auch eine Fluorverbindung und durch unsere Nahrung – die wir mit Kunstmist verarbeiten – nehmen wir es auch in unseren Körper auf. Erfrischungsgetränke und vor allem Tee enthalten ebenfalls Fluoride. Alles in allem nehmen wir also täglich mehr Fluoride zu uns, als wir denken und somit kann es eine zu große Menge mit sehr schädlichen Folgen werden. Zudem werden in manchen Ländern sogar noch Fluoride dem Trinkwasser zugefügt. Aus einer der letzten Harvard-Studien geht hervor, dass Kinder in Gebieten mit einem sehr hoch fluoridierten Trinkwasser einen sehr viel niedrigeren IQ haben als Kinder, die in Gegenden mit nur sehr wenig fluoridiertem Wasser wohnen. Ebenfalls wurde festgestellt, dass Fluoride die Gehirnstruktur von Föten verändern und dadurch einen negativen Einfluss auf das Verhalten und Einschätzungsvermögen von Babys haben.

Auch bei Tieren scheinen Fluoride das Gedächtnis nachteilig zu beeinflussen und Aluminium begann sich in deren Gehirngewebe anzuhäufen.

Vor Kurzem wurde durch Wissenschaftler des Irischen Athlon Institut für Technologie publiziert, dass Kokosöl eine stark vermindernde Wirkung auf das Wachstum schädlicher Bakterien im Mund hat. Die Forscher fügten zuerst Verdauungsenzyme dem Kokosöl zu und danach testeten sie die Wirkung bei verschiedenen Streptokokken-Arten. Diese Bakterien spielen eine besondere Rolle bei der Entstehung von Karies. Selbst in kleinen Mengen waren diese Bakterien dem Kokosöl nicht gewachsen. Biologisch kalt gepresstes Kokosöl ist dann auch ideal, um es als Zahnpasta zu benutzen. Es ist völlig frei von schädlichen Stoffen und selbst wenn Kinder es zufällig schlucken, ist es prima! Nur Kokosöl ist schon völlig ausreichend für schöne gesunde Zähne und wenn Sie noch einen frischen Atem und weiße Zähne nach dem Putzen haben wollen, können Sie dem noch Natriumcarbonat und Pfefferminzöl zufügen.

Natriumcarbonat, d. h. Reinigungssalz, ist alles in allem unschädlich, reinigt und macht Zähne weiß. Nachfolgend sehen Sie ein Rezept für eine sichere und äußerst wirksame Zahnpasta.

Zahnpasta

➤ 2 Esslöffel biologisches, kalt gepresstes Kokosöl
➤ 1 Teelöffel Reinigungssalz (Natriumcarbonat)
➤ 10 Tropfen Pfefferminzöl

Wenn Sie diese Zahnpasta für Kinder machen wollen, können Sie das Pfefferminzöl besser weglassen, weil die Kinder die Zahnpasta doch meistens herunterschlucken. Wenn Sie kein wirklicher "Do-it-yourself-er" sind, gibt es in den Naturkostläden viele sichere Zahnpasten ohne Fluoride, so wie z. B. die Marken Weleda oder Urtekram.

Wenn ich z. B. in der Bestandteilliste von Mundwässern lese, begreife ich überhaupt nicht, dass es noch Menschen gibt, die damit ihren Mund ausspülen, denn auch nur mit dem Spülen nehmen Sie immer noch etwas Schädliches zu sich! Mundwässer enthalten neben einer Skala von chemischen Stoffen auch noch viel Alkohol. Der wird dazu genutzt, die Hauptbestandteile, wie z. B. Menthol und Eukalyptus zu tragen. Aber der Alkohol entzieht Feuchtigkeit, was wiederum zu Zahnplaque und einem schlechten Atem führen kann. Denn umso weniger Speichel Sie haben, desto mehr Bakterien können entstehen und dadurch leiden Sie dann noch schneller an schlechtem Atem. Ein Mundwasser, dessen Alkoholgehalt z. B.

höher als 25 % ist, erhöht die Chance von Mund-, Zungen- und Kehlkopfkrebs, laut Samuel Epstein und anderer Forscher.

Wenn Sie eine Entzündung im Mund haben und Sie die Bakterien abtöten wollen, können Sie besser mit einer reinen Lösung keltischem Meersalz spülen und das ist nicht raffiniertes, sondern natürliches Meersalz. Sie stellen eine Salzlösung her, indem Sie ein paar Esslöffel Salz in Wasser auflösen und damit Ihren Mund spülen. Bevor Sie ausgehen und Ihren Traumprinzen küssen, können Sie mit dem unten genannten Mundwasser Ihren Mund ausspülen. Ihr Mund riecht dadurch sehr frisch und es ist absolut nicht schädlich.

Mundspülung

- ➤ ½ Tasse Wasser
- ➤ 2 Teelöffel Reinigungssalz (Natriumcarbonat)
- ➤ 10 Tropfen Pfefferminzöl
(Reinigungssalz und Pfefferminzöl sind antibakteriell)

13

Chemikalien kontra Bakterien

Im Mittelalter hat der Mangel an sauberem Wasser zu den meisten Krankheiten geführt. Es gab noch keine Toiletten, weshalb die Menschen ihr Geschäft einfach überall verrichteten. Die Menschen lebten in eine sehr unhygienischen Umgebung und kannten den Zusammenhang zwischen Sauberkeit und Gesundheit noch nicht.

Unser Wort "Hygiene" entstammt dem griechischen Wort "hygieia". Hygieia war der Name des Gottes der Gesundheit und Sauberkeit in der griechischen Mythologie. Heute wissen wir dank aktueller Studien, dass übermäßige Hygiene auch nicht gut für uns ist. Die heutigen Menschen sind geradezu besessen davon, nicht einfach nur alles sauber und ordentlich zu halten, sondern komplett steril. Wenn wir unseren wöchentlichen Hausputz erledigt haben, vermittelt uns das ein gutes Gefühl – alles ist wieder wie es sein soll, sauber und rein. Die Küche strahlt in einem Glanz, in dem sich alles spiegelt, und das ganze Haus sieht so aus, als ob eigentlich niemand darin wohnen würde (zumindest ist dies das Ideal, das uns die Werbung zeigt und das wir erreichen möchten). Aber dieses fanatische Streben nach Sauberkeit bringt diverse Gesundheitsprobleme mit sich.

Wir mögen die Vorstellung, dass unser Haus völlig frei von Bakterien ist. Deswegen waschen wir uns die Hände mit antibakterieller Seife, reinigen das Haus mit Bleichmitteln, Ammoniak, Alkohol und Reinigern, die dafür sorgen sollen, alle Bakterien abzutöten. Dies bringt aber Probleme mit sich.

Erstens töten diese Produkte nicht alle Bakterien ab, insbesondere dann nicht, wenn Sie in Eile den Hausputz vornehmen. Zweitens sind die Bakterien, die sie töten, die schwächsten Bakterien, und die stärkeren überleben nicht nur, sondern vermehren sich noch. Aus diesem Grund gibt es besonders in Krankhäusern immer mehr aggressive Bakterien, die immun gegen Antibiotika sind. Drittens sind Bakterien und Keime überall zu finden, weswegen es kaum Sinn macht, einige Bereiche im Haus oder Ihres Körpers zu sterilisieren, weil sie nun einmal nicht lange steril bleiben.

Wenn Sie z. B. Ihre Hände gerade mit antibakterieller Seife gewaschen haben und die Hände also völlig frei von Bakterien sind, bleiben sie das nicht lange. Das Telefon klingelt, Sie gehen ran und haben wieder genau so viele Bakterien auf den Händen wie vorher. Türgriffe, Geld, Tastaturen, Stifte, Telefone, Stühle, Lenkräder ... einfach alles, was wir anfassen, ist mit Bakterien übersät. Und das ist auch kein Problem. Unsere Haut schützt uns von außen, und die Bakterien, die in uns gelangen, nehmen wir üblicherweise oral auf. Wenn Sie einen Burger in einem Fast Food Restaurant essen, ohne dass Sie vorher Ihre Hände gewaschen haben, mit denen Sie z. B. das Lenkrad im Auto, den Einkaufswagen im Supermarkt oder das Geld an der Kasse angefasst haben, könnten Sie krank werden. Doch Sie würden wahrscheinlich eher krank aufgrund der chemischen Inhaltsstoffe des Burgers und dem Mangel an Nährstoffen, anstatt von den Bakterien an Ihren Händen, selbst wenn Sie die Finger ablecken. Denn diese Bakterien werden im Magen durch die Magensäfte problemlos zerstört (zum Glück besonders für Kinder, die doch so oft die Finger in den Mund stecken).

Bakterien und Schimmel, die sich in Lebensmitteln vermehren, sind im Vergleich zu Bakterien, die man auf unbelebten Objekten findet, ein größeres Gesundheitsrisiko. Ich möchte natürlich nicht vorschlagen, dass Sie Essensreste einfach bei Zimmertemperatur offen stehen lassen und nie die Arbeitsflächen reinigen. Sauberkeit im Bereich der Essenszubereitung ist wichtig, um potenziellen Lebensmittelvergiftungen vorzubeugen. Und

Menschen, die im Gesundheitswesen arbeiten, müssen natürlich ihre Hände gründlich reinigen und ihre Instrumente sterilisieren. Wenn deren Patienten z. B. ein geschwächtes Immunsystem oder offene Wunden haben, sind sie anfälliger für Ansteckungen. Doch in alltäglichen Situationen rund um unser Zuhause sollten wir es nicht übertreiben.

Selbst wenn wir durch exzessive Reinigung alle Bakterien und Viren bei uns zu Hause abtöten könnten, wäre das nicht sehr sinnvoll. Unser Immunsystem bleibt stark, wenn es sich gegen Bakterien und Viren behaupten muss. Sobald wir das Haus verlassen, sind wir so vielen Keimen ausgesetzt, dass wir dazu in der Lage sein müssen, uns vor ihnen zu schützen. Viele von uns haben unliebsame Erinnerungen an einen Urlaub in einem fremden Land, wo sie Magen-Darm-Probleme hatten. Weil unsere Körper die fremden Organismen im dortigen Wasser oder Essen nicht gewohnt sind und unser Immunsystem dadurch geschwächt wird, werden wir reisekrank. Die Menschen, die in der Region leben, haben Abwehrkräfte gegen die Organismen gebildet und deshalb keine Probleme damit.

Wenn Sie Ihre Hände waschen, um diese keimfrei zu bekommen, müssen Sie besonders darauf achten, dass Sie sie lang genug waschen. Studien haben gezeigt, dass das Aneinanderreiben der Hände unter laufendem Wasser für mindestens 30 Sekunden dazu führt, dass alle Bakterien beseitigt sind – ganz ohne Einsatz von Seife. Um die Hände von Schmutz zu reinigen, ist es auch besser, keine oder nur ganz wenig Seite zu benutzen, denn Seife trocknet die Haut aus. Wenn Sie z. B. ölig verschmierte Hände haben, ist es am besten, diese mit ein wenig sauberem Öl abzureiben und dann mit einem Handtuch abzuwischen.

Was ist nun der Hauptgrund, warum ich vorschlage, dass die Menschen sich nicht so sehr um Sauberkeit bemühen sollten? Wie Sie vielleicht geahnt haben, geht es mir darum, darauf aufmerksam zu machen, dass die Menschen sich mehr Sorgen um die Chemikalien in ihren Reinigungsmitteln machen sollten. Die Leute haben so große Angst vor Bakterien, und das obwohl die meisten von ihnen für Menschen mit funktionierendem Immunsystem völlig harmlos sind. Aber sie machen sich keinerlei Gedanken über die Menge an Giften in ihren Reinigungsmitteln. Sie konzentrieren ihre Ängste also auf die falschen Dinge.

Giftige Chemikalien in Reinigungsmitteln gelangen über Hautkontakt in unsere Körper (es sei denn, wir benutzen beim Putzen immer giftfreie Handschuhe), außerdem atmen wir sie ein. Kleine Partikel giftiger Stoffe können sich leicht in den Zellen unserer Lunge ablagern – darum werden Menschen krank, wenn sie Asbeststaub einatmen, auch Passivraucher, die den Qualm eines Rauchers ertragen müssen oder Menschen, die viel Parfum einatmen, können daran erkranken. Die so aufgenommenen Chemikalien werden im Körper wie jedes andere Gift behandelt. Die Leber versucht sie zu bekämpfen, die Haut versucht sie durch Schwitzen loszuwerden und die Lunge gibt ihr Bestes, um sie wieder auszuatmen. Und unsere Fettzellen speichern sie einfach ab an Orten, wo sie nicht so viel Schaden anrichten. Und wieder nehmen wir zu.

Natürlich müssen wir jetzt nicht gleich ganz mit dem Putzen aufhören, um den Kontakt mit chemischen Giften in den Reinigungsmitteln zu vermeiden. Es gibt viele Alternativen, die sowohl für uns als auch für die Umwelt gesund sind. Im Fall von Reinigungsprodukten ist es z. B. wichtig, was mit den Abfallprodukten passiert – dem Eimer mit schmutzigem Putzwasser oder dem Wasser aus der Waschmaschine. Bei Menschen, die an das gängige Abwassersystem angeschlossen sind, ist es in der Regel so, dass das Abwasser in eine Wasseraufbereitungsanlage fließt. Diese Anlagen haben große Schwierigkeiten, Hormone, "Endokrine Disruptoren" und andere Stoffe aus dem Wasser zu filtern. Gefiltertes Abwasser landet wieder im Grundwasser oder auch in Flüssen oder Seen und von dort gelangt es recht einfach wieder in das Trinkwassersystem – komplett mit den giftigen chemischen Stoffen aus unseren Haushaltsprodukten!

Essig ist eine gute Alternative für viele Reinigungsmittel. Er löst Kalziumablagerungen in der Toilette und in den Waschbecken. Ein bisschen Essig im Wasser hilft beim streifenfreien Putzen von

Fenstern und Spiegeln. Zur Desinfektion eignen sich viele ätherische Öle besser als Bleiche und sind wesentlich weniger gefährlich. Geben Sie einige Tropfen Teebaumöl, Oregano-Öl oder Thymian-Öl in den Eimer mit Putzwasser oder in die Sprühflasche zum Reinigen. Und denken Sie daran, dass es aus hygienischer Sicht viel wichtiger ist den Türgriff, den Wasserhahn und die Toilettenspülung zu reinigen, als die Toilettenschüssel (es sei denn, Sie greifen häufig mit den Händen in die Toilettenschüssel).

Bleiche (in Amerika unter dem Markennamen Chlorix, in Europa größtenteils unter Javel bekannt) ist keine gute Wahl zum Putzen. Erstens hält die Dauer des Fernhaltens der Bakterien nicht lange an. Zusätzlich dazu kann Bleiche gefährliche Gase entwickeln, wenn sie in Kontakt mit Ammoniak, Essig oder anderen Reinigungsmitteln gerät. Diese Gase sind gefährlich und sogar explosiv, und das flüssige Gemisch kann auf der Haut Verbrennungen verursachen. Wenn jemand Urin in der Toilette hinterlassen hat und dieser sich langsam zu Ammoniak entwickelt, ist es keine gute Idee, die Toilette mit Bleiche zu reinigen. Die Gase, die von der Bleiche ausgehen, sind außerdem ungesund, sie können Asthma oder Allergien hervorrufen (deswegen sind z. B. auch gechlorte Schwimmbäder für Asthmatiker oder Allergiker ungesund).

Es gibt bereits Firmen, die umweltfreundliche und ungiftige Alternativen zu den üblichen Reinigungsmitteln anbieten. Achten Sie darauf, was Sie kaufen! Firmen, die giftige Reinigungsmittel herstellen, vermarkten oft auch andere Produkte, die angeblich "grün" sind und werben mit Begriffen wie "natürlich", "parfumfrei" oder "hypo-allergen". Doch oftmals enthält die Inhaltsliste Stoffe wie Sodium Laureth Sulfate oder Parfum. Sogar einige bekannte Ökofirmen haben nicht alle chemischen Inhaltsstoffe aus ihren Produkten entfernt.

Spülmittel enthalten in der Regel immer Chemikalien und Parfüme. Wenn Sie Ihr Geschirr spülen, bevor die Essensreste angetrocknet sind, reicht es, es mit heißem Wasser und ein bisschen Essig gegen das Fett zu spülen – Spülmittel brauchen Sie dann gar nicht. Kein Spülmittel, kein Parfum und keine Chemie – das ist gesünder für Ihre Familie und Ihren Geldbeutel. Alle Spülmittel hinterlassen einen dünnen Film auf Ihrem Geschirr, der dann natürlich mit Ihrem Essen in Kontakt kommt, wenn Sie das Geschirr wieder benutzen. Guten Appetit!

Da Sie sicher schon einmal an Waschmitteln gerochen haben oder im Supermarkt durch das Regal mit den Waschmitteln gelaufen sind, brauche ich Ihnen wohl kaum zu sagen, dass es voll von chemischen Substanzen ist. Rückstände des Waschmittels bleiben auch nach dem Waschen in Ihrer Kleidung, egal wie gründlich diese ausgespült wurde. Weichspüler ist noch viel schlimmer – er wurde von einigen Organisationen zum giftigsten Produkt in unseren Haushalten "gekürt". Die Gifte aus diesen Produkten, die sich in Ihrer Kleidung, den Handtüchern und der Bettwäsche ablagern, können durch die Haut aufgenommen oder eingeatmet werden. Besonders wenn der Körper warm ist, leicht verschwitzt und die Poren geöffnet sind, nehmen Sie diese Stoffe gut auf.

Es gibt einige Wege, wie Sie diesen Giften aus dem Weg gehen können. Sie müssen z. B. nicht all Ihre Kleidung mit Waschmittel waschen. Ein Handtuch, mit dem Sie sich nach dem Duschen abgetrocknet haben oder ein Pullover, den Sie einen Tag lang über einem Hemd getragen haben, müssen nicht direkt gewaschen werden, und schon gar nicht mit Waschmittel. Ein kurzes Ausspülen mit Wasser reicht völlig aus. Wenn Sie dennoch die Waschmaschine benutzen, verwenden Sie Natron oder Essig anstelle von Weichspüler. Und wenn Sie Waschmittel benötigen, können Sie eine Biomarke ohne Gifte einsetzen – aber nur so wenig wie nötig. Oder nehmen Sie Waschnüsse, die Sie heute problemlos kaufen können. Sie sind biologisch abbaubar, antimikrobiell und wenig schäumend.

Seifen aus Olivenöl sind ebenfalls eine gute Alternative für die Waschmaschine und auch für andere Reinigungsarten. Waschmittel werden hauptsächlich aus synthetischen Mitteln hergestellt und viele Seifen basieren auf Petroleum. Aber Olivenöl-Seife enthält nur Pflanzenöle. Sie ist 100 % natürlich und biologisch abbaubar (weswegen sie auch gerne von Campern verwendet wird, die die Natur nicht schädigen wollen). Olivenöl-Seife gibt es als flüssige Seife und in fester Form, sie ist außerdem viel billiger als Waschmittel. Die Marke Dr. Bronner's ist eine anerkannte Biomarke und Fair Trade, außerdem spendet die Firma einen großen Teil ihres Profits an wohltätige Organisationen, die mit der ethischen und moralischen Philosophie des Firmeninhabers harmonieren.

Eine weitere Kategorie giftiger Reinigungsmittel ist Ofenreiniger. Er ist extrem ungesund für den Anwender und schädlich für die Umwelt. Ofenreiniger enthält sehr aggressive Stoffe, um eingebackenes Fett zu lösen, außerdem enthält er starke Parfüme, die die chemischen Gerüche überdecken sollen. Die einzig gute Alternative dazu ist das altbewährte Schrubben unter Zuhilfenahme von Natron, Essig oder Bioseife. Wenn Ihr Ofen nicht gerade heute blitzeblank sein muss, weil die Schwiegermutter zu Besuch kommt, könnten Sie Folgendes ausprobieren: Lösen Sie eine großzügige Menge Natron in Wasser auf, füllen Sie dies in eine Sprühflasche und sprühen Sie damit den Ofen ein, wenn er kalt ist. Verwenden Sie dann den Ofen ganz normal und sprühen Sie ihn ein- oder zweimal täglich ein. Nach ein paar Tagen werden alle Verkrustungen sich lösen und sich auf dem Boden des Ofens als dunkler Puder ablegen, den Sie dann einfach mit einem feuchten Schwamm aufwischen können.

Möbelpolitur besteht oft aus zwei traditionellen und natürlichen Mitteln: Bienenwachs und Karnaubawachs. Leider enthält sie heutzutage auch oft Lösemittel wie Terpentin, das eingesetzt wird, damit die Politur leichter in das Holz einzieht. Lösungsmittel greifen das Nervensystem und die Lungen an und sind schädlich für die Ozonschicht – und die Schädigung hält weit länger an als die Politur auf den Möbeln. Eine gesunde und natürliche Alternative zu kommerziellen Möbelpolituren ist Zitronenöl, das aus gleichen Teilen Zitronenöl und Olivenöl hergestellt wird. Sie können einige Tropfen dieses Öls auch beim Putzen hinzufügen, um die Reinigungskraft zu verstärken.

Lufterfrischer werden leider immer beliebter. Früher hat man sie fast nur in Autos von starken Rauchern gesehen, heute scheinen sie in jedem Badezimmer und in anderen Räumen des Hauses oder Büros Einzug gehalten zu haben. Der Name Lufterfrischer ist absolut irreführend, denn sie "erfrischen" überhaupt nichts. Sie stoßen lediglich duftende Chemikalien aus, die mit Benzol und Formaldehyd angereichert sind, um unangenehme Gerüche zu überdecken. Viele Verbraucherschutz-Organisationen haben bereits Alarm geschlagen, dass diese Produkte krebserregend sind. Die Hersteller und die Werbung suggerieren uns natürlich, dass diese Gefahr bei normalem Gebrauch sehr gering ist – aber was ist normaler Gebrauch? Ein Lufterfrischer im Auto? Oder einer in jedem Raum Ihres Hauses, auch im Schlafzimmer, und natürlich auch an Ihrem Arbeitsplatz und in den Läden, in denen Sie einkaufen. Und schon sind wir 24 Stunden am Tag in direktem Kontakt mit diesen giftigen Duftstoffen.

Ich rate dazu, diese sogenannten Lufterfrischer einfach wegzuwerfen – Ihr Autor muss nicht nach einem künstlichen Pinienwald riechen, und Ihr Badezimmer auch nicht stinken wie ein Puff. Wenn Sie einen angenehmen und gesunden Duft im Haus haben möchten, tropfen Sie doch etwas Zitronen- oder Fichtenöl in eine Aromalampe.

Alles in allem kann man sagen, dass die meisten Reinigungsmittel in unserem Haus völlig überflüssig sind. Die Hersteller und die Werbung wollen uns natürlich glauben machen, dass wir sie brauchen, damit unser Heim hygienisch ist, unsere Kleidung sauber ist und frisch riecht – aber das ist Quatsch. Sie wollen einfach nur Geld verdienen! Wir können diese einfachen, natürlichen und bezahlbaren Produkte verwenden, die schon unsere Großmütter schätzten: Essig, Zitrone, Natron und Olivenseife. Wenn wir diese natürlichen Mittel zur Reinigung einsetzen, setzen wir uns weit weniger Giftstoffen aus. Außerdem tragen wir zu saubererem Wasser und einer besseren Umwelt bei. Wir können gesund bleiben oder wieder werden, Gewicht verlieren, Geld sparen, der Erde helfen und trotzdem sauber sein und gut riechen!

Bakterien sind viel weniger schädlich als wir denken (außer vielleicht für Menschen mit einem sehr schlechten Immunsystem und wenn sie in unsere Blutbahn kommen). Weil wir den ganzen Tag wirklich alles anfassen, können wir unsere Hände nach dem Händewaschen gerade einmal ein paar Minuten bakterienfrei halten. Antibakterielle Seife ist jedoch in Krankenhäusern dringend nötig, vor allem für Chirurgen, die bakterienfrei operieren müssen. Trotzdem: Im täglichen Leben richtet antibakterielle Seife bei Menschen Schaden an, denn in dieser Seife und anderen Putzmitteln stecken viele chemische Stoffe, die für Ihre Gesundheit wesentlich schlechter sind, als die Bakterien, die Sie hierdurch abtöten wollen, wie z. B. der Stoff Triclosan, der eine antibakterielle Wirkung hat. Laut Forschern kommen diese Bestandteile von Triclosan durch die Haut in unsere Blutbahn und können somit zur Resistenz gegen Antibiotika beitragen.

Außerdem benutzen wir antibakterielle Seife, um die Verbreitung von Krankheitskeimen zu verhindern, so wie z. B. Erkältungen und Grippe, aber diese werden durch Viren verursacht und antibakterielle Seife kann dagegen überhaupt nichts ausrichten. Triclosan gehört zu den hormonstörenden Stoffen und kann nachteiligen Einfluss auf unser Körpergewicht haben, aber es wird auch in Verbindung mit Wachstumsstörungen, Lebervergiftung und Krebs gebracht. Triclosan wird vielen kosmetischen und hygienisch angeforderten Produkten zugefügt, wie z. B. antibakterielle Seife, Putzmittel, Zahnpasta, Rasierschaum, Make-Up, Aftershave und Deodorant. Es wird nicht nur als Bakterientöter, sondern auch als Konservierungsmittel und als Geruchsbekämpfer genutzt. Es hilft nämlich auch dabei, Schweißgeruch dadurch zu bekämpfen, die Bakterien – die in Kombination mit Schweiß den Geruch abgeben – auf der Haut abzutöten.

Das Problem ist, dass der Verbraucher nämlich aus völliger Unwissenheit selbst für eine zunehmende Nachfrage der antibakteriellen Produkte sorgt. Darum liefern die Hersteller gegenwärtig Deodorants mit Triclosan, die auch noch für einen notwendigen "24 Std. Rundumschutz" sorgen müssen. Auch Zahnpasten gibt es jetzt mit Triclosan, um für einen 12 Stunden dauernden antibakteriellen Schutz im Mund zu sorgen. Aber der Konsument will eben nicht verstehen, dass dieser Stoff sehr viel schädlicher für unsere Gesundheit ist, als die Bakterien, die damit abgetötet werden sollen. Ich persönlich wasche meine Hände und die meiner Tochter nur ganz gewöhnlich gut mit Wasser. Doch seitdem meine Tochter zur Schule geht, will sie per se ihre Hände mit Seife waschen. An ihrem ersten Schultag hat sie nämlich gelernt, dass sie ihre Hände immer mit Seife waschen muss. Seitdem sie dort auch noch das Glas mit antibakterieller Seife entdeckt hat – das an jedem Waschbecken steht – findet sie den Schaum natürlich herrlich und will jetzt den Schaum beim Händewaschen natürlich nicht mehr vermissen. Nun, dann müssen Sie als Mutter doch wieder zurück an die Seife. Sie können in Naturkostläden Seife kaufen, die nur aus natürlichen Inhaltsstoffen produziert wurde, aber Sie können auch selbst ganz einfach Seife herstellen. Die Hauptbestandteile sind meistens "extra vergine" Olivenöl für die Weichheit, Kokosöl für den Schaum und Palmöl für eine haltbare Seife. Wenn Sie im Internet nach "natürliche Seife machen" suchen, können Sie dort sehr viele Rezepte dazu finden.

Und doch wäre es sicherlich besser, wenn auch Schulen sich der schädlichen Wirkungen der antibakteriell genutzten Seifen bewusst werden und eben auch den anderen Putzmitteln, mit denen dort sehr verschwenderisch umgegangen wird.

Ich weiß noch sehr gut, als mein Töchterchen in der Kindertagesstätte war, dass Eltern aufgerufen wurden, um beim "Spielzeug Putztag" mitzuhelfen. Also ging ich als pflichtbewusstes Elternteil auch mal an die Arbeit und musste mit Erschrecken feststellen: Alle Stühle, Tische, Möbel und das ganze Spielzeug wurden mit schweren chemischen Mitteln geputzt. Menschen begreifen einfach nicht, dass viel von dem Spielzeug in den Mund gestopft wird und dadurch, dass Kinder alles anfassen, sie alles auf ihre Hände bekommen und damit natürlich auch in ihr Essen. Leider gelang es mir nicht, andere Eltern davon zu überzeugen. Ich wurde schief angesehen, als ob ich "Ma Flodder" sei und nicht wüsste, wie man richtig putzt.

Was unsere persönliche Pflege und das Putzen unserer Umgebung angeht, sind wir aus meiner Sicht mit allen Hilfsmitteln ein bisschen zu weit gegangen, die wir dafür benutzen. Ich hoffe nur, dass ich Sie mit diesem Kapitel davon überzeugen konnte, dass chemische Stoffe nicht in unsere Badezimmer gehören, sondern vielmehr in ein Laboratorium, wo Menschen, die diese Stoffe benutzen, Schutzhandschuhe, Mundschutz und eine Schutzbrille tragen.

14

Tipps und Empfehlungen für ein NATÜRLICHES und GESUNDES Leben

Natürlich und gesund essen, das wollen wir doch alle, aber wir wollen vor allem auch lecker essen und gleichzeitig unser Gewicht halten. Nachfolgend will ich Ihnen einen Leitfaden an die Hand geben, womit das Essen ein Höhepunkt in Ihrem Leben ohne spätere Schuldgefühle wird. Dieser Leitfaden kann sowohl für Erwachsene als auch für Kinder gebraucht werden, nur bei Kindern müssen eben die Mengen angepasst werden.

Weil Vitamine mit etwas Fett besser vom Körper aufgenommen werden, ist es nur vernünftig, beim Essen von Gemüse auch gleichzeitig etwas Fett zu sich zu nehmen. Kokosöl ist sehr gesund und das habe ich bereits erklärt. Nicht jeder findet es besonders lecker, Kokosöl aus dem Glas ins Gemüse oder in andere Mahlzeiten zu mischen. Weil es nun einmal besser ist, das Öl aus jedem natürlichen Produkt selbst zu verwenden, mische ich jeden Tag etwas frische Kokosraspel in mein Gemüse (also nicht die getrocknete Kokosraspel). Das ist sehr lecker und gleichzeitig viel besser als das Kokosöl aus einem Glas. Die frischen Kokosraspeln enthalten nicht nur gesunde Fette, sondern auch noch die Vitamine, Mineralien und die Fasern aus der Kokosnuss.

Viele wissen nicht, was sie mit so einer Kokosnuss anfangen können. Aber eine Kokosnuss zu knacken, ist nicht so schwer, wie Sie vielleicht denken. Eine Kokosnuss hat 3 Augen und ein Auge ist sehr leicht zu durchbohren. Nehmen Sie einen altmodischen

Korkenzieher und bohren damit ein großes Loch in die Kokosnuss. Sie lassen das Kokoswasser durch die Öffnung herauslaufen. Sie können dieses Wasser trinken, denn es ist sehr lecker und gesund! Danach brechen Sie die Kokosnuss mit einem Hammer in Stücke und mit einem Käsehobel hebeln Sie die weißen Kokosstücke heraus (zu sehen einem Video auf meiner Website). Die Kokosstücke waschen Sie ab und legen sie in ein Schälchen mit Wasser in den Kühlschrank.

Wenn Sie das Wasser jeden Tag erneuern, bleiben die Kokosstücke 4–5 Tage frisch. Danach können Sie bei jeder Mahlzeit ein paar Stücke Kokosnuss in einem Hacker zu Kokospulver oder zu Kokosraspel zermahlen und das dann nachher über das Gemüse streuen oder unters Gemüse mischen. Weiter hinten im Buch gibt es noch spezielle Rezepte mit Gemüse und gemahlenen Kokosraspeln, die ebenfalls sehr lecker sind.

Menschen (und Kinder), die schlank und gesund sind und überhaupt keine Veranlassung haben, abzunehmen oder auch Menschen, die mit Vergnügen langsam und dauerhaft abnehmen wollen, brauchen nicht weniger zu essen, solange sie dafür sorgen, dass sie genügend gesunde Nährstoffe zu sich nehmen und so wenig wie möglich Schadstoffe konsumieren. Aber es gibt sehr viele Menschen, die doch gerne etwas mehr Gewicht verlieren wollen und das so schnell wie möglich. Für sie habe ich dann noch ein paar Extra-Tipps.

Wenn Sie wirklich supergesund essen und dabei auch noch abnehmen wollen, können Sie Folgendes machen:

Morgens essen Sie unbegrenzt Obst (400–500 Kcal). Zum Mittagessen trinken Sie grüne Smoothies (500 Kcal) so viel, wie Sie gerne möchten. Um einem Mangel an Eiweiß, Fetten und Kalorien vorzubeugen, essen Sie dann beim Abendessen eine warme Mahlzeit mit Fleisch, Fisch oder einem anderen Fleischersatz. Nehmen Sie dazu bitte eine großzügige Menge an guten Fettsäuren, wie z. B. Avocado, Kokosöl oder Nüssen, eine große Portion Gemüse und eventuell noch etwas Kohlenhydrate in Form von Kartoffeln, Reis oder Quinoa (750 Kcal). So nehmen Sie an einem Tag eine optimale

Menge an Vitaminen und Mineralien zu sich, ohne dass Sie an essentiellen Nährstoffen zu kurz kommen. Die Summe aller Kalorien liegt dann bei rund 1.750 Kcal und somit ist es keine Crash-Diät.

Ich persönlich glaube nicht, dass Ihre Mahlzeit besser verdaut wird und dass Sie mehr abnehmen, wenn Sie Kohlenhydrate und Eiweiß getrennt essen, so wie einige Diäten es empfehlen. Aber es ist sehr praktisch, bei der einen Mahlzeit mal nur Kohlenhydrate zu wählen und bei einer anderen den Schwerpunkt mehr auf Eiweiße und essentielle Fette zu legen.

Wenn Sie nämlich während einer Mahlzeit eine Portion Kohlenhydrate, eine Portion Eiweiße und auch noch Fette dazu essen müssen, dann haben Sie einen ganzen Teller voll mit Essen, was meistens dann auch noch eine gewaltige Anzahl Kalorien beinhaltet.

Wenn Sie sich natürlich, giftfrei und gesund ernähren, dann brauchen Sie keine Kalorien zu zählen und zu hungern. Sie können viel essen und schlank bleiben oder sogar abnehmen, wenn es denn nötig ist. Sie können sicher nachvollziehen, dass, wenn Sie einen ganzen Teller mit Essen, das nur aus Kohlenhydraten, Eiweißen und Fetten besteht, Sie dann locker schon bei rund 1.000 Kalorien liegen. Das ist für eine einzige Mahlzeit schon recht viel, sogar wenn Sie sich natürlich und gesund ernähren! Außerdem haben Sie mit einer solchen Mahlzeit – sowohl auf Ihrem Teller, als auch in Ihrem Magen – keinen Platz mehr für eine großzügige Portion Gemüse.

Wenn Sie nun pro Mahlzeit wählen müssen: Nur Kohlenhydrate oder Eiweiße mit Fetten, dann haben Sie sowohl während des Mittag- als auch des Abendessens genügend Platz für eine leckere Portion Gemüse. Sie brauchen täglich Obst, Gemüse, (die richtigen) Kohlenhydrate, Eiweiße und Fette. Doch wie sieht es in der Praxis aus?

Morgens nehmen Sie unbegrenzt Obst oder grüne Smoothies zu sich. Ein Obst- oder ein Smoothie-Frühstück darf dann auch aus 400–500 Kalorien bestehen. Für Kinder ist eine Mahlzeit nur aus Obst sehr unpraktisch und darum geben Sie ihnen Obst und dazu noch etwas anderes, wie ich es in Kapitel 5 bereits beschrieben habe.

Essen Sie während des Mittagessens ebenfalls eine großzügige Portion Kohlenhydrate mit Gemüse und etwas gemahlene Kokosraspel (für die Aufnahme der Vitamine) und das kann sein:

Mittagessen

➤ ein solider Smoothie aus Obst, Superfoods und Gemüse
➤ ein paar Schnittchen gutes Sauerteigbrot mit Rohkost oder Salat
➤ ein Teller Silbervliesreis oder Quinoa mit Rohkost (Bibim-Brei)
➤ ein Teller Silbervliesreis oder Quinoa mit reichhaltiger Gemüse-Suppe
➤ ein Teller Kartoffeln mit Gemüse
Diese Variationen bestehen aus 500–600 Kcal.

Abendessen

➤ Eiweiße: Fleisch, Fisch oder ein anderer Fleischersatz mit guten Fetten (Avocado, Kokosöl/gemahlene Kokosraspel, Samen, Nüsse)
➤ eventuell eine kleine Portion Kohlenhydrate (½ vom Mittagessen)
➤ eine große Portion Gemüse
Das Abendessen besteht somit aus ca. 750 Kcal.

Mit einem derartigen Ernährungsplan liegen Sie in Summe bei ca. 1.750 Kalorien täglich. Das ist genau die Menge an Kalorien, bei der Sie – wenn auch langsam – abnehmen können, wenn Sie zumindest so viel wie möglich giftfrei und gesund essen. Diese Methode zu essen – und abzunehmen – kann Ihrem Körper nicht schaden und Sie werden nie einen Nährstoffmangel haben und nicht unwichtig: Die Kilos bleiben weg! Aber wenn Sie schnell abnehmen wollen (was ich Ihnen nicht empfehle), können Sie beim Abendessen die Kohlenhydrate weglassen und kommen dann auf ca. 1.500 Kcal täglich. Das ist noch keine Crash-Diät und Sie bekommen damit auch keinen direkten Mangel an Nährstoffen. Doch Sie sollten besser langsam und dauerhaft abnehmen, als in den schnellen "Jo-Jo-Effekt" zu geraten, oder?

Nochmals, in meinem Buch stehen Rezepte, die aus Kohlenhydraten, Eiweißen und Fetten bestehen. Diese Gerichte sind sehr verantwortungsvoll und gesund, aber für diejenigen Menschen, die sehr konzentriert abnehmen wollen, sind o. g. Richtlinien auch sehr praktisch!

Eintöpfe sind herrlich, denn wenn Sie die Soße, den Speck und die Würstchen weglassen und es mit frischen Kartoffeln zubereiten – und bitte nicht mit dem Püree aus einer Verpackung – und Gemüse ist sowieso nicht ungesund! Das Problem ist nur, dass in den meisten Eintöpfen nicht viel Gemüse drin ist. Für einen durchschnittlichen Eintopf für 3–4 Personen haben Sie 1 Kilo Kartoffeln nötig und einen Sack von nur 250 Gramm z. B. Grünkohl, Endiviensalat oder Rübenkraut. Das ist dann pro Person etwa 75 Gramm Gemüse für ein Abendessen. Mit anderen Worten: Sie essen eigentlich nur einen Teller mit Kartoffeln! Somit essen Sie viel zu wenig Gemüse für eine gute Gesundheit und ein passendes Gewicht. Was Sie viel besser tun können ist, Ihren Eintopf laut normalen Regeln zu machen und daneben auch noch andere Gemüse servieren. Also, wenn Sie Ihren Teller in 3 Fächer unterteilen, mit 1 Fach für die Kartoffeln, 1 Fach für das Gemüse und 1 Fach fürs Fleisch, dann machen Sie es genau so:

➢ 1 großes Fach füllen Sie mit Ihrem Lieblingseintopf
➢ 1 großes Fach füllen Sie mit Ihrem Gemüsegericht
➢ 1 (kleines) Stück Fleisch (Fleischersatz)

Wenn Sie noch einen zweiten Teller wollen, füllen Sie ihn nur mit Eintopf und dem Gemüsegericht.

Eine andere Methode ist den Eintopf im Verhältnis 1:1 zuzubereiten. Also: Bei 1 Kilo Kartoffeln nehmen Sie auch 1 Kilo frisches Gemüse und das stampfen Sie alles zusammen. Es ist vielleicht

zuerst eine Gewöhnungsphase nötig, so viel Gemüse in einem Eintopf zu essen – aber es ist bestimmt lecker und sehr gesund!

Wenn Sie Kartoffelpüree lieben, dann machen Sie doch mal ein
Püree aus Bohnen. Das ist genau so lecker und Sie können es mit
demselben Gemüse kombinieren, wie beim Kartoffelpüree auch.
Außerdem lässt dieses Bohnenpüree Ihren Blutzuckerspiegel nicht
so schnell sinken, weil es einen viel niedrigeren glykämischen Index
hat, als beispielsweise ein normales Kartoffelpüree. Der größte
Vorteil ist jedoch, dass es randvoll mit Eiweißen ist, sodass Sie nicht
zusätzlich noch Fleisch oder Fleischersatz essen müssen. Es ist su-
pereinfach zuzubereiten: Sie kaufen 1 oder 2 Gläser (biologische)
Kidneybohnen oder braune Bohnen. Diese wärmen Sie in einem
Topf mit der Hälfte der Kochflüssigkeit auf. Wenn Sie es sehr
cremig wollen, füllen Sie einfach die restliche Kochflüssigkeit dazu.
Wenn es aufgewärmt ist, geben Sie alles in einen Mixer und mahlen
es zu einem Püree. Sie werden überrascht sein, wie cremig und
lecker dieses Püree ist. Wenn Sie genau wie ich verrückt nach
Kimchi sind, können Sie zusammen mit den Bohnen auch noch 1
Esslöffel Kimchi dazu mixen.

Dann bekommen Sie ein noch leckereres Püree!

Julia Kang, die Kräuterfrau, weiß genau, was zu tun ist!

Wenn Sie natürlich leben wollen, darf der Anteil von effektiven
Mikro-Organismen (EM) in Ihrem Leben nicht fehlen. Sie können
Ihren Garten mit ökologischem Mist düngen oder Ihr eigenes biologisches Obst und Gemüse anbauen, wodurch die Ernte leckerer wird.
Sie können mit EM Ihr Haus ökologisch putzen, Ihr Waschbecken
und WC ohne Chemikalien frei von Verstopfungen halten und Ihren
Teich oder Aquarium sauber halten. Auch Katzentoilette, Kanin-
chenställe, Hundekörbe und Hühnerställe bleiben länger geruchslos
und frisch mit EM. Blumen bleiben dadurch länger frisch und das
Vasenwasser wird nicht stinken. Es kann ebenfalls dazu gebraucht
werden, Schwimmbäder auch ohne Chlor sauber und geruchlos zu
halten und wenn Sie es beim Waschen von Kleidung verwenden,
brauchen Sie weniger Waschmittel und Ihre Kleidung wird weicher.

EM ist eine Entdeckung des japanischen Landbauprofessors Teruo Higa. Es ist ein Mix aus den in der Natur vorkommenden Mikro-Organismen, aber in einem bestimmten Verhältnis kombiniert, sodass sie ihre gemeinsamen Funktionen verstärken und dadurch optimal zusammenarbeiten. Sie werden in der Natur gesammelt und auf eine ganz besondere Art und Weise gezüchtet, aber nicht manipuliert, sodass sie in ihrer ursprünglichen Form der Natur identisch bleiben.

EM besteht u. a. aus:

Fotosynthetisierenden Bakterien

Sie sind das Wichtigste im EM-Prozess. Sie sorgen nämlich dafür, dass wertvolle Stoffe aus organischen Stoffen produziert werden, Wurzelausscheidungen und aus schädlichen Gasen mithilfe des Sonnenlichts und der Wärme des Bodens. Pflanzen nehmen diese Stoffe, die diese Bakterien produzieren, direkt als Nahrung auf.

Milchsäurebakterien

Diese haben die Eigenschaft, dass sie den Einfluss schädlicher Mikro-Organismen vermindern und den Abbau organischer Stoffe fördern. Nebenbei unterdrücken sie das Wachstum von Fusarium, einem schädlichen Schimmel.

Actinomyceten

Sie unterdrücken schädliche Bakterien und Schimmel und können mit Bakterien zusammenarbeiten, die dann für die Fotosynthese sorgen können.

Hefe

Sie machen antimikrobielle und andere notwendigen Stoffe, die Pflanzen für ihr Wachstum nötig haben. Ihre Stoffwechselprodukte sind wiederum die Nahrung der Milchsäurebakterien und der Actinomyceten, sodass sie ihre Funktion wieder optimal ausführen können.

Schimmel

Diese sorgen für Gärung und Fermentierung, so können sie organische Stoffe schnell zersetzen. Hierdurch entsteht kein Gestank und schädliche Insekten bekommen keine Chance, an diese Stoffe zu gehen.

Vielleicht fällt Ihnen auf, dass manche dieser sehr effektiven Mikro-Organismen bei der Produktion von Käse, Joghurt und Kimchi gebraucht werden! In der Natur gibt es eine kleine Gruppe sehr effektiver und eine kleine Gruppe schädlicher Mikro-Organismen. Beide versuchen, die Natur zu regieren. Der Rest dieser Mikro-Organismen ist neutral und passt sich an die herrschenden Mikro-Organismen an.

Hierin liegt auch heute das größte Problem. Die guten und die schlechten Mikro-Organismen probieren immer, die Milliarden übrigen neutralen Mikro-Organismen auf ihre Seite zu ziehen. Aber durch Umweltverschmutzung, Gebrauch von Kunstmist und Pestiziden und viel zu wenig Variationen im Anbau (Monokultur) nimmt die Anzahl schädlicher Organismen mit 90 % zu, wodurch sie die neutralen Anhänger an sich binden und diese dadurch ebenfalls schädlich werden. Wenn die effektiven Mikro-Organismen mehr benutzt werden, lässt sich diese Entwicklung umkehren. Um EM zu produzieren, brauchen Sie nur einen Aktivator, eine Flasche mit einem Verschluss, womit Sie ein optimales Klima herstellen können, um alles gut fermentieren bzw. gären zu lassen, die Basis EM Lösung und die Nahrung für alle Mikro-Organismen, sodass diese sich verbinden können. Das alles vermischen Sie miteinander im Aktivator, warten 7 Tage und schon ist es gebrauchsfertig. Alles o. g. Notwendige können Sie unter anderem bei: *www.eminfo.nl* bestellen. Auf dieser Seite können Sie auch eine Broschüre downloaden, in der alles Wissenswerte steht. Grüne Tonerde sollte man auch im Haus haben. Es gibt viele Sorten Tonerde, die alle eine heilende Wirkung haben. Tonerde sorgt vor allem für eine gute Wundheilung der Haut. Wilde Tiere, die verwundet sind, rollen sich im

Schlamm, weil sie wissen, dass die Wunde dann besser verheilt. Bei Pferdezüchtern wird die grüne Tonerde schon seit vielen Jahren genutzt, um Hautverletzungen bei Pferden zu heilen. Wenn Sie eine Wunde haben, machen Sie einen Brei aus grüner Tonerde und etwas sauberem Wasser. Das legen Sie dann auf ein sauberes Tuch oder sauberen Lappen und binden es ein paar Stunden um die Wunde. Die Tonerde saugt alle schädlichen Stoffe und Bakterien aus der Wunde und damit heilt sie schneller. Sie können diesen Prozess wiederholen, doch Sie müssen die gebrauchte Tonerde immer entsorgen und dürfen sie nicht mehr verwenden.

Sie können die Tonerde auch innerlich anwenden, indem Sie z. B. 1 Woche lang jeden Tag 1 Glas Wasser mit 1 Teelöffel Tonerde trinken. Die Tonerde nimmt alle giftigen Stoffe aus Ihrem Darm und Ihrem Magen auf und führt diese wieder ab. Weil Wasser-Tonerde nicht gerade lecker ist, können Sie sie auch in einen Fruchtsaft mischen. Sie können in Naturkostläden auch Kapseln aus Tonerde kaufen, sodass Sie den unangenehmen Geschmack nicht mitbekommen. Sie sollten diese Kur nicht allzu lange machen, denn sonst bekommen Sie Verstopfung. Tonerde kann allerdings auch gute Nährstoffe an sich binden, wodurch es zu Mangelerscheinungen kommen kann. Darum nehmen Sie die Tonerde lange vor oder lange nach den Mahlzeiten ein. Eine Kur von 1 Woche ist optimal, um sich selbst zu entgiften.

Tonerde lässt auch Entzündungen und Abszesse verschwinden. Ein Verband mit Tonerde hilft, wenn Sie irgendwo eine Entzündung haben, einen Knöchel verstaucht oder Rückenschmerzen und Kopfschmerzen haben. Ein Verband mit grüner Tonerde kann sogar bei Gichtentzündungen die Schmerzen lindern oder ganz verschwinden lassen. Sie sollten Tonerde während der Menstruation nicht im Herzbereich oder in Nähe der Bauchhöhle verwenden.

In Süd-Korea gibt es viele Informationen über die heilende Kraft von Weißkohl. Blätter des Weißkohls haben beinahe die gleiche Wirkung wie grüne Tonerde bei äußerlicher Anwendung. Sie sollten die frischen, inneren Blätter des Kohls nehmen. Sie

schneiden den Kern heraus und pressen das Blatt mit einer Nudel-
rolle so lange, bis der Saft heraustritt. Sie können mit gepressten
Kohlblättern Wunden verbinden und auch auf Stellen legen, an denen Sie Gicht oder Gelenkschmerzen haben. Die Schmerzen werden
gelindert oder verschwinden sogar ganz.

Mütter, die stillen und entzündete Brustwarzen haben, werden
von Kompressen aus gepressten Kohlblättern profitieren. Ich legte
damals die Blätter auf meine Brüste, zog meinen BH wieder an und
ließ sie dort bis zum nächsten Stillen. Danach legte ich wieder neue
Blätter darauf und die Entzündung war nach ein paar Tagen verschwunden. Auf diese Weise können Sie die Einnahme von Antibiotika vermeiden, die natürlich durch die Muttermilch auch wieder
in Ihr Baby gelangen.

Es gibt sehr viele Medikamente gegen Magengeschwüre, Magenbeschwerden und Darmentzündungen. Der Saft vom Weißkohl
hilft auch hier sehr gut und etwas aus der Natur ist auf alle Fälle
besser für Sie, als etwas aus einem Laboratorium. Sie sollten den
Kohl niemals roh essen, weil Sie durch Essen von zu viel rohem
Kohl Schilddrüsenprobleme bekommen können. Sie sollten mithilfe
einer Saftpresse den Kohl-Saft auspressen und täglich ein paar
Gläser davon trinken (doch nicht mehr als 1 Liter).

Aloe Vera hat auch zahlreiche gute Eigenschaften, denn es ist
sehr gut für Ihre Haut und die Wundheilung. Das ist noch kein
Grund, ein Glas oder eine Tube Aloe Vera zu kaufen. Denn neben
Aloe Vera enthält so ein Gläschen meistens auch noch chemische
Stoffe, wie z. B. Parabene usw. Außerdem sind sie viel teurer, als eine
Aloe Vera-Pflanze, die Sie in einem Gartencenter oder einem Pflan-
zenladen kaufen können. Sie kosten häufig nur 5–7,– €. Wenn Sie
ein Stück von der Aloe Vera Pflanze ab- und aufschneiden, tritt ein
Gel heraus. Dieses Gel können Sie für viele Zwecke gebrauchen.
Wenn Sie einen Sonnenbrand haben, können Sie die Schmerzen da-
durch lindern, indem Sie das Gel auf die Haut verteilen und auch
eine Wunde kann schneller heilen, wenn Sie regelmäßig Aloe-Vera-
Gel daraufgeben. Sie können das Gel aber auch als Gesichtsmaske

verwenden. Schönheitsspezialisten behaupten, dass es die Haut strafft, strahlender macht und bei regelmäßigem Gebrauch selbst die hässlichen Hautrisse mindern kann. Sie sagen auch, dass Sie Aloe Vera sogar trinken können, indem Sie es in einen Smoothie mixen. Es gibt auch Aloe Vera-Saft zu kaufen, doch bei beiden würde ich aufpassen, weil manche Menschen es nicht gut vertragen.

Ingwer hilft sehr gut gegen Übelkeit. Es wirkt bei Menschen (und bei Kindern), die reisekrank oder seekrank werden, aber auch bei schwangeren Frauen. Sie sollten besser keinen getrockneten Ingwer nehmen, weil Sie dann die heilsamen Bestandteile in zu hoher Konzentration aufnehmen und alles, was zu viel ist, ist wiederum nicht gut. Sie können viel besser frischen Ingwer nehmen und z. B. Tee daraus machen, indem Sie die Stückchen Ingwer im Wasser kochen oder es als Gewürz in Gerichten verwenden. Das schmeckt z. B. zu Gemüse im Wok mit Sojasoße sehr gut.

Es gibt eine Methode, um Schuhe und Möbel aus Leder ohne chemische Stoffe zu pflegen. Sie erreichen ein fantastisches Ergebnis z. B. mit der Innenseite einer Bananenschale. Diese steckt nämlich voller Kalium, das sehr gut für Leder ist und darum ist Kalium auch ein Bestandteil von Schuhcreme.

Wie Sie hier nachlesen konnten, ist *natürlich leben* nicht nur besser für Ihre Gesundheit und die Umwelt, sondern in jedem Fall auch sehr viel besser für Ihr Portemonnaie!

15

Sicher aufwachsen, gesund leben

2012 hat die Freie Universität Brüssel zum ersten Mal Messungen über die Anwesenheit schädlicher und hormonstörender Stoffe in der Luft von Kindergärten vorgenommen. Diese Messungen wurden etwa 5 cm über dem Boden gemacht, auf dem die Kinder normalerweise krabbeln und spielen. Es zeigte sich, dass an allen untersuchten Stellen hormonstörende Stoffe vorhanden waren. Aber in Kindergärtenklassen mit vielen Möbeln und Spielzeug aus Plastik, war die Konzentration hormonstörender Stoffe 20-mal höher als dort, wo Möbel und Spielzeug vornehmlich aus Holz gefertigt waren und es wurden sogar krebserregende Stoffe gemessen.

"Environmental Health Perspectives" ist eine amerikanische Zeitschrift, die monatlich durch das "American National Institute of Environmental Health Sciences" herausgegeben wird. Sie informieren die Öffentlichkeit über wichtige Themen bezüglich Umwelt und Gesundheit. Sie haben in zahlreichen Untersuchungen festgestellt, dass aus den meisten Plastiksachen und anderen Kunststoffen hormonstörende Stoffe frei werden, sogar aus denjenigen, die BPA-frei sind. Es ist schon sehr besorgniserregend, dass beinahe alles Spielzeug und andere Gebrauchsgegenstände aus diesen Stoffen gefertigt sind. Sie bilden nicht nur eine Gefahr für uns, wenn wir direkt über die Haut in Kontakt damit kommen oder weil wir etwas durch die Nahrung oder durch Getränke aus Plastikverpackungen in unseren Körper bekommen, sie geben auch noch hormonstörende Stoffe an unsere Atemluft ab. In der Wissenschaft ist schon sehr lange bekannt, dass die Anwesenheit hormonstörender Stoffe in unserem Lebensraum zu immer mehr Gesundheitsbeschwerden führen. Ich hatte bereits erwähnt, dass hormonstörende Stoffe zu den "Endokrinen Disruptoren" gehören. Diese Stoffe wirken wie ein Hormon und zerstören die Hormonbalance, daher auch der Name.

Die Folgen sind: Eine größere Chance von Übergewicht und verminderte Fruchtbarkeit, sowohl bei Männern als auch Frauen. Außerdem besteht eine größere Chance von Hoden-, Brust- und Prostatakrebs. Daneben haben diese Hormonstörer auch noch einen nachteiligen Einfluss auf die sekundären Geschlechtsmerkmale, sodass wir nun Mädchen sehen, die schon sehr früh menstruieren und volle Busen entwickeln und Jungen mit sehr weiblichen Merkmalen. Vor allem Kinder sind sehr sensibel für diese Art von Stoffen. Sie können Ihr Kind – und sich selbst – schon mit kleinen Veränderungen viel weniger mit diesen Giftstoffen belasten.

Lassen wir uns mal mit der Geburt eines Babys beginnen. In Kapitel 2 habe ich bereits Tipps gegeben, wie Sie Ihr Baby in einem sicheren Kinderzimmer schlafen lassen können. Aber in vielen Babypflegeprodukten stecken ebenfalls schädliche Stoffe, in der Kleidung, die Ihr Baby trägt und im Spielzeug.

Weg-werf-Windeln sehen aus, als wären sie nur aus Papier und so werden sie meistens auch genannt. Jedoch bestehen diese Windeln zu 70–85 % aus Zellulose und zu 15–30 % aus Chemikalien und Plastik. Die Unterseite der Windeln ist Kunststoff. Windelausschlag wird meistens eben nicht durch zu langen Kontakt mit Urin und Kot an der Haut verursacht, sondern dadurch, dass die chemischen Stoffe der Windeln und Windeltücher in die zarte Haut der Babys eindringen.

Es ist darum ratsam, Weg-werf-Windeln so oft wie möglich mit Baumwollwindeln abzuwechseln. Sie können z. B. Baumwollwindeln zu Hause benutzen und unterwegs oder in der Kindertagesstätte die Weg-werf-Windeln. Das ist nicht nur besser für die Gesundheit Ihres Kindes, sondern auch viel besser für die Umwelt. Weil Ihr Kind durch den Gebrauch von Baumwollwindeln keinen Windelausschlag bekommt, brauchen Sie außerdem weder Talkum noch Salben. Diese Produkte enthalten nämlich auch allerlei Chemikalien und sind darum in den meisten Fällen nicht gut für Ihr Baby. Sollte Ihr Kind dann doch einmal einen Windelausschlag bekommen, können Sie am besten bei jedem Windelwechsel biologisches, kalt gepresstes Kokosöl auf den Unterleib cremen.

Laut den Berechnungen der Stiftung "Milieu Centraal" ist der Gebrauch von Baumwollwindeln günstiger und viel besser für die Umwelt, als die üblichen Weg-werf-Windeln. Hierbei werden natürlich auch die Wäsche und die Produktion von Baumwolle genauestens unter die Lupe genommen, was nicht in jedem Fall umweltfreundlich ist. Für die Produktion der Windeln sind viele Bäume nötig, doch vor allem die Fertigung von Zellulose aus diesen gefällten Bäumen ist sehr schlecht für die Umwelt. Dieser Prozess erfordert viele chemische Stoffe, vor allem beim Bleichen. Außerdem dauert es sehr lange, bis eine Plastikwindel sich völlig auflöst. Baumwollwindeln können Sie umweltfreundlich dadurch waschen, indem Sie nur in vollen Waschtrommeln ohne Weichspüler und mit einem umweltfreundlichen, phosphatfreien Waschpulver – 40° C sind völlig ausreichend. Baumwollwindeln "wachsen" endlos mit und Sie können sogar auf die Suche nach Second-Hand-Windeln gehen und sich nebenbei auch für Windeln entscheiden, die aus biologischer Baumwolle hergestellt sind.

Baumwollwindeln standen natürlich auch auf meiner Wunschliste an Mutterschaftsgeschenken, als meine Tochter in Seoul geboren wurde. Ich bekam sie von meiner koreanischen Schwägerin, die diese Windeln schon für ihre eigene Tochter gebraucht hatte. Das waren tatsächlich noch eine Sorte altmodischer Geschirrtücher – aber die von 2 Meter Länge – die ich zuerst zu einem Rechteck falten musste, um sie dann um den Po meines Töchterchens zu wickeln. Diese musste ich mit einem Gürtel festbinden und darüber noch ein Windelhöschen. Eine Windel zu wechseln kostete mich doppelt so viel Zeit, als mit einer Weg-werf-Windel und nicht zu vergessen, dazu gehörte natürlich auch ein paar Mal täglich die schöne Arbeit, den Kot aus den Windeln zu kratzen, bevor diese in die Waschmaschine konnten. Wirklich, Sie sind überrascht, dass so ein kleines Wesen, das nur von Muttermilch lebt, so viel Kot produzieren kann!

Gegenwärtig hat jeder Hundebesitzer eine Kotschüppe bei sich, wenn sie "Gassi gehen" und somit hatten wir in unserem Badezimmer unsere eigene Kotschüppe in einem Fach stehen. Ich kann nicht leugnen, dass es sehr viel Arbeit machte, um diese ultralangen Geschirrtücher zu waschen und an die Wäscheleine zu hängen. Ich machte es nicht nur, um Geld zu sparen, denn dann hätte ich es niemals 1 ½ Jahre durchgehalten, sondern weil ich meinem Kind einen sicheren Start geben wollte, machte ich es aus Liebe – und wirklich: Mit Mutterliebe können Sie allem widerstehen!

Gegenwärtig können Sie es sich selbst sehr einfach machen, auch wenn Sie sich für Baumwollwindeln entscheiden, denn es gibt z. B. vorgeprägte (biologische) Baumwollwindeln. Das Einzige, was Sie bei jedem Windelwechsel machen müssen, ist, eine neue Einlage mit einem Papiervlies zu platzieren. Dadurch können Sie in einem Schritt den Kot herausholen, ohne kratzen zu müssen. So eine Einlage ist sehr kompakt, braucht nur wenig Platz in der Waschmaschine und ist schnell in die Baumwollwindel gelegt. Somit kostet die Reinigung von dauerhaften Windeln nicht mehr Zeit, als das Wechseln mit Weg-werf-Windeln. Die Baumwollwindeln gibt es in unterschiedlichen Größen zu kaufen, sodass Ihr Kind sie solange tragen kann, bis es windelfrei ist.

Windeltücher sollten Sie besser nicht benutzen, um den Popo abzuwischen. Wenn Tücher wie durch ein Wunder all den festgebackenen Kot in einem Wisch vom Popo Ihres Babys wegputzen können, auch noch nach einem Blumenstrauß riechen, anstelle des Kots, dann wissen Sie bereits, dass eine ganze Reihe chemischer Stoffe in den Tüchern stecken müssen. Bitte lesen Sie mal den Verpackungstext dieser Windeltücher, dann wissen Sie, dass Sie mit einem solchen Tuch allerlei Chemikalien in den Popo Ihres Kindes wischen. Schließlich benutzen wir ja auch kein chemisches Toilettenpapier, oder? Warum sollten Sie es dann bei Ihrem Baby tun? Sie können viel besser ganz gewöhnliches WC-Papier benutzen, darauf etwas Olivenöl sprühen und damit den Popo Ihres Babys abwischen. Das geht genauso gut, wie die anderen Tücher und ist besser für Ihr Kind (und noch viel günstiger).

Es gibt auch waschbare Monatsbinden und Einlagen zu kaufen, die nicht undicht sind, komfortabel sitzen und hygienisch sind. Weil sie sehr klein sind, machen sie weder große Umstände noch belasten sie die Umwelt, wenn Sie sie in die Waschmaschine stecken. Der Gebrauch von Weg-werf-Monatsbinden ist natürlich für Frauen viel weniger schädlich, als das von Weg-werf-Windeln für Babys und das schon darum, weil wir höchstens 1 Woche im Monat die Monatsbinde verwenden, während das Baby 24 Stunden und 7 Tage die Woche diese Windeln braucht.

Schnuller, Beißringe und Spielzeuge, die Kinder gerne in den Mund nehmen, können Sie besser bei speziellen Websites bestellen, die die sicheren Varianten ohne schädliche hormonstörende Stoffe verkaufen.

Wenn Sie es mit einem giftfreien Leben sehr ernst nehmen, können Sie sich und Ihre Kinder auch mit Kleidung aus biologischer Baumwolle ausstatten. Beinahe nirgends werden so viele Pestizide gebraucht, wie beim Anbau von Baumwolle. Baumwollplantagen werden 30–40 Mal pro Jahr mit sehr giftigen Entblätterungschemikalien besprüht, sodass die Blätter die Erntemaschinen nicht beschädigen können. Das hat sowohl eine große Verunreinigung des Bodens als auch des Grundwassers zur Folge, also auch wiederum sehr negative Folgen für die Gesundheit.

Greenpeace hat 2011 viele Kleidungsmarken nach schädlichen Stoffen untersucht. Daraus ergab sich, dass 20 international bekannte Modemarken Kleidung verkauften, die chemische hormonstörende Stoffe enthielten und eine sehr bekannte Modemarke verkaufte sogar Kleidung, in der krebserregende Stoffe verarbeitet waren. Diese Konzentrationen waren noch innerhalb der EU-Richtlinien, jedoch geben diese keinerlei Sicherheit, dass sie nicht doch gesundheitsschädigend sind. Es gibt so viele Produkte auf dem Markt, die durch die EU und die jeweiligen Regierungen erlaubt und auf gar keinen Fall sicher sind. Die Normen der EU und der Regierungen sind sehr häufig viel niedriger, als von den Menschen, die diese Normen nicht für sicher halten. Das Problem ist nur, dass obwohl die Konzentration in der Kleidung selbst vielleicht nicht hoch genug ist, um diese zu verbieten, jedoch beim Waschen dieser Kleidungsstücke diese Schadstoffe in unser Grund- und/oder Trinkwasser gelangen können. Sie lassen sich nicht herausfiltern, wodurch wir diese Stoffe auch noch mit unserer Nahrung und den Getränken in uns aufnehmen. Außerdem gibt es in den Produktionsländern vielfach keine Regeln über die Entsorgung dieser Stoffe. Die Fabriken entledigen sich von ihnen durch Abwasserleitungen ins nächstgelegene Gewässer, wo es eine direkte Gefährdung der Bewohner und der Natur darstellt.

Ich kann mir gut vorstellen, dass es für viele Menschen finanziell nicht möglich ist, nur biologische Kleidung zu kaufen. Diese Kleidung ist meistens etwas teurer und häufig nicht so modisch wie konventionelle. Das Wichtigste ist, die Kleidung giftfrei zu kaufen, die direkt mit der Haut in Kontakt kommt. Somit kaufen Sie nur Unterwäsche, Windeln, Socken, Hemden und Hosen, die aus biologischen Materialien gemacht sind.

In der heutigen Zeit ist alles drahtlos, wie z. B. Handys, iPhones, iPads, Haustelefone, Internet und sogar Fernseher. Die Folgen davon: Wir sind immer mehr Strahlung ausgesetzt. Befürworter und Gegner werfen sich gegenseitig Beweise um die Ohren, in welchem Maß diese Strahlung schädlich ist (oder auch nicht). Die Wi-Fi-Industrie behauptet, dass Strahlung völlig ungefährlich ist und hat hierbei den Vorteil des Zweifels, weil alle möglichen Folgen bis jetzt als ungefährlich eingestuft werden, weil sie bisher noch nicht sichtbar sind. Es ist darum sehr schwierig, jetzt die Gefahren zu benennen, die erst in dutzenden von Jahren als Schaden an unserer Gesundheit wahrgenommen werden können. Die Entwicklung von

Wi-Fi ist relativ neu, somit gibt es auch keinerlei Studien bezüglich der langfristigen Wirkung auf unseren Körper. Trotzdem ist dieses System als gut definiert und der Markt überschwemmt, weil es gut für die Wirtschaft ist.

Der australische Nachrichtensender "TEN News" hat eine Reportage über die Gefahren von Wi-Fi gemacht – sie ist auf YouTube zu sehen. Hier kamen verschiedene australische Wissenschaftler zu Wort, darunter der Neuro-Chirurg Charlie Teo, der einen deutlichen Zusammenhang zwischen elektromagnetischer Strahlung (EM) von Wi-Fi und Gehirntumoren sieht.

Don Maisch ist ein Spezialist auf dem Gebiet von EM und Sicherheitsvorschriften. Er sagt in dieser Reportage, dass er sich viele Sorgen um die 3 % der Bevölkerung macht, die äußerst sensibel auf EM reagiert und dadurch ernsthafte Gesundheitsbeschwerden bekommen können. In den Niederlanden würde das bedeuten, dass 3 % unserer 16 Millionen Einwohner, damit also rund 480.000 Menschen, durch Strahlung krank werden können. Wenn Sie das einmal mit den Krankheitskosten und Lohnausfallkosten durchrechnen, bezahlen wir sowohl buchstäblich als auch körperlich einen hohen Preis für ein bisschen Komfort. Außerdem sind unsere Kinder laut Maisch somit "Versuchskaninchen", weil wir keine Ahnung haben, welchen Einfluss diese Strahlung auf sie hat. Für Kinder ist die Wi-Fi-Strahlung noch viel schädlicher, weil deren Nervensystem und Gehirn sich noch entwickeln müssen. Ihre Schädel sind dünner und kleiner, wodurch die Strahlung viel tiefer und intensiver in ihr Gehirn eindringen kann. Eine Untersuchung hat gezeigt, dass Schulkinder seit dem Entstehen der "Social Media" in den Schulleistungen sehr viel schlechter abschneiden. Es ist sehr wahrscheinlich, dass sich die Schulkinder zu viel mit der "Social Media" beschäftigen und dadurch weniger Zeit ihren Hausaufgaben widmen. In dieser Reportage war ebenfalls zu sehen, dass Kinder u. a. in der Schule "Collingwood" in Australien direkt nach der Installation von Wi-Fi allerlei Beschwerden bekamen. Während ihrer Schulferien verschwanden diese Beschwerden alle und sobald die

Schule wieder begann, kamen sie zurück. Auch in Ontario/Kanada waren Eltern davon überzeugt, dass ihre Kinder nach der Installation von Wi-Fi in der Schule krank geworden sind.

Wenn Menschen sich dafür entscheiden, im Haus alles drahtlos zu installieren – was ungeahnte Risiken für sie selbst und für ihre Kinder mit sich bringt –, dann ist das deren persönliche Entscheidung. Aber Kinder den ganzen Tag in Räumen von Schulen oder Kindertagesstätten Strahlungen von drahtlosen Einrichtungen auszusetzen, ohne die Zustimmung der Eltern, sollte gesetzlich nicht gestattet sein. Denn es gibt immer mehr Eltern, die das ihren Kindern nicht zumuten wollen. Der Grund, warum Regierungen Wi-Fi genehmigen, ist, dass man vor allem den Fokus auf den thermischen Effekt von Wi-Fi legt und d. h., ob die Strahlung Einfluss auf die Körperwärme hat. Wenn nämlich die Körperwärme zunimmt, hat das Schäden an den Organen zur Folge. Wi-Fi ist tatsächlich zu schwach, um unsere Körpertemperatur zu beeinflussen und gehört damit zu der nicht thermischen Strahlung. Aber das bedeutet nicht, dass diese Strahlung überhaupt keinen Einfluss auf unsere Gesundheit hat. Es wurden viele Studien über die Gefahren für die Gesundheit als Folge des Gebrauchs mobiler Handys und der Anwesenheit von Telefonmasten gemacht und es scheint, dass sie Gehirntumore verursachen können. Weil Wi-Fi-Strahlung schwächer ist, als die von Handys und Sendemasten, werden sie als sicher deklariert.

Auch das ist wiederum eine Frage von logischem Denken. Ob etwas schädlich ist, hängt von der Menge ab, der wir ausgeliefert sind. In dem sogenannten "Bio-Initiative Report" stehen Tausende Studien über Wi-Fi. Darin wird der Zusammenhang zwischen langjähriger Bloßstellung an schwacher Strahlung und vielen Gesundheitsbeschwerden genauestens erläutert.

Ein Handy scheint Gehirntumore verursachen zu können, sogar wenn Sie es nicht 24 Stunden am Ohr haben. Wi-Fi ist heutzutage überall anwesend. Wenn Sie zu Hause auch noch Wi-Fi haben, leben Sie und Ihre Kinder 24 Stunden täglich mit Strahlung, weil die meisten Wi-Fi Router und Modems nachts nicht ausgeschaltet werden. Obwohl die Strahlung von Wi-Fi schwächer als von Handys ist, kommt sie doch durch Beton. Demnach können wir also nicht von einer schwachen magnetischen Strahlung ausgehen, der wir täglich ausgesetzt sind. Mit dieser Feststellung können wir ganz einfach zu dem Schluss kommen, dass Wi-Fi-Strahlung also auch durch unseren Körper geht und dort unsere Körperzellen berührt. Wi-Fi-Strahlung stört auch unser Energiefeld, was zu körperlichen und geistigen Beschwerden führen kann, wie z. B. Kopfschmerzen, Konzentrationsprobleme, Müdigkeit und Depressionen.

2011 wurde eine weitere Untersuchung über Strahlung von argentinischen Wissenschaftlern durchgeführt und in der Zeitschrift "Fertility and Sterility" publiziert. In dieser Untersuchung wurden Spermazellen gesunder Männer 4 Stunden lang neben einem Laptop platziert. Die eine Hälfte wurde zu einem Laptop mit und die andere Hälfte bei einem Laptop ohne Wi-Fi gestellt. Das Sperma von der ersten Gruppe sah nach nur 4 Stunden bedeutend schlechter aus, als bei der Gruppe ohne Wi-Fi und sogar ¼ der ersten Gruppe war tot! Das ist doch wohl ein deutliches Zeichen, was Wi-Fi mit unseren Körperzellen macht! Viele drahtlose Telefone und Baby-Phones benutzen DECT-Technologie, die vergleichbar mit Wi-Fi-Strahlung ist und auch hier ist äußerste Vorsicht geboten.

Ich selbst laufe lieber mit Kabeln und Schnüren herum oder stolpere sogar lieber darüber, als über eine Anzahl von Jahren vielleicht einen Gehirntumor zu bekommen von einem drahtlosen Raum, der voller Strahlung steckt. In der Rechtsprechung ist jemand solange unschuldig, bis das Gegenteil bewiesen ist und so wird nun auch nach Wi-Fi geschaut, denn es ist solange unschuldig, bis das Gegenteil bewiesen ist. Ich behaupte lieber: "Solange die Sicherheit nicht bewiesen ist, besteht für mich keine Unschuld."

Die Liste der Produkte, die wir täglich gebrauchen und die schädlich sind, ist lang, wie z. B. Matratzen, Pflegeprodukte, Kosmetika, Kleidung, Fußbodenbelag, Möbel, Auto-Interieur und noch vieles mehr. Ich kann mir sehr gut vorstellen, dass Sie davon langsam müde oder gar irritiert sind, dass ich dies alles beschreibe und dass Sie vielleicht selbst der Meinung sind, dass ich hiermit völlig durchdrehe. Doch viele Menschen denken, dass unsere Nahrung und die Gebrauchsgegenstände unseres täglichen Lebens sicher sind, nur weil die Regierung einmal grünes Licht gegeben hat, um sie auf den Markt zu bringen. Aber meistens ist die Regierung selbst auch nicht gut über die schädlichen Effekte eines Produktes informiert, weil diese durch den Fabrikant in mehr oder minderem Maße verborgen gehalten werden. Nicht selten wird ein Produkt in erster Instanz als "völlig sicher" eingestuft und daraufhin auf den Markt gelassen. Erst Jahre später kommt man dahinter (nach völlig neuen Untersuchungen), dass das Produkt sehr wohl schädliche Folgen für die Gesundheit hat, so wie z. B. bei den Zigaretten. Jedoch in vielen anderen Fällen wird sehr wenig getan, um den Konsumenten zu warnen und die Produkte aus dem Handel zu nehmen.

Ist das nicht eine völlig verkehrte Welt? Denn was gängig ist, scheint doch nicht so sicher zu sein, wie wir alle glauben. Wir müssen Lebensmittel, Produkte und Kleidung, die sicher und giftfrei sind, mit einem Markenzeichen versehen und dafür auch noch mehr Geld bezahlen. Aber haben wir eigentlich nicht einfach auch das Recht, in einer sicheren, giftfreien Umgebung zu leben und unsere Kinder darin aufwachsen zu lassen?

Wenn die KWF-Krebsbekämpfung ihre jährlich wiederkehrende Aktion im Fernsehen zeigt, machen alle bekannten Niederländer (VIPs) mit. Wir schauen alle zu und spenden massenhaft Gelder, weil jeder irgendwie schon einmal in seinem Leben etwas mit Krebs zu tun hatte. Es betrifft dich selbst oder jemanden aus deiner unmittelbaren Umgebung. Darum wollen wir den Kampf gegen den Krebs angehen und sind auch bereit, die KWF-Krebsbekämpfung mit großen Spenden zu fördern, sodass mehr Forschung zur Bekämpfung und Heilung von Krebs möglich ist. Doch für mich steht deutlich fest, dass die Hauptursache von Krebs die vielen chemischen Stoffe und vielleicht sogar auch die elektromagnetische Strahlung ist, womit wir täglich umgeben sind.

Ich bin der felsenfesten Überzeugung, dass Umweltorganisationen, wie z. B. Greenpeace, tatsächlich mehr für den Kampf gegen den Krebs tun, als die Krebsstiftung. Greenpeace führt Untersuchungen bei vielen Produkten durch, in denen schädliche und krebserregende Stoffe stecken, warnt Menschen davor und plädiert außerdem für ein Verbot dieser Stoffe. Die KWF-Krebsbekämpfung investiert keinen Cent in ein wachsendes Bewusstsein bei den Menschen, wenn es um giftige und krebserregende Stoffe in unserem Zusammenleben geht. Wir alle stecken vielleicht lieber den Kopf in den Sand, weil wir den Komfort, Luxus und billige Massenprodukte – die mithilfe chemischer Stoffe gemacht wurden – nicht mehr missen wollen und unsere Wirtschaft lebt von den Betrieben, die mithilfe der Chemie enorme Gewinne machen. Aber wenn der Preis, den wir dafür bezahlen müssen, sowohl unsere eigene Gesundheit als auch die Vernichtung unserer Umwelt betrifft, dann müssen wir uns wirklich einmal fragen, ob der chemische Sektor uns dient oder ob wir dem chemischen Sektor dienen. Es wird höchste Zeit, dass wir unseren Kopf aus dem Sand holen und unsere Augen vor der Wirklichkeit öffnen. Gift ist überall und Sie können dem beinahe nicht entkommen. Aber je mehr Menschen giftfrei leben, desto größer wird auch die Chance, dass sich tatsächlich etwas verändert.

16

Irreführende Lebensmittel-Empfehlungen

ch persönlich habe in der Grundschule nur 2 Diplome bekommen: Mein Schnürsenkel- und mein Schwimmdiplom. Das 1. Diplom habe ohne große Mühe bestanden, wenn auch nur dadurch, dass ich den Vorteil von Schuhen mit Klettverschluss hatte. Das 2. habe ich mit vielen Tränen geschafft und das vor allem, weil ich während des Schwimmens viele Schluckaufs von dem Wasser bekam, was ich verschluckte. Ich habe immernoch einen Ekel beim Schwimmen und außer für den Schwimmunterricht meiner Tochter bekommt mich auch niemand mehr ins Schwimmbad!

Seit 2007 können Grundschul-Kinder in den Niederlanden noch 1 Diplom dazu erwerben und das ist das "Schmier-Diplom". Das "Schmier-Diplom" besteht aus 3 Schritten:

Zuerst müssen die Kinder das Lied singen: "Ich sah 2 Bären Brötchen schmieren ..."

Danach müssen sie eine Farbtafel, auf dem ein Butterbrot abgebildet ist, mit weißer Fingerfarbe als Margarine bestreichen.

Und zuletzt müssen sie mit einem echten Messer, richtiger Margarine ein Butterbrot schmieren und dieses aufessen.

Zum Abschluss erhalten sie dann ihr "Schmier-Diplom". 2009, 2 Jahre nach Einführung dieses Diploms, hatten mehr als 400.000 Kleinkinder und Kinder dieses Diplom in Empfang genommen.

Dieses Diplom ist ein Teil der Kampagne "Schmiere Dich groß", die – wie kann es auch anders sein – durch die Informations-Gesellschaft

Margarine, Fette und Öle (MVO) gestartet wurde. In deren Broschüre ist Folgendes zu lesen:

"Mit dieser Kampagne will die Informations-Gesellschaft für Margarine, Fette und Öle Eltern, Kindern und Schulleiter darüber informieren, dass es sehr weise und gesund ist, jedes Butterbrot mit Margarine zu bestreichen. Auf diese Weise wollen wir Kleinkindern auf spielerische Weise gesunde Essgewohnheiten beibringen."

Auf der Website des MVO (Produktgesellschaft Margarine, Fette und Öle) gibt es ferner zu lesen:

"Die Gesellschaft Margarine, Fette und Öle beherzigt die gemeinschaftlichen Interessen aller Glieder der Produktionskette von Ölen und Fetten."

Öle und Fette bilden eine sehr wichtige Kraftquelle, nicht nur für den Körper, doch auch für die Wirtschaft. Denn bedenken Sie: Was passiert mit unserer Wirtschaft, wenn wir alle auf einen Schlag keine Margarine mehr essen?

Im Vorstand des MVO sitzen dann auch die Vertreter aller Gruppen, die Mitglied in der Produktion von Margarine, Öle und Fette sind. Beachten Sie auch jene Tatsache, dass die Vereinigung der niederländischen chemischen Industrie ebenfalls dazu gehört. Das macht also sehr deutlich, dass Margarine bestimmt kein natürliches Produkt ist:

➤ Der Verein niederländischer Fabrikanten von essbaren Ölen und Fetten
➤ Der Bund niederländischer Margarinefabrikanten
➤ NOFOTA, Netherlands Oils, Fats and Oilseeds Trade Association
➤ Der Verein verarbeiteter Schlachtprodukte (VVS)
➤ Die Verwertung von Ölen und Fetten oder anderes bis zur Nahrung für Menschen
➤ Der Verein der niederländischen chemischen Industrie
➤ Der Verein zentrales Büro des Lebensmittelhandels

Sie sind sehr offen und ehrlich, was ihre Zielsetzung angeht: "Wo Entwicklungen die Interessen der einzelnen Glieder übertreffen, ergreift die MVO die Initiative für ein gemeinschaftliches Vorgehen. Das kann aus der Betreuung der Interessen bei der Regierung bestehen, die Einleitung kollektiver Forschung, die Entwicklung von gemeinsamen Projekten oder das Einleiten spezieller Informationsveranstaltungen."

Es darf gesagt werden: Sie arbeiten sehr transparent, also sehr offen und ehrlich! Sie erstellen damit selbst die Nachfrage ihrer Produkte, nämlich durch Veranstaltungen und Informationsaktivitäten, wie z. B. die "Schmierkampagne". An sich gibt es daran nichts auszusetzen. Jeder Betrieb hat eine eigene Marketing- bzw. Werbeabteilung, womit sie mit aller Macht versuchen, ihr Produkt so gut wie möglich auf den Markt zu bringen. Wenn z. B. "Snickers" die Menschen davon überzeugen will, dass es den herzhaften Appetit auf eine leckere Weise stillt und darum "Snickers" den Preis wert ist, dann ist das prima! Aber jedem sollten doch die Haare zu Berge stehen, wenn der Minister für Volksgesundheit auf einmal sagen würde, dass "Snickers" einen guten Beitrag zur allgemeinen Gesundheit beiträgt. Für mich wäre es wirklich kein Problem, wenn die Margarine-Industrie behaupten würde, dass ihr "Geschmiere" eine gute Alternative ist, wenn Sie kein Geld für die gute alte Rahmbutter haben, jedoch etwas auf Ihr Butterbrot schmieren wollen, sodass die Schokostreusel nicht wegrollen. Aber Menschen massenhaft glauben zu lassen, dass Margarine gesund ist, während es der Gesundheit geradezu schadet, empfinde ich als Betrug und "Falschspielerei".

Das allererste "Schmier-Diplom" wurde von der damaligen Ministerin für Landbau, Natur und Lebensmittelqualität Fr. Verburg vergeben. Gerade die Regierung sollte doch diejenige sein, die die Regeln vorgibt, oder? Wenn die Ministerin eine derart aktive Rolle in dieser Kampagne spielt, wie z. B. beim Verteilen der "Schmier-Diplome", fragen ich mich doch zurecht, in welcher "Bananen-

Republik" wir leben, während unsere Wirtschaft scheinbar auf Margarine und nicht auf Bananen läuft! Es ist in jedem Fall gut zu wissen, dass dieses Ministerium für u. a. Lebensmittelqualität sich auch der Tatsache bewusst ist, dass es wirtschaftliche Interessen für viel wichtiger erachtet, als das Interesse an qualitativ guten Lebensmitteln für die Bevölkerung. Sie haben nämlich ihren Namen inzwischen geändert: Ministerium für Landbau und Wirtschaft.

Das "Ich wähle bewusst"-Logo ist das Logo der niederländischen Stiftung: "Ich wähle bewusst". Das ist keine Kampagne der Regierung, denn diese Stiftung wurde 2006 von verschiedenen Firmen gegründet, wie z. B. Campina, Friesland Foods und Unilever, mit der Unterstützung zahlreicher Supermarktketten und dem Verein niederländischer Catering Organisationen. Am grünen oder blauen Sticker kann der Konsument auf einen Blick sofort erkennen, welche Produkte innerhalb einer bestimmten Produktgruppe die gesündesten sind. Das ist für sich eigentlich eine schöne Initiative! Nur die Kriterien, die ein Produkt erfüllen muss, um so einen Sticker zu bekommen ist aus meiner Sicht nicht vernünftig. Für einen grünen Sticker muss das Produkt in eine Skala von 5 passen: Weniger Fett, gesättigte Fette, weniger Salz und zugefügten Zucker enthalten, als andere Produkte aus dieser Produktgruppe. Einen blauen Sticker bekommt es, wenn es nicht in die Skala der 5 passt, aber sehr wohl etwas weniger Fett, Salz und zugefügten Zucker enthält.

Das 2. Kriterium macht diese Initiative gerade wiederum sehr schwach. Der Fabrikant muss sich nämlich bei der Stiftung anmelden und wenn sein Produkt das 1. Kriterium erfüllt, muss er für den Erhalt des Logos bezahlen. Das Ergebnis daraus ist, dass eine günstigere Marke vielleicht kein grünes Logo hat, während es gleichzeitig weniger Fette, Salz und Zucker enthält, als das Produkt einer A-Marke, die dieses Logo eben hat, doch eigentlich die schlechtere Wahl ist. Denn haben Sie einmal nachgesehen, auf welchen Produkten dieses Logo steht? Ich würde dann mal viel lieber behaupten:

Auf welchen Produkten steht es eben nicht drauf? Es steht auf Trinkjoghurts, Pommes Frites Soße, auf Fertigmahlzeiten, wie z. B. Pasta-Soßen, auf Pizzen, Erfrischungsgetränken – somit alles Produkte, bei denen jedem sehr klar ist, dass diese überhaupt keinen Beitrag zu einer guten Ernährung leisten. Doch weil alle zahlenden Betriebe mitmachen dürfen, nimmt die Anzahl der Produkte mit dem "Ich wähle bewusst"-Logo sehr schnell zu. 2007 waren es nur 105 Produkte mit dem bekannten Sticker und in 2011 waren es bereits 6.600 Produkte.

Das Kriterium, dass etwas eine bessere Wahl sei, nur weil es etwas weniger Fett, Salz und zugefügten Zucker enthält, ist doch sehr trügerisch. Viele Konsumenten haben gegenwärtig ganz andere Kriterien, um zu bestimmen, ob ein bestimmter Artikel gesund und somit eine bessere Wahl ist. Sie finden es nämlich beispielsweise besonders wichtig, dass diese keine schädlichen chemischen Stoffe enthalten und dass es nicht aus genetisch manipulierten Grundstoffen gefertigt ist.

Nehmen Sie z. B. einen Trinkjoghurt einer bestimmten Marke. Der steckt voller chemischer Farbstoffe und ist mit dem äußerst schädlichen Aspartam gesüßt und bekommt doch das "Ich wähle bewusst"-Logo, weil kein Zucker drin ist (oder vielleicht, weil der Fabrikant einer der Gründer dieser Stiftung ist?). Gleichzeitig bekommt ein biologischer Trinkjoghurt – nur mit Rot Bete-Saft gefärbt – diesen Sticker nicht, weil er mit natürlichem Rohrzucker gesüßt ist. Hierdurch treffen viele Mütter massenhaft die Wahl für einen Trinkjoghurt mit diesem Logo, während gerade dieser randvoll mit schädlichen Inhaltsstoffen ist.

Es gibt auch Pizzen mit dem Sticker, weil diese Pizzen zufällig etwas weniger Fett, Salz und Zucker enthalten, als die Pizza einer anderen Marke und der Hersteller für die Vergabe des Logos Geld bezahlt hat. Viele Menschen müssen dann doch denken, dass diese Pizza gesund ist, weil das schöne Logo abgebildet ist.

Das Problem ist ferner, dass Menschen, die selbst darüber nachdenken, was gesund und was nicht gesund ist, ein Logo überhaupt brauchen. Sie wissen selbst, dass eine Pizza und Fertig-Pasta-Soßen, verpackter Apfelsaft und Trinkjoghurt voller Farbstoffe, absolut keine gesunde Wahl sind, auch wenn sie so einen grünen Sticker haben. Aber Menschen, die überhaupt keine Ahnung haben, was gesund und nicht gesund ist, fallen natürlich auf ein derartiges Logo herein und denken, dass sie bewusst und gesund entscheiden, während sie sich doch eigentlich völlig verkehrt verhalten.

Kurzum: Das "Ich wähle bewusst"-Logo ist lediglich ein Werbeinstrument, wobei die Hersteller ihre eigenen Produkte promoten, indem sie den Konsumenten durch die richtige Wahl bezüglich der Gesundheit bewusst in die Irre führen und die Regierung die Täuschung des Konsumenten durch den Hersteller toleriert.

Die Regierung finanziert das Institut Lebensmittelzentrum, jeder hat deshalb auch Vertrauen in diese Instanz und folgt deren Tipps. Für Menschen, die keine Ahnung von gesunder Ernährung haben, ist diese Seite eine gute Hilfe, um die ersten Schritte in Richtung einer gesunden Ernährungsgewohnheit zu machen. Das Lebensmittelzentrum behauptet, dass ihre Tipps auf wissenschaftliche Untersuchungen basieren und dass sie völlig unabhängig sind, weil sie ja durch die Regierung finanziert werden. Aber wenn Sie mal logisch nachdenken, dann ist gerade diese Tatsache, dass sie von der Regierung finanziert werden, ein Grund für große Fragezeichen bei einigen Behauptungen. Sie schreiben z. B., dass es nicht schädlich ist, Kindern (im Alter von 1 Jahr) "light"-Erfrischungsgetränke zu geben, auch nicht, wenn es um große Mengen geht. Sie empfehlen es sogar, weil weniger Zucker drin ist. Aus verschiedenen Untersuchungen ist bekannt, dass künstliche Süßstoffe sehr schädlich sind, besonders für Kinder. Nur weil die Regierung Süßstoffe genehmigt hat, also auch für Kinder, können sie natürlich nicht behaupten, dass diese schädlich sind, weil sie ja damit indirekt zugeben würden, dass sie mit der Politik ihrer Regierung nicht einer Meinung sind, die sie schließlich finanziert.

Diese Logik gehört ebenfalls zu den beruhigenden Nachrichten, die wir vom Lebensmittelzentrum bekommen, wenn es um alles Gemüse und Obst geht, was es in den Niederlanden zu kaufen gibt. Sie behaupten z. B., dass biologische Nahrung nicht nötig ist, weil alle Giftstoffe dieser Produkte innerhalb der Sicherheitsnormen fallen. Aber verschiedene unabhängige Organisationen, wie z. B. Greenpeace, WECF (Women in Europe for a Common Future), Umweltverteidigung und Foodwatch haben in den niederländischen Supermärkten verschiedene Messungen durchgeführt, um genau zu sehen, wie viele Giftstoffe sich in Obst und Gemüse befinden und es stellte sich heraus, dass in verschiedenen Produkten die gesetzlich gestattete Menge weit überschritten wurde! Vor allem für kleine Kinder waren manche Produkte nicht sicher genug, um sie zu verspeisen. Es ist doch logisch, dass das Lebensmittelzentrum hier nicht mit einstimmt, weil sie damit zugeben würden, dass die Regierung (die dieses finanziert) betreffend der Sicherheitspolitik von gesundheitsfördernden Lebensmitteln gescheitert ist.

Ich finde es äußerst besorgniserregend, dass sie "light"-Erfrischungsgetränke (mit Aspartam) für Kinder im Alter von 1 Jahr empfehlen, nur weil darin weniger Zucker enthalten ist. Ich glaube auch, dass ihre Unabhängigkeit nicht mehr gegeben ist, seit sie mit der Stiftung "Ich wähle bewusst" zusammenarbeiten. Auf diese Weise stehen sie unter dem Einfluss von Unternehmen, die diese Stiftung gegründet haben, wie z. B. Campina, Friesland Foods und Unilever, die generell nicht dafür bekannt sind, vor allem Produkte für die Gesundheit zu produzieren. Die Politik des Lebensmittelzentrums über Fette bleibt leider unverändert und sie promoten immer noch Margarinen und ungesättigte Pflanzenöle (die Produkte der Hersteller, mit denen sie jetzt zusammenarbeiten), obwohl diese voller Fette stecken, die auf eine schädliche Methode mithilfe chemischer Stoffe verarbeitet wurden. Denn zu viel ungesättigte Öle, die sie besonders empfehlen, scheint also erst recht die Ursache vieler Herzkranzgefäßkrankheiten zu sein.

Der Verkauf cholesterinsenkender Medikamente ist auch eine große Marketing- und Werbestrategie, die zulasten der Gesundheit von Menschen geht und deren Notwendigkeit den Menschen eingeredet wurde. Für eine gute Gesundheit haben wir erst recht Cholesterin nötig! Sowohl die Muttermilch von Mensch und Tier als auch das Eidotter, aus dem später ein Küken wächst, enthält Cholesterin, weil genau das für ein optimales Wachstum und Gesundheit lebensnotwendig ist! Es sind inzwischen von zahlreichen Wissenschaftlern Bücher und Publikationen erschienen, die sehr deutlich zeigen, dass Cholesterin selbst überhaupt nicht schädlich ist, aber das künstliche Herabsenken – mit Medikamenten und bestimmte Margarinen, die das von sich behaupten – sehr wohl! Ich nenne dann auch die 2 bekanntesten:

Der Deutsche Dr. med. Walter Hartenbach mit seinem Buch: *Die große Cholesterin-Lüge.*

Der Däne Uffe Ravnskov mit seinem Buch: *Mythos Cholesterin: Die zehn größten Irrümer.*

Beide behaupten, dass Cholesterin ein natürlicher Stoff Ihres Körpers ist, der zum Aufbau der Geschlechtshormone, Gallenflüssigkeit, Zellmembranen, Vitamin D und für die Produktion des Stresshormons Kortisol verantwortlich ist. Wenn jemand außergewöhnlich viel Cholesterin produziert, bedeutet das wiederum, dass bei den o. g. Prozessen irgendetwas vor sich geht, wie z. B.: Jemand hat so viel Stress, dass er ungewöhnlich viel von dem Anti-Stress-Hormon Kortisol produziert. Um aber diese Mengen überhaupt zu produzieren, hat der Körper mehr Cholesterin nötig und er wird den Cholesteringehalt folglich erhöhen. Die beste Methode ist also nicht, das Cholesterin unmittelbar mit Medikamenten zu senken, sondern die Nachfrage nach noch mehr Cholesterin zu lösen. Wenn Sie sich mit diesem Thema ausführlicher beschäftigen, werden Sie zahlreiche Bücher und Informationen darüber finden, die deutlich untermauern, dass Cholesterin nicht schädlich, sondern eben gerade dringend nötig für uns ist.

Der amerikanische Herzchirurg, Dr. med. Dwight Lundell, war jahrelang Chef der Abteilung Chirurgie im "Banner Hart" Krankenhaus in Mesa, Arizona. Er schrieb ein fantastisches Buch mit dem Titel: "Die Heilung von Herzkrankheiten". Hier beschreibt er auch, dass cholesterinsenkende Mittel Herz- und Herzkranzgefäßkrankheiten nicht verbessern, sondern dass diese sogar sehr schädlich sind. Er schreibt in seinem Buch und in Interviews, dass er mehr als 25 Jahre Erfahrung als Herzchirurg und mehr als 5.000 Herzoperationen durchgeführt hat. Er und alle seine Kollegen sagten damals ihren Patienten, dass die Herzkrankheiten durch einen zu hohen Cholesteringehalt verursacht wurden und dass sie nur von einer fettfreien Diät und von cholesterinsenkenden Medikamenten profitieren würden. Wenn sie von dieser Meinung abwichen, wurden sie als "Ketzer" gesehen. Aber es ist inzwischen so klar wie noch nie, dass nicht etwa das Cholesterin, sondern etwas völlig anderes die Hauptursache von Herz- und Herzkranzgefäßkrankheiten ist. Jetzt will er sich dafür einsetzen, diesen großen Fehler zu korrigieren. Der "Cholesterin-Mythos" wird vor allem durch die pharmazeutische Industrie lebendig gehalten, die jedes Jahr Milliarden an cholesterinsenkenden Medikamenten verdient und damit die Gesundheit von so vielen Menschen schädigt. Er beschreibt, wie folgt, wodurch Herz- und Herzkranzgefäßkrankheiten verursacht werden.

Bei vielen Menschen, die Herz- und Herzkranzgefäßkrankheiten hatten, wurde tatsächlich ein hoher Cholesteringehalt in deren Adern gemessen. Hieraus zog man sofort den Schluss, dass Cholesterin an sich schon schädlich sein musste und verantwortlich für verstopfte Adern. Genauso wurde angenommen, dass der Cholesteringehalt für eine optimale Gesundheit so niedrig wie möglich sein müsste. Darum wurden also massenhaft cholesterinsenkende und eine fettarme Diät vorgeschrieben. Ist diese Feststellung überhaupt richtig?

Selbst nach vielen Untersuchungen bei Herz- und Herzkranzgefäßkrankheiten wurde direkt das Cholesterin als der große Übeltäter und Bösewicht angesehen. Somit wurde also keine weitere Untersuchung nach der wirklichen Ursache der Anhäufung von Cholesterin in den Adern durchgeführt, mit allen Folgen daraus.

Wenn der menschliche Körper einen Eindringling signalisiert, der nicht in den Körper gehört, wie z. B. Bakterien, Viren und Giftstoffe, hat er ein ausgezeichnetes Mittel, um diese sofort wieder zu vertreiben: nämlich eine Entzündung. Aber das ist auch die Reaktion unseres Körpers auf schädliche Nahrung, wie zu viel raffinierte Kohlenhydrate oder zu viel der ungesättigten Pflanzenöle, wie z. B. Soja-, Mais- und Sonnenblumenöl. Fette also, die gerade empfohlen werden, weil sie angeblich gesünder als gesättigte Fette seien. Wenn Sie also stets mehr von diesen Produkten zu sich nehmen, die o. g. Bestandteile enthalten, dann bekommen Sie viele solcher Entzündungen in ihrem Körper und Adern, die nicht verschwinden, sondern schlechter werden. Diese chronischen Entzündungen in Ihren Blutgefäßen müssen Sie also als Wunden in den Adern betrachten: Sie verursachen Staus! Wenn keine Entzündungen in Ihrem Körper oder in Ihren Adern sind, dann kann das Cholesterin sich frei durch Ihren Körper bewegen, so wie die Natur es vorgesehen hat. Es wird sich dann nicht an der Wand der Adern festsetzen, um dort danach Herzkrankheiten oder Schlaganfälle zu verursachen.

Die trügerische Auffassung, dass Cholesterin schlecht ist, wurde durch die Lebensmittel- und pharmazeutische Industrie lebendig gehalten, weil sie an den sogenannten cholesterinsenkenden Medikamenten und cholesterinsenkenden Lebensmitteln Milliarden verdienen können, wie z. B. die so sehr bekannte Margarine.

Warum hält die Regierung bei großen Unternehmen die Hand darüber, bei denen finanzieller Gewinn auf Kosten der allgemeinen Gesundheit geht? Margarinehersteller dürfen in ihren "Schmierkampagnen" behaupten, dass Margarine gesund und gut fürs Herz ist. Fabrikanten dürfen durch grüne Logos ihre eigenen Produkte in ein falsches gesundes Tageslicht setzen. Die pharmazeutische Industrie darf cholesterinsenkende Mittel promoten und verkaufen, obwohl gerade diese sehr schlecht für die Gesundheit sind.

Die Pflegekosten explodieren und die Regierung scheint nur einen einzige Idee zu haben: Sparen!

Aber inzwischen führt diese Politik dazu, dass Menschen noch ungesünder und dicker werden, als Folge von völlig falschen Anweisungen, die ihnen gegeben wurden. Ich denke, dass sehr viel Geld bei den Pflegekosten gespart werden könnte, wenn Menschen besser durch eine wirklich unabhängige Instanz informiert werden, die sich dann selbst auch noch regelmäßig und ständig auf dem Laufenden hält.

17

Kranke Menschen sind gut für die Wirtschaft

In Süd-Korea gibt es an jeder Straßenecke eine Apotheke. Trotz der großen Konkurrenz, kann jeder Apotheker davon gut leben! Für viele Koreaner sind – neben dem Kimchi – eine Pille und ein Schnaps die tägliche Kost. Wenn Sie dort zum Arzt gehen, mit welchen Beschwerden auch immer, erhalten Sie immer ein Rezept. Das ist nämlich genau das, was von einem koreanischen Arzt erwartet wird.

Stellen Sie sich einmal vor, dass eine Mutter mit ihrem Kind, welches Fieber hat, zum Arzt geht, und dieser sagen würde: "Sorgen Sie dafür, dass es gut trinkt, im Haus bleibt und viel schläft, dann wird es ganz von selbst wieder gesund", dann würde die Mutter den Arzt sehr empört anschauen und sagen: "Ist das jetzt das Einzige, was Sie zu sagen haben? Bin ich dafür zu Ihnen gekommen? Was für eine Geldverschwendung!" Kurzum: Süd-Koreaner finden, dass sie nur etwas für ihr Geld bekommen haben und gesund werden können, wenn sie ein Rezept von ihrem Arzt erhalten. Das finden wir vielleicht lächerlich, aber auch in den Niederlanden werden viele Pillen geschluckt.

Ich kenne in den Niederlanden eine Frau, deren Vater plötzlich verstorben ist. Ihm ist auf dem Fahrrad plötzlich übel geworden und er ist tot umgefallen. Sie hatte kaum Kontakt zu ihrem Vater und somit hatte sie überhaupt keine Ahnung, ob er krank war und was die Ursache seines plötzlichen Todes war. Sie ging in sein Haus, um alles zu erledigen und fand dort einen Medikamentenschrank voller Pillen vor, wie z. B. Medikamente gegen hohen Blutdruck, gegen Diabetes, cholesterinsenkende Mittel, Antibiotika und Antazida (gegen Sodbrennen). Als sie diese Medikamentenmenge sah, dachte sie: "Es ist doch nur logisch, dass er gestorben ist, denn wenn er so viel Medikamente schlucken musste, dann musste er doch so sehr krank sein, dass sein Körper jeden Moment zu atmen aufhören konnte". Was ich jedoch dabei dachte war: "Es ist doch logisch, dass er gestorben ist, denn wenn Sie so viele Medikamente täglich schlucken müssen, dann müssen Sie auf Dauer daran auch sterben ..."

Die meisten Menschen haben wirklich ein bedingungsloses Vertrauen in Medikamente und gehen davon aus, wenn sie vom Arzt verschrieben werden, es nur gut für sie sein kann und dass sie dadurch wahrscheinlich nur gesünder werden können.

Denn seit der Entstehung des pharmazeutischen Sektors wurden viele Menschen gerettet, viele Schmerzen gelindert, das Leben vieler chronisch Kranker verlängert und auch qualitativ weit vorausgedacht. Denn wo wären wir Frauen heute ohne die Pille? Noch stets hinterm Herd, so denke ich. Dann mit 4 Kindern in der Schule, 1 Kind im Kinderwagen, 1 Kind auf dem Rücken, 1 Kind an der Hüfte, 1 Kind an der Brust und 1 Kind im Bauch ...

Die Pharmazeuten erfüllen somit verschiedene Rollen in unserer Gesellschaft als Informanten (über Krankheiten), als Entwicklungshelfer (durch die Verbreitung von Impfungen und Medikamente in der 3. Welt) und als Heiler von Krankheiten. Hierdurch haben Menschen ein großes Vertrauen und Respekt vor ihnen. Sie sehen es als primäres Ziel der Pharmazeuten, dass sie Menschen gesünder machen wollen und dass sie gute Empfehlungen zur Vorsorge und Heilung geben. Nochmals: Ohne Medikamente wäre das Leben vieler Menschen ein ganzes Stück unangenehmer. Die Erfindung mancher Medikamente ist für bestimmte Menschen ein wahrer Segen. Die pharmazeutische Industrie hat tatsächlich bahnbrechende Erfolge zu verzeichnen und ich will nicht verschweigen, dass sie sehr wichtig für unsere Gesellschaft ist. Aber die Tatsache bleibt, dass wir den pharmazeutischen Sektor als eine Satzung sehen, die immer Recht hat und der 100 % vertraut werden kann! Genauso wie wir früher den Pfarrer, den Papst und die Kirche sahen, alles glaubten und taten, was sie uns vorgeschrieben haben. Jetzt, wo wir nicht mehr so abhängig von der Religion sind, nun auch selbst logisch nachdenken und zur Feststellung gekommen sind, dass die Kirche nicht immer Recht hat und dass auch sie viele Fehler macht!

Vielleicht ist es nun an der Zeit, beim Anwenden von Medikamenten ein bisschen mehr unseren gesunden Menschenverstand zu gebrauchen, bevor wir (buchstäblich) alles schlucken, was uns vorgeschrieben wird.

Die Entstehung des Lebensmittelsektors machte es möglich, dass die Grundnahrungsmittel für jeden in der westlichen Welt bezahlbar und erreichbar wurden – was ein absoluter Fortschritt und Segen war, nämlich: keine hungrigen Menschen mehr! Nun ja, von einem bestimmten Moment an waren die Menschen satt und dadurch stagnierte der Absatzmarkt. Darum begann der Lebensmittelsektor uns mit Produkten zu verführen, die wir per se eigentlich nicht nötig haben, die uns jedoch Genuss und Geschmack gaben und damit wurde dieser Lebensmittelsektor eine Industrie mit allen damit verbundenen Nachteilen.

Es wurden richtig viele Bücher und Artikel von Forschern und Journalisten geschrieben, die die Arbeitsweise des pharmazeutischen Sektors genauer unter die Lupe genommen haben. Sie wollen uns deutlich machen, dass dieser dieselbe Entwicklung genommen hat, wie der Lebensmittelsektor. Sie bieten uns eben nicht mehr nur das, was wir dringend nötig haben, sondern sie wollen uns auch davon überzeugen, dass wir besser "funktionieren", wenn wir mehr Pillen und Medikamente schlucken! Es ist sehr deutlich, dass die pharmazeutische Industrie genau wie jedes andere Unternehmen auch, seinen Markt vergrößern will und das Einzige, was sie dafür tun müssen, ist, die Nachfrage nach ihrem Produkt zu steigern! Es ist darum in ihrem Interesse, dass Menschen sich eben nicht für Nahrung und Produkte aus der Natur entscheiden, um ihre Gesundheit zu verbessern, aber sehr wohl für (chemische) Medikamente.

Was die Natur produziert, ist frei für jeden, darauf gibt es keine Patente und darum lässt sich daran auch nicht viel verdienen. Mal hypothetisch angenommen, dass der Verzehr von Kiwis Krebs vorbeugen und sogar heilen könnte, würde doch jeder Kiwis essen und würde dann die Nachfrage steigen, wären die Menschen gierig, es zu produzieren und zu verkaufen. Jeder wäre dann auch frei in seiner Entscheidung, Kiwis anzubauen und es wäre für einen Bauern unmöglich, den gesamten Absatzmarkt von Kiwis zu bestreiten. Doch sobald Sie etwas erfinden, was nicht in der Natur selbst vorkommt, können Sie darauf ein Patent anmelden. Somit sind Sie der Einzige, der es produzieren und auch verkaufen darf – der gesamte Markt steht dann ausschließlich Ihnen zur Verfügung. Das einzige Problem der pharmazeutischen Industrie, ist, dass für deren Absatzmarkt kranke Menschen nötig sind.

Verschiedene Autoren schreiben in ihren Büchern sehr deutlich, dass das leider keine Hindernisse für die pharmazeutische Industrie ist und dass sie auf einfachste Weise einen Weg gefunden haben, auch gesunde Menschen Medikamente schlucken zu lassen. Sie leugnen nicht die Wichtigkeit der Medikamente und dass der pharmazeutische Sektor bahnbrechende Arbeit geleistet hat und noch leistet. Auch dass Gewinne dabei erzielt werden, ist überhaupt kein Problem, wenn dieser Dienstleistungssektor die Interessen des Volkes vertritt. Jedoch ist bei ihrer Recherche sehr deutlich geworden, dass viele pharmazeutische Unternehmen ihre Position missbrauchen und dass nur die Gewinnmaximierung im Vordergrund steht. Darum ist die Pharmazie eine echte Industrie, nur noch "Big Business", die folglich auch "Big Pharma" genannt wird. Ich persönlich sehe sie vor allem als Pillenfabrik, d. h. "The Pharma Factory".

Die folgenden Bücher haben dann auch Titel, die uns verdeutlichen, dass diese Pillenfabriken uns alle als potenzielle Patienten sehen!

"Big Pharma: How the World's Biggest Drug Comanies Control Illness".

Das ist ein Buch der britischen Journalistin Jacky Law. Sie beschreibt in ihrem Buch, dass nur ein paar große pharmazeutische Unternehmen – die Billionen Gewinne jedes Jahr machen – tatsächlich die Regeln der Politik in der Gesundheitsvorsorge bestimmen. Dabei ist eben nicht die allgemeine Gesundheit das Wichtigste, sondern das Erzielen von höchstmöglichem Gewinn! Aus diesem Grund wird auch viel mehr in Marketing investiert, als in Forschung und Entwicklung, denn ein gutes Marketing bringt ein Vielfaches seiner Investition wieder zurück. Gute und ehrliche Forschung dagegen schmälert den Gewinn, weil das Ergebnis daraus häufig deutlich macht, dass die meisten Medikamente eigentlich niemals auf den Markt gebracht werden dürften.

"Big Pharma" bestimmt dann auch, wonach geforscht wird und welche Medikamente entwickelt werden und laut Jacky ist es sehr offensichtlich, dass es nicht die Medikamente sind, die wirklich der Gesundheit dienen, sondern diejenigen, die am meisten verkauft werden können. Es ist verboten, für Medikamente direkt Werbung zu machen. Wenn wir also über die Art und Weise des Marketings von "Big Pharma" sprechen, dann demonstrieren Jacky und andere Autoren sehr deutlich, dass vor allem daran gedacht wird, gute und enge Beziehungen zu Ärzten aufzubauen, sie damit zu manipulieren, damit sie genau diese Produkte an ihre Patienten verschreiben.

Während der Medizin-/ Medikamentenausbildung wird die Aufmerksamkeit nie auf die Vorsorge und Heilung von Beschwerden/Krankheiten mittels guter Ernährung gerichtet. Es wird ausschließlich gelernt, Krankheiten mit Medikamenten zu behandeln. Pharmazeutische Unternehmen bezahlen Kongresse von Ärzten, Psychiatern, anderer medizinischer Fachleute und Medizinstudenten, denen Reisen und Geschenke angeboten werden. In dem Buch steht auch, dass Ärzte sogar durch die Pharmazeutische Industrie in die Irre geführt werden. Sie werden z. B. gebeten, Medikamente an ihre Patienten zu verschreiben, während sie selbst überhaupt keine Ahnung davon haben, ob diese wirklich sicher sind und dem eigentlich beabsichtigten Zweck dienen.

"Bad Pharma: How Drug Companies Mislead Doctors and Harm Patients"

Das ist ein Buch des britischen Arztes und Wissenschaftlers Ben Goldacre. Goldacre beschreibt in dieser "dicken Pille" vorrangig die Art und Weise der Medikamenten-Forschungen (und deren Ergebnisse), wovon überhaupt nichts zu stimmen scheint. Medikamente werden nicht durch unabhängige Instanzen, sondern nur durch die Hersteller untersucht, die das Resultat so beeinflussen, dass es in jedem Fall für sie positiv ausfällt. Es kommt vor, dass nur die positiven Ergebnisse durch "The Farma Factory" publiziert und die negativen den Ärzten und Patienten verschwiegen werden. Das klingt wie: "Viel zu schlimm, um wahr zu sein" – aber diese Art von Geschäften kommen immer mehr ans Licht.

Goldacre beschäftigt sich in seinem Buch vor allem damit, sämtliche Untersuchungen, bei denen es schiefgegangen ist, auf eine Liste zu setzen, mit dem Ergebnis, dass diese Medikamente eigentlich niemals hätten auf den Markt gebracht werden dürfen. Denn hiermit wurden viele Ärzte getäuscht und vielen Patienten großer Schaden zugefügt. Kritiker behaupten allerdings, dass Goldacre viel zu negativ ist und dass er damit die Pharmazie in ein derart schlechtes Licht gesetzt hat, dass Menschen, die diese Medikamente tatsächlich nötig haben, diese nach Lesen seines Buches nicht mehr einnehmen und damit sich und ihre Gesundheit in große Gefahr bringen.

"Selling Sickness: How the World's Biggest Pharamceutical Companies Are Turning Us All Into Patients" von Ray Moynihan.

Ray beginnt sein Buch mit einem Interview, das Henry Gadsden dem "Fortune Magazine" gab. Er war der CEO eines der größten Pharmaunternehmen, Merck. Er erzählte, dass seine größte Herausforderung war, Medikamente an gesunde Menschen zu verkaufen, weil es ihn maßlos störte und frustrierte, dass sein Markt nur auf kranke Menschen beschränkt blieb.

30 Jahre später ist es "The Farma Factory's" dann auch wirklich gelungen, ihre Produkte tatsächlich an gesunde Menschen zu verkaufen. Ray gibt an, dass pharmazeutische Unternehmen mit den besten Marketingunternehmen der Welt zusammenarbeiten, um Menschen neue Beschwerden und sogar Krankheiten einzureden.

Hierbei werden bestimmte natürliche Beschwerden ganz einfach zu ernsthaften Gesundheitsrisiken umbenannt, die dann nur mit Medikamenten zu beheben oder vorzubeugen sind, wie z. B.:

Die Menopause (Wechseljahre), bei der jede Frau Probleme hat, muss auf einmal mit Medikamenten behandelt werden.

Cholesterin, welches ein ganz natürlicher körpereigener Stoff ist, wird auf einmal als etwas sehr Ungesundes betrachtet und muss mit Medikamenten gesenkt werden.

Depressionen müssen mit Pillen behandelt werden.

ADHD: Kinder und Erwachsene bekommen sehr schnell das Etikett verpasst, dass sie ADHD haben und müssen natürlich mit Medikamenten behandelt werden, wie z. B. Ritalin.

Blutdruck: Werte eines zu hohen Blutdrucks wurden im Lauf der Jahre stets mehr gesenkt und was früher noch als ein normaler Blutdruck angesehen wurde, ist nun auf einmal viel zu hoch, sodass jetzt noch viel mehr Menschen blutdrucksenkende Medikamente schlucken können.

Ray beschreibt ferner, dass viele Medikamente gerade die Beschwerden, wogegen sie verschrieben werden, noch verschlimmern oder sogar verursachen, was den Menschen suggeriert, dass diese Medikamente wirklich dringend nötig waren.

Antidepressiva können sogar suizidal wirken, was bei einem Selbstmord in der Familie für die Bestätigung sorgt, dass der- oder diejenige tatsächlich so depressiv war, dass die einzige Hoffnung nur die Pillen waren und selbst diese nicht mehr helfen konnten!

Diuretika, die häufig Menschen mit einem hohen Blutdruck verschrieben werden, stellen eine völlig verkehrte Balance im Kalium-Natrium-Haushalt her und genau das kann einen Herzinfarkt verursachen. Diuretika sorgen ebenfalls für eine Feuchtigkeitsansammlung, deshalb funktionieren die Nieren auf Dauer nicht mehr gut, was dann wiederum der Grund für einen hohen Blutdruck ist! Damit kommt dieser Patient in einen Teufelskreis. Durch die Diuretika arbeiten die Nieren nicht mehr gut und bekommen Ödeme und darum müssen diese Patienten diese Medikamente weiterhin einnehmen, d. h. sie kommen niemals mehr davon los. "The Farma Factory" hat sie jetzt völlig abhängig von den Diuretika gemacht und schließlich haben sie durch Nierenversagen, Verlust von Kalium und Natrium eine wesentlich größere Chance auf einen Herzinfarkt. Der Arzt und "The Farma Factory" können in diesem Fall dann mit Recht behaupten:

"Sehen Sie, hoher Blutdruck führt immer zu einem Herzinfarkt, somit muss jeder diese Pillen einnehmen!"

Cholesterinsenkende Mittel können ebenfalls einen Herzinfarkt verursachen. In dem Augenblick, in dem ein Arzt diese Medikamente verschreibt und der Patient tatsächlich einen Herzinfarkt bekommt, denkt doch jeder sofort:

"Sehen Sie mal, der Doktor hatte wieder einmal recht. Sein hoher Cholesterinspiegel hat tatsächlich einen Herzinfarkt verursacht und sogar die Pillen hatten keinen Erfolg mehr."

Während eben genau diese Pillen die eigentliche Ursache des Herzinfarktes waren.

Die Autoren schreiben logischerweise über die Verhältnisse in ihren jeweils eigenen Ländern, wie z. B. England, Australien und Nordamerika. Jedoch glaube ich nicht, dass es in den Niederlanden viel anders ist. Denn McDonalds verkauft hier schließlich genau dieselben Big Mac Hamburger wie in Amerika und Großbritannien und auf der ganzen Welt kennt man dasselbe Liedchen: "... I´m loving it ...".

Das Konsumentenprogramm "Radar" hat in 2 Sendungen deutlich gezeigt, was niederländische pharmazeutische Betriebe alles unternehmen, um gesunde Menschen an Medikamente heranzuführen. Es geht um Forschungen, die durch genau diese bezahlt wurden und bei denen das Ergebnis von vornherein bereits feststand. Dabei

175

werden sogenannte "Medical Opinion Leaders" eingesetzt, Ärzte, die dafür bezahlt werden, bestimmte Medikamente bei Kollegen und auch in den Medien zu promoten. Der 2. Teil befasste sich mit den sogenannten Symptom-Krankheiten, die dem Konsumenten mithilfe von intensiven Kampagnen eingeredet werden, damit sie endlich auch an diese Medikamente herangeführt werden können. Das ist genau das, was Ray Moynihan in seinem Buch beschreibt.

Sie können regelmäßig in den Nachrichten lesen, dass "The Farma Factory" Strafen bezahlen müssen, wie z. B. "GlaxoSmithKline", die eine Rekordsumme von 3 Milliarden Dollar an die amerikanische Regierung bezahlen musste. Sie hatten ein Medikament auf den Markt gebracht, obwohl sie genau wussten, dass dieses nicht sicher war und hatten beim Promoten anderer Medikamente ebenfalls noch weitere Betrügereien begangen.

Ein anderer pharmazeutischer Betrieb, "Pfizer", wurde zu einer Strafe von 1,8 Milliarden Dollar verurteilt, weil sie Medikamente in den Verkauf gebracht hatten, die eigentlich kein "grünes Licht" bekommen hatten. Das größte Problem ist, dass diese Unternehmen gerne mal eben 2 oder 3 Milliarden Dollar für eine Gesetzeswidrigkeit, also eine Straftat, bezahlen, weil es im Endeffekt doch noch 20 Milliarden Dollar einbringt, um diese Produkte trotz allem in den Verkauf zu bringen. Diese Strafgelder betrachten sie dann auch nur als eine Art Portokosten von der eigentlichen Gewinnsumme. Alle "Farma Factories" haben zusammen letztes Jahr 19,8 Milliarden Dollar Strafe bezahlen müssen. Doch das ist natürlich nur ein Tropfen auf den heißen Stein im Verhältnis zu den Milliarden Euro und Dollar, die sie an Gewinnen scheffeln. Nur in Europa werden alleine rund 200 Milliarden Euro Gewinne pro Jahr eingefahren (laut den Zahlen der Zeitschrift "Medisch Dossiers" vom Mai 2011).

In Frankreich wurde ein Buch mit dem Titel veröffentlich: "The Guide to the 4.000 Useful, Useless or Dangerous Medicines", geschrieben von Professor Philippe Even (Direktor des renommierten Necker Instituts) und Bernard Debré (Arzt und Parlamentsmitglied).

Aus ihren Untersuchungen geht deutlich hervor, dass die Hälfte aller verschriebenen Medikamente in Frankreich völlig nutzlos, gefährlich oder sogar tödlich für diejenigen Menschen sind, die diese einnehmen. Sie behaupten in ihrem Buch, dass rund 20.000 Menschen pro Jahr an Medikamenten sterben, die schädlich und nutzlos sind. Nebenbei wurden hierdurch auch noch rund 100.000 Patienten in Krankenhäusern aufgenommen. Die Kosten dadurch sind rund 10 Milliarden Euro.

In Nord-Amerika sterben 37.485 Menschen an den Folgen von Medikamentenmissbrauch und 2,3 Millionen Amerikaner haben eine Krankenhausbehandlung wegen negativer Reaktionen auf diese Medikamente nötig, auch wenn sie streng nach Vorschrift eingenommen wurden (laut den Zahlen der Zeitschrift "Medisch Dossiers" vom Mai 2011).

Menschen, die wirklich sehr krank sind und dafür auch Medikamente nötig haben, müssen aufgrund dieser Berichte keine Phobie oder Angst entwickeln. Jedoch was den Gebrauch von Medikamenten angeht, denken wir sehr oft: "Fürchte es nicht, dann schadet es auch nicht". Außerdem werden unsere Medikamente auch noch bezahlt, sodass wir es nicht in unserem Portemonnaie bemerken. Ich persönlich denke, dass wir bei einem Rezept eines Arztes genauso gut darüber nachdenken müssen, wie bei einem teuren Einkauf. Denn dann lassen wir uns meistens auch nicht gleich das erst beste Produkt aufschwatzen, was uns der Verkäufer anbietet. Dann schauen wir uns nämlich zuerst nach Alternativen um, ob die Qualität gut ist und wir bedenken vor allem sehr gut, ob wir es wirklich nötig haben! Der Hersteller will uns nämlich immer glauben lassen, dass wir es dringend nötig haben! Henry Gadsen gab in seinem Interview selbst zu, dass es sein Ziel ist, auch gesunde Menschen an den Konsum von Medikamenten heranzuführen.

Ich persönlich glaube deshalb auch, dass Medikamente uns eher krank als gesund machen. Denn es gibt inzwischen sehr gute Alternativen zu Medikamenten, Sie müssen jedoch dafür offen sein und sich darin vertiefen wollen. Selbst dann ist es schwierig, wenn die Regierung Sie dabei nicht unterstützt und eine gigantische, mächtige Industrie Sie versucht, daran zu hindern.

Nehmen Sie z. B. die Einführung des Gesetzes "Codex Alimentarius", das am 14. Dezember 2012 in Kraft getreten ist. Die Kommission "Codex Alimentarius" (lat. für Lebensmittelkodex) wurde 1963 aufgrund des internationalen Handels u. a. durch die Vereinten Nationen gegründet, um Richtlinien und Normen bezüglich Lebensmittelsicherheit und Konsumentenprodukte und Produktqualität festzusetzen. Jetzt ist es eine VN-Organisation und fällt sowohl unter unter die FAO (Internationale Nahrungs- und Landbauorganisation der Vereinten Nationen) als auch unter die WHO (Weltgesundheitsorganisation). Das Hauptaugenmerk liegt vor allem auf den Lebensmitteln der Konsumenten. Absprachen werden u. a. darüber getroffen, was auf den Etiketten der Lebensmittel verpflichtend stehen muss:

➢ der Gebrauch von Zusätzen (die erlaubt sind und in welcher Menge)
➢ die Norm zugelassener Stoffe, die keine Funktion haben, wie z. B. Schimmel und Verunreinigungen
➢ standardmäßige Richtlinien die Hygiene betreffend

Dieses neue Gesetz verbietet Herstellern, Verkäufern und Journalisten, Gesundheitsangaben zu machen und über ein bestimmtes Produkt zu schreiben, es sei denn, es ist durch die EFSA (European Food Safety Authorithy) genehmigt.

An sich ist es natürlich eine prima Entwicklung, dass es beispielsweise einem Plätzchenfabrikanten verboten ist, auf die Verpackung zu schreiben, dass seine Plätzchen gesund sind und sogar eine Erkältung heilen können. Doch kein einziger Fabrikant würde das auf die Verpackung seiner Plätzchen schreiben, weil er genau weiß, dass es niemand glauben würde. Um dieser überdeutlichen Form von Betrug zuvorzukommen, ist dieses Gesetz wirklich nicht nötig. Das größte Problem ist jedoch, dass durch die Einführung dieser Verordnung es unmöglich gemacht wurde, Menschen zu informieren, welche Stoffe aus der Natur wirklich gesund sind und welche natürlichen Produkte Krankheiten heilen können. Es darf z. B. nicht mehr gesagt werden, dass Vitamin C eine gute Vorbeugung gegen Krebs ist, dass Kokosöl vor Schimmel und Bakterien schützt und dass Vitamin B gegen Depressionen helfen kann. Es ist noch niemand an der Einnahme von Vitaminen und den Konsum von Kokosöl gestorben, doch es sterben Zehntausende oder vielleicht sogar Hunderttausende Menschen an Medikamenten. Trotzdem darf die pharmazeutische Industrie nach wie vor behaupten, dass ihre Medikamente sicher sind und dass ihre Pillen den Cholesteringehalt senken und damit Herzkrankheiten verhindern. Sie dürfen ferner behaupten, dass ihr Ritalin gegen ADHD hilft und dass es gut für die Kinder ist, die darunter leiden, während es in diesem Falle mehr schadet als nützt. Sie dürfen sagen, dass Impfungen effektiv und sicher sind, während viele Kinder davon große Schäden zurückbehalten.

Aber wir werden offensichtlich nicht gesünder und die Kosten im Gesundheitswesen explodieren und während die Chefs der Pillenfabrik sich mit diesem neuen Gesetz eins in Fäustchen lachen, stecken sie sich die Milliarden in die Tasche. Es wird vielleicht endlich Zeit, um sich langsam, aber sicher nach anderen Möglichkeiten umzuschauen und die Natur über die Chemie zu stellen. Lassen Sie sich bitte nicht durch ein Gesetz zurückhalten, dem wirtschaftliche Interessen wichtiger sind, als Ihre gesundheitlichen Interessen. Im folgenden Kapitel zeige ich Ihnen alternative Möglichkeiten, die Ihre Gesundheit optimal unterstützen.

18

Natur über Chemie

Weil ich 6 Jahre in Süd-Korea gewohnt habe, ist dort auch mein Töchterchen geboren und sie ist wie alle koreanischen Kinder in einem Krankenhaus zur Welt gekommen. So kurz vor der Geburt müssen Sie, wie z. B. auch hier in den Niederlanden, dafür sorgen, dass Ihr Koffer mit allen benötigten Sachen fürs Krankenhaus bereit steht. Bei mir lag in meinem Köfferchen neben der notwendigen Unterwäsche, Kleidung, 1 Pyjama, Monatsbinden (für Nachblutungen), Toilettensachen, natürlich Babykleidung und ein Briefumschlag mit einem Schreiben an das Krankenhauspersonal. Dieser Brief lautete in koreanischer Sprache: "Lieber Gynäkologe und liebe Schwestern, bitte geben Sie meinem Kind nach der Geburt keine einzige Impfung oder Antibiotika!"

Früher dachte ich, dass Impfungen wirklich nur Vorteile haben und äußerst sicher und wirksam sind, um Sie und Ihr Kind vor allerlei Krankheiten zu schützen. Ich hoffte auch, dass irgendwann eine Impfung gegen AIDS, Krebs und alles, woran Sie sterben können, erfunden wird. Jetzt bin ich doch etwas skeptischer gegenüber Impfungen geworden und habe, nach genauem Abwägen der Vor- und Nachteile, mich dazu bewusst entschlossen, mein Töchterchen nicht impfen zu lassen.

Denn ich hatte mich natürlich inzwischen schon in die Krankenhauskultur von Süd-Korea vertieft und erfahren, dass alle Kinder innerhalb von 24 Stunden nach ihrer Geburt ihre 1. Hepatitis B Impfung bekommen. Nachdem die Gynäkologin meinen Brief gelesen hatte, fragte sie dann auch, warum ich das nicht wollte. Weil ich es mir nicht selbst noch schwieriger machen wollte, antwortete ich, dass ich innerhalb eines Monats in die Niederlande zurückkehren und sie dort impfen lassen wollte. Mit dieser Antwort gab sie sich zufrieden und versprach mir, meinem Kind keine Spritze zu geben.

Eine andere koreanische Gewohnheit ist es, für jede kleine Beschwerde ein Antibiotikum zu geben und das sogar für eine einfache Erkältung oder Fieber. Alle Frauen müssen nach der Geburt noch 1 Woche im Krankenhaus bleiben und damit ist die Chance, dass Ihr Kind in dieser einen Woche Fieber bekommt somit mehr als wahrscheinlich. Deshalb auch die Bitte in meinem Brief, dass sie meinem gerade geborenen Kindchen keine Antibiotika geben sollten. Aber das konnten sie nicht versprechen, weil das vom Zustand des Babys abhing ... Diese Antwort fand ich alles andere als beruhigend, aber weil ich inzwischen starke Geburtsschmerzen hatte, konnte und wollte ich mir weiterhin darüber keine Sorgen mehr machen. Nach mehr als 12 Stunden quälender Schmerzen wurde unser Baby dann endlich geboren. Sie war völlig perfekt und hatte wirklich nichts – kein Fieber, keine Erkältung, keine Lungenentzündung, keine Infektion, also absolut nichts und sie war völlig gesund!

Trotzdem bekam sie innerhalb 1 Stunde nach ihrer Geburt eine schwere Spritze mit einem Antibiotikum in ihren kleinen perfekten gesunden Körper gespritzt! Ich hatte den Arzt doch dringend gebeten, es nicht zu tun und trotzdem hörte man mir einfach nicht zu. Ich fragte dann auch: "Was hat sie denn nun genau, dass sie das jetzt nötig hat?" Daraufhin antwortete die Ärztin: "Machen Sie sich vor allem keine Sorgen, sie ist völlig gesund, sie hat nichts, keine einzige Infektion. Jedoch war Mekonium (der erste Baby-Kot) im Fruchtwasser, was bei einer Schwangerschaft von 42 Wochen nicht ungewöhnlich ist. Wenn ein Baby Fruchtwasser mit Mekonium verschluckt, dann kann das die Atemwege versperren und dort für eine Entzündung sorgen." Und die Ärztin sagte weiter: "Machen Sie sich mal keine Sorgen, Ihre Tochter hat keine Entzündung oder Infektion und ihre Atemwege sind nicht blockiert. Darum hat sie wahrscheinlich kein Fruchtwasser verschluckt, aber wir müssen ihr dennoch

Antibiotikum geben, weil das nun einmal bei allen Babys so vorgeschrieben ist, die Kot im Fruchtwasser hinterlassen haben."
Also, ob mein Baby nun Fruchtwasser geschluckt hatte oder
auch nicht, ob sie nun eine Entzündung hatte oder auch nicht, ob
die Atemwege verschlossen waren oder auch nicht, es machte überhaupt nichts aus. Antibiotika standen im Protokoll für jedes Kind,
das im Fruchtwasser etwas Kot hinterlassen hatte! Ich hätte mich
eigentlich nur überglücklich fühlen müssen, dass ich Mutter eines
so perfekten und gesunden Kindchens geworden bin. Trotzdem
war ich sehr wütend! Am liebsten wollte ich mein Kind aus den
Händen der Schwestern reißen und damit wegrennen, aber ich lag
– wiederum gegen meinen Willen – an einer Infusion. In Süd-Korea
werden Frauen, die gerade ein Kind zur Welt gebracht haben, als
Patientinnen behandelt und müssen an eine Infusion! Ich musste
mit sehr viel Trauer zusehen, dass mein perfektes Baby, an dem
nichts verkehrt war und das keine einzige Entzündung hatte, eine
große Spritze mit Antibiotikum bekam. Ich wusste schon sehr
genau, dass das nicht ohne Folgen für sie bleiben sollte.
Aus den Forschungen des Henry Ford Hospitals in Denver geht
hervor, dass Kinder, die bereits als Baby Antibiotika bekommen
hatten, zu Allergien neigen, die sich später vor allem in Ekzemen
und in Form von Asthma äußern können. Auch Professoren der
Universität von Michigan in Ann Arbour und andere Wissenschaftler
haben diesbezüglich geforscht und alle kamen zu derselben Feststellung. Doch auch ohne die Wissenschaft damit zu beschäftigen,
ist es logisch: Antibiotika töten nämlich nicht nur schlechte Bakterien, sondern vor allem die guten und schädigen somit die Darmflora. Wenn diese Bakterien nicht ausreichend vorhanden sind,
können die Gedärme die Nahrung nicht gut verdauen. Unverdaute
Nahrungsreste können die Schleimhäute des Darms entzünden
und die Falten des Dünndarms können auf diese Art und Weise
letztendlich beschädigt werden. Somit können richtige Löcher entstehen, durch die wiederum unverdaute Nahrungsstoffe in den
Körper gelangen können und weil Ihr Körper diese unverdauten

Nahrungsstoffe nicht erkennt, werden sie als "Feind" markiert. Das Immunsystem wird sofort darauf reagieren und so kann eine Allergie entstehen, die sich später zu einem Ekzem entwickelt.

Ich hatte das Gefühl, dass meinem Baby großes Unrecht angetan wurde und mein Respekt vor den Arzt war auf den Nullpunkt gesunken. Man gibt doch einem gesunden Kind, das nichts hat, keine Medikamente! Aber die Vorschriften (und damit der Gewinn, den das Krankenhaus und somit auch "The Farma Factory" macht) sind scheinbar wichtiger, als die Gesundheitsinteressen eines gerade geborenen Babys! Der Text von Henry Gadsen aus dem "Fortune Magazine"– dass es der Traum der pharmazeutischen Industrie war, auch an gesunde Menschen Medikamente zu verkaufen – nahmen in mir immer mehr Gestalt an. In den Tagen nach der Geburt, in denen ich noch im Krankenhaus bleiben musste, wurde ich noch zweimal ausdrücklich gefragt, ob ich meiner Tochter nicht doch die in Süd-Korea verpflichtende Hepatitis B Impfung geben wollte. Wenn ich das nicht zuließe, würde sie große Gefahr laufen, infiziert zu werden. Doch das wollte ich mcinem Kindchen nicht auch noch antun, oder? Ich hätte am liebsten sehr zynisch gesagt: "Natürlich besteht bei meinem Baby eine sehr große Gefahr für Hepatitis B, Herr Doktor! Denn Hepatitis B bekommt man nur durch Kontakt mit infiziertem Blut, sexuellem Kontakt oder während der Schwangerschaft, wenn die Mutter damit infiziert ist. Angesichts dessen, dass ich als Mutter nicht infiziert bin, ist die Chance natürlich sehr groß, dass mein Baby es durch Blut eines anderen oder durch sexuellen Kontakt bekommt! Und trotz allem will ich Sie nochmals darum bitten, meinem Kindchen keine Hepatitis B Impfung zu geben!" Aber so wie jede ordentliche koreanische Mutter ließ ich mir nichts von den Irritationen anmerken, lachte nett und freundlich, dass ich ihre Besorgnis überaus schätzen würde, aber dass ich wirklich in 1 Monat in die Niederlande zurückkehren würde und ihr dort alle Injektionen geben würde und das von A–Z ...

Mein Töchterchen war das meist geliebte und einfachste Kindchen, das Sie sich überhaupt vorstellen können. Sie heulte nur, wenn sie Hunger hatte und nach dem Stillen war sie wieder völlig ruhig. Auch nachts heulte sie nur, wenn sie trinken wollte und danach schlief sie sofort wieder ein. Nichts und überhaupt kein heulendes Baby, somit lebte ich auf einer rosaroten Wolke und hatte beinahe den ganzen Vorfall um die Antibiotika vergessen.

Doch leider ... 8 Wochen später nach der Geburt begann das Elend. Sie bekam Ekzeme in seiner schlimmsten Form, die Sie sich überhaupt nur vorstellen können. Es begann mit Pickeln und Ausschlag in ihrem Gesicht, doch sehr schnell veränderte sich dieser Ausschlag in feurige, tiefrote Flecken. Sie hatte Tag und Nacht Juckreiz und Schmerzen und kratzte sich selbst völlig blutig. Diese Flecken veränderten sich dann auch sehr schnell in eine große offene Wunden, aus der ständig gelbe Feuchtigkeit kam. Ihre Wangen und ihre Stirn sahen aus, als hätte jemand ihr Gesicht mit einem glühend heißen Bügeleisen bearbeitet.

Was darauf folgte war ein unendlicher Zyklus aus gelber Feuchtigkeit, die aus den Wunden kam, austrocknete und wiederum weggekratzt wurde, weil es so sehr juckte und alles begann wieder von vorne. Sogar Handschuhe um ihre Händchen schufen keine Abhilfe. Ich tat nichts anderes, als mein Kind Tag und Nacht festzuhalten, mit ihren kleinen Fäustchen in meinen Händen, sodass sie sich nicht kratzen konnte. Weil der Juckreiz und die Schmerzen sie jedoch so verrückt machten, schüttelte sie so wild mit ihrem Köpfchen, dass ich manchmal Angst hatte, dass sie sich ihr kleines gebrechliches Genick brechen könnte. Sie scheuerte auch während der ganzen Zeit mit ihren Wangen so gegen meine Schultern, dass sich ein fröhliches Baby in ein heulendes Baby veränderte.

Es war ein schlimmer Leidensweg, sowohl für sie als auch für mich. Ich konnte es nicht ertragen, dass sie so viel Schmerzen hatte und ich war todmüde vom chronischen Schlafentzug. Natürlich ging ich mit ihr von einem zum anderen Arzt und wurde von einem Dermatologen zum anderen verwiesen und landete letztendlich bei dem Dermatologen des größten Krankenhauses in Seoul. Alle hatten nur eine Reaktion: Nämlich, dass sie noch nie eine derart extreme Form von Ekzemen gesehen hatten. Ich persönlich war felsenfest davon überzeugt, dass die Antibiotika alles verursacht haben, aber das wollte niemand zugeben (logisch, wenn für sie ein Antibiotikum ein Wundermittel gegen alles ist). Ich bekam sogar wieder ein neues Rezept über Antibiotika gegen das Ekzem ausgestellt! Alle Ärzte waren sich darin einig, dass es jetzt nicht sofort zu heilen war und dass ich mir darüber keinerlei Sorgen machen müsste. Wenn sie 3 oder 4 Jahre alt sei, dann würde es von ganz alleine verschwinden und solange müsste ich den Juckreiz mit Prednison und vor allem mit sehr viel Kortison-Salben lindern.

Also mein Kindchen sollte noch weitere 4 Jahre leiden? Mit all diesen schweren Medikamenten für so ein kleines Baby fühlte ich mich nicht wohl und somit tat ich überhaupt nichts mit all den Rezepten, die ich verschrieben bekommen hatte. Aber ich wollte natürlich mein eigenes Kind nicht noch länger leiden lassen. Also ging ich nach Hause, wo ich mit meinen eigenen Untersuchung begann, denn ich war davon überzeugt, dass eine natürliche Behandlung ohne Medikamente meinem Kind besser helfen konnte.

Die Naturheilkundler vertreten die Meinung, dass ein Ekzem ein Symptom einer Allergie oder eine Sensibilität für etwas ist, was beseitigt werden muss und in dieser Theorie konnte ich mich sehr gut wiederfinden.

Während meiner eigenen Forschung stieß ich auf die NAET-Therapie und ich suchte alle Informationen darüber zusammen, die ich finden konnte. NAET steht für: Nambudripad's Allergy Elimination Techniques. Hiermit können Sie z. B. Allergien, Übersensibilität oder Intoleranz bestimmter Stoffe und emotionale Blockaden beseitigen, wobei einfach die Energiebahnen des Körpers benutzt werden. Ich konnte in ganz Süd-Korea nur einen einzigen NAET-Therapeuten finden und der war eine 5-Stundenreise von meinem Wohnort entfernt. Trotzdem machte ich bei ihm einen Termin, denn für die Heilung meines Töchterchens hätte ich wirklich alles getan! Sie schien nun beinahe gegen alles allergisch zu sein!

Eine ganze Woche lang ging ich von montags bis freitags zu diesen NAET-Therapeuten, um meine Tochter behandeln zu lassen. Doch 5 Tage die Woche 10 Stunden täglich mit dem Zug, Metro und Bus zu reisen, war für mich und mein 2 Monate altes Baby viel zu anstrengend. Außerdem war es ein sehr kalter Winter mit Temperaturen tagsüber von minus 10 Grad Celsius. Aber vor allem die Tatsache, dass mein Koreanisch noch nicht so gut war und ich auch nicht alles verstehen konnte, was der behandelnde Therapeut sagte, machte alles besonders schwierig. Weil ich auch inzwischen durch all diese Umstände am Rande eines "Burnouts" war, beschlossen meine niederländischen Eltern, dass es viel besser wäre, für ein paar Monate zurück in die Niederlande zu kommen, um dort eine NAET-Therapie bei einem Therapeuten zu machen, der in der näheren Umgebung meiner Eltern wohnte. Somit konnten sich auch meine Eltern ein bisschen um ihr Enkelkind kümmern, sodass ich mich etwas erholen konnte. Ich nahm ihr Angebot an. In den Niederlanden angekommen, ging ich direkt zum Hausarzt zwecks Überweisung zum Dermatologen, weil ich natürlich eine offizielle Diagnose dieses Ekzems brauchte, um mit der NAET-Therapie zu beginnen und auch, um eine eventuelle Vergütung der Kosten durch die Krankenkasse zu kommen.

Genau wie die Dermatologen in Süd-Korea erschrak er sehr und sagte, dass er noch nie zuvor eine so extreme Form von Ekzemen gesehen habe. Wie seine Kollegen in Süd-Korea sah er als einzige Möglichkeit die Behandlung mit Kortison und schweren Hormonsalben, die Kortiko-Steroide. Ich fragte ihn natürlich, wie lange sie all diese Medikamente einnehmen müsste und seine Antwort war: "Bis das dieses Ekzem von selbst wieder verschwindet und das ist meistens so um das 4. Lebensjahr." Laut diesem Arzt war es die einzige Lösung, mein Kind 4 Jahre lang (vielleicht auch länger) mit diesen Salben einzucremen und das auch noch jeden Tag!

Solange Sie diese Salben anwenden, verschwindet das Ekzem, doch sobald Sie damit aufhören, kommt es mit aller Heftigkeit wieder zurück. Ein unangenehmer Nebeneffekt ist auch, dass im Laufe der Behandlung immer mehr Salben nötig sind (etwas, worüber der Arzt selbst etwas lakonisch wurde) und dass es ihre Haut stets dünner machen würde (etwas, was nicht mehr rückgängig gemacht werden könne). Die Haut wäre damit auch permanent geschädigt. Außerdem vermindern die Kortiko-Steroide alle Abwehrstoffe gegen Krankheiten und bei längerem Gebrauch (über Monate) entsteht das Risiko von Knochenschwund, eine erhöhte Infektionsgefahr, hoher Blutdruck, Magengeschwüre bis hin zum Cushing-Syndrom. Einmal mit der Behandlung begonnen, kann ein abrupter Stopp der Behandlung auch noch sehr gefährlich sein. Ich teilte dem Arzt mit, dass ich diese Behandlung als keine gute Möglichkeit sah und dass ich mich für die NAET-Therapie entschieden hätte. Er hatte persönlich noch nie davon gehört, musste aber herzhaft darüber lachen und sagte, dass das Ekzem meiner Tochter dadurch nie heilen würde. Außerdem meinte er, dass ich eine schlechte Mutter sei, wenn ich ihr diese Salben verweigern würde und sie dadurch mit dem Juckreiz leben müsste.

Einen Tag später ging ich zu Monique Croes, NAET-Therapeutin in Arnheim. Nun erkläre ich Ihnen mal eben ganz kurz und einfach, wie diese NAET-Behandlung funktioniert. Wenn Sie mehr Details darüber wissen wollen, können Sie nach NAET im Web suchen – dort ist mehr als genug zu finden.

Bei der NAET-Therapie wird mithilfe von Muskeltests geprüft, ob sich dort Allergien befinden. Monique machte jeden Tag (manchmal auch mit 1 Tag Pause) einen Muskeltest bei meinem Baby. Während der Muskeltests wurde sie mit bestimmten Stoffen (Allergenen) in Kontakt gebracht. Wenn ihr Muskel dadurch geschwächt war, dann war sie dagegen allergisch oder übersensibel. Normalerweise ist es so, dass wenn der Körper mit den Allergenen in Kontakt kommt, der Energiestrom nicht mehr gut durch die Meridiane läuft. Hierdurch entsteht eine Blockade, die sich in Form z. B. eines Ekzems äußert. Der Stoff bei dem mein Töchterchen allergisch reagierte, wurde mit der Haut in Kontakt gebracht und gleichzeitig wurden bestimmte Meridianpunkte massiert. Durch die Massage dieser Punkte kann die Energie wieder normal durchströmen und sowohl Körper als auch Geist reagieren sofort. Hierdurch stellten sie fest, dass bestimmte Allergene keine Gefahr für den Körper bedeuteten. Körper und Geist werden wieder in den Ursprung zurückgesetzt, um keine allergische Reaktion mehr zu zeigen, wenn es wieder einmal in Kontakt mit diesem Stoff kommt.

Ich hatte bereits erwähnt, dass Antibiotika nicht nur die schlechten Bakterien töten, sondern vor allem auch die guten Bakterien, die im Darm sitzen, die Darmflora. Deshalb bekam meine Tocher vom Therapeuten eine Pro-Biotika-Kur, sodass sich ihre Darmflora wieder völlig erholen konnte. Nebenbei bekam sie noch eine Omega-3-Kur in Form von Fischöl, das ich täglich unter ihr Essen mischte. Omega-3-Fettsäuren helfen nämlich gegen alle Formen von Entzündungen, wie z. B. Ekzeme.

Die NAET-Therapie, die Pro-Biotika-Kur und die Omega-3-Fettsäuren sorgten dafür, dass schon nach nur 1 Monat eine deutliche Verbesserung zu sehen war. Nach 2 Monaten hatte sie nur noch eine sehr leichte Form des Ekzems und nach 3 Monaten war sie völlig davon geheilt! Ohne irgendeine Form von Medikation – es war wie ein Wunder!

Alle regulären Mediziner, bei denen ich war, hatten nur Gelächter für diese Therapie und nannten es Quacksalberei, weil es eben nicht wissenschaftlich bewiesen werden konnte. Doch für mich ist es sehr einfach: Wenn ein Körper krank ist und nicht normal reagiert, dann hat das immer eine Ursache. Reguläre Mediziner schauen selten nach der Ursache oder sie sehen diese sehr wohl und behandeln sie trotzdem nicht. Anstelle dessen behandeln sie lediglich die Symptome. Mit anderen Worten: Sie sind nur solange geheilt, solange sie die Medikamente einnehmen, doch sobald Sie damit aufhören, werden Sie wieder krank. Vielleicht ist es Ihnen genauso wie mir bereits aufgefallen, dass Sie bei einem Hausarzt meistens nach 5 Minuten mit einem Rezept wieder draußen stehen. Wie kann jemand, Arzt oder auch nicht, schon nach 5 Minuten wissen, was die wahre Ursache Ihrer Beschwerden ist? Naturheilkundige Therapeuten und Naturheilkundeärzte suchen genauestens nach der Ursache und versuchen diese zu behandeln, wodurch die Beschwerden schnell und dauerhaft verschwinden, ohne dass eine kontinuierliche Medikation erforderlich ist. Deshalb dauert eine Beratung bei einem Naturarzt auch viel länger und das ist auch ein Grund, warum ich in diesem Kapitel den Naturärzten viel mehr Aufmerksamkeit schenken will.

Verstehen Sie mich bitte nicht falsch, ich bin überzeugt, dass die heutige Entwicklung der regulären Medizin enorm viel Gutes für kranke Menschen und für die, die medizinische Hilfe nötig haben, getan hat und auch tut. Sie können vieles, was die Naturmedizin nicht zu leisten vermag. Ich persönlich habe z. B. unwahrscheinlich großen Respekt und Bewunderung für alle Chirurgen, die mit ihren Operationen Leben retten und damit die Lebensqualität deutlich verbessern können. Da kann die Natur selbst nicht helfen! Aber ich wünsche mir, dass die regulären Mediziner nicht so arrogant über Naturärzte reden und diese nicht per se als Quacksalber und nur als Konkurrenten sehen. Daher plädiere ich für eine bessere Zusammenarbeit dieser beiden Parteien. Es wäre absolut begrüßenswert, wenn ein Naturarzt zunächst schaut, was ohne Medikamente zu verbessern ist und nur wenn keine Besserung eintritt, reguläre Mediziner es dann mit Medikamenten probieren.

Es gibt noch sehr viele Unklarheiten darüber, was ein Naturkundearzt eigentlich genau ist. Auch ein Naturkundearzt hat wie alle anderen Ärzte eine Grundausbildung in Medizin an der Universität absolviert. Er ist anschließend ein normaler Arzt und kann sich nun spezialisieren. Er kann sich für eine 4-jährige Ausbildung zum Hausarzt oder für eine Spezialisierung entscheiden, wie z. B. Internist, Kinderarzt oder HNO-Arzt (Hals-Nasen-Ohren-Arzt) und das mit einem Studium von 4-6 Jahren.

Manche Ärzte entscheiden sich, Naturkundearzt zu werden und diese Ärzte haben auf jeden Fall eine Grundausbildung zum Arzt bestanden und danach noch eine Ausbildung zum Naturkundearzt abgeschlossen. Es gibt auch Ärzte, die sich zuerst spezialisiert haben (z. B. als Kinderarzt) und die sich dann später auf die Naturheilkunde konzentrieren und die Ausbildung zum Naturkundearzt beginnen.

Was ist der Unterschied zwischen einem Naturkundearzt und einem homöopathischen Arzt? Innerhalb der Naturheilkunde gibt es verschiedene Strömungen und Spezialisierungen. So können Sie sich als Naturkundearzt u. a. auf Homöopathie, Akupunktur, orthomolekulare und ernährungsbedingte Medizin konzentrieren. Aus all diesen Spezialisierungen entstehen wiederum andere Namensgebungen, wie z. B. der Naturarzt, der homöopathische Arzt, der Akupunkturarzt oder der orthomolekulare Arzt. Mit anderen Worten: Naturarzt ist ein Sammelbegriff für alle Ärzte, die Menschen mithilfe natürlicher Methoden behandeln und das ist auf unterschiedliche Art und Weise möglich. Es gibt auch noch einen Unterschied zwischen Naturheilkundlern und Naturärzten. Naturheilkundler sind Menschen, die die eine oder eine andere Ausbildung innerhalb der Naturheilkunde abgeschlossen haben und sich demnach Naturheilkundler nennen dürfen. Innerhalb der Naturheilkunde ist eine sehr breite Skala an Ausbildungen möglich und das auf sehr verschiedenen Niveaus. Der Name "Naturheilkunde" gibt also nicht direkt Aufschluss über die Ausbildung der betreffenden Person, ist also auch ein Überbegriff.

So wie überall gibt es auch hier sehr gut ausgebildete Naturheilkundler, aber auch welche, die ihrem Namen nicht alle Ehre machen. Genau dasselbe gilt natürlich ebenfalls für Naturkundeärzte und für konventionelle (reguläre) Ärzte. Bei der konventionellen Therapie (reguläre Ärzte und Therapeuten) ist der Behandlungsablauf klar definiert. Sie gehen zuerst zum Hausarzt und dieser entscheidet, ob Sie zu einem bestimmten Spezialisten oder Therapeuten (z. B. Dermatologe oder Physiotherapeut) überwiesen werden oder nicht. Ohne Überweisung des Hausarztes geht es meistens nicht und wenn Sie einmal überwiesen wurden, sind Sie beim Spezialisten. Dieser wiederum hält sich im Allgemeinen streng an festgelegte Protokolle. Übrigens: Wenn Sie mit einer Beschwerde zum Krankenhaus A gehen, können Sie ein völlig anderes Ergebnis erwarten als im Krankenhaus B.

Innerhalb der Naturheilkunde, egal ob nun Arzt oder Therapeut, müssen Sie selbst Entscheidungen treffen.

Frage Nr. 1, die sich selbst stellen müssen, ist: Gehe ich nun zum Arzt oder zum Therapeuten?

Frage Nr. 2 könnte sein: Welche Form von Naturheilkunde ist die richtige für mich? Ist es Homöopathie, Bioresonanz oder orthomolekulare Medizin?

Das sind schwierige Fragen, vor allem deshalb, weil man oft überhaupt keine Ahnung davon hat, was diese verschiedenen Heilungsmethoden bewirken. Sie haben auf jeden Fall keinen Hausarzt, der Ihnen genau sagt, womit Sie zurechtkommen, allerdings brauchen Sie auch keine Überweisung.

Die meisten Naturkundeärzte sind der Meinung, dass eine Kombination unterschiedlicher Formen der Naturheilkunde das Beste ist. Sie erreichen diese Vielfalt dadurch, indem Sie einen Arzt/Therapeuten wählen, der selbst mehrere Techniken und Richtungen beherrscht oder Sie können gleichzeitig zu vielen verschiedenen Ärzten und Therapeuten gehen.

Gerne möchte ich Ihnen an ein paar Beispielen aus der Praxis demonstrieren, wie die Unterschiede in den Behandlungen eines regulären Arztes oder eines Naturheilkundearztes (bei identischen Beschwerden) aussehen. Da ich natürlich kein Naturarzt bin, habe ich Trudy Vlot um Rat gefragt, ob sie mir die verschiedenen Behandlungsmethoden erklären kann. Sie ist eine Naturheilkundeärztin, innerhalb der Naturheilkundemedizin der speziellen klinisch psycho-neurologischen Immunologie, ernährungsbedingten Medizin, orthomolekularen Medizin und Homöopathie. Zusammen mit ihrem Mann hat sie eine Praxis für integrale Medizin. Das bedeutet, dass der ganze Mensch gründlich untersucht wird und dass Methoden angewendet werden, die den Menschen als Ganzes behandeln und nicht nur das erkrankte Körperteil.

Naturärzte sehen Gesundheit als ein optimales Gleichgewicht zwischen Körper, Geist, Beziehungen, Familie, Arbeit und Gesellschaft.

Trudy hat u. a. folgende Ausbildungen innerhalb der Medizin abgeschlossen: Ausbildung zum Arzt, zum Naturheilkundearzt, orthomolekulare Medizin, einige Module Integraler Manueller Therapie und Masters of Science in Clinical Psycho-Neuro-Immunology. (Zur Information: Die Ausbildung der klinisch psycho-neurologischen Immunologie, die sie abgeschlossen hat, beinhaltet eine Skala von Richtungen, wie beispielsweise u. a. Phytotherapie, orthomolekulare Therapie, ernährungsbedingte Medizin, Bewegungslehre, evolutionäre Medizin, Psychologie und Immunologie. Es gibt auch eine konventionelle Ausbildung zur Psycho-Neuro-Immunologie und diese legt ebenfalls den Focus auf die verschiedenen Zusammenhänge, jedoch arbeitet sie nicht mit natürlichen Heilmitteln.)

Ich habe Trudy gefragt, warum sie sich für die Spezialisierung als Naturarzt entschieden hat. Bevor sie Medizin studierte, dachte sie, dass natürliche Medikamente auch in der normalen Medizin zur Anwendung kommen, doch sie wurde eines Anderen belehrt. Die Naturheilkunde war in ihrer gesamten Ausbildung kein Thema! Nach dem Arztexamen bekam sie erstmal ihre Kinder und beschloss, ein paar Jahre nur noch für ihre Kinder zu sorgen. Damals konnte sie gut über ihr Studium nachdenken und sich überlegen, was sie zukünftig damit anfangen wollte. Das Leben mit ihren Kindern (von denen eines auch noch eine leichte Form von Asthma hatte) bestärkte sie in ihrem ursprünglichen Entschluss, Menschen auf eine natürliche Art und Weise zu behandeln. Das holistische, d. h. ganzheitliche, Denken eines Naturarztes sprach sie viel mehr an, als das spezielle und symptomgerichtete Denken der konventionellen Medizin. Das holistische Denken bedeutet, dass der Arzt den ganzen Menschen untersucht – inklusive seines Umfelds. So kann z. B. Druck im Bauch Kopfschmerzen, ein Schlag gegen den Kopf eine Hormonstörung oder Ärger am Arbeitsplatz eine chronische

Müdigkeit verursachen, um nur ein paar Beispiele zu nennen. Wollen Sie die Beschwerden endgültig besiegen, dann müssen Sie wirklich nach allem forschen, woher sie kommen könnten.

Trudy erklärt nachfolgend kurz die unterschiedlichen Behandlungsmethoden zwischen regulären Medizinern und Naturkundeärzten anhand einiger Beispiele.

Ein Kind mit Mittelohrentzündung
Wie werden das wohl ein regulärer Mediziner und ein Naturkundearzt behandeln?

Wenn ein Kind älter als 2 Jahre alt und nicht ernsthaft krank ist, dann ist sowohl beim regulären als auch beim Naturkundearzt Zurückhaltung größtes Gebot. In beiden Fällen wird dafür gesorgt, dass die Entzündungen (wie z. B. Eiter, Schleim, Feuchtigkeit) aus dem Mittelohr mittels des Röhrchens von Eustachius (d. h. ein vorhandenes Röhrchen vom Mittelohr zur Nase) ausgeleitet wird. Das lässt sich mit physiologischem Salz durch die Nase ausspülen und sowohl beim regulären als auch beim Naturkundearzt werden Schmerzmittel verschrieben. Regulär wird als erste Wahl Paracetamol gegeben, während der Naturkundemedizin mehrere Medikamente aus der Homöopathie zur Verfügung stehen.

Wenn ein Kind jünger als 2 Jahre alt ist, die Entzündung es erfordert und der Zustand des Kindes immer schlimmer wird, gehen Sie bitte nicht selbst ans Werk, sondern konsultieren Sie einen Naturkundearzt, denn der reguläre Arzt wird sehr wahrscheinlich Antibiotika verschreiben. Wenn die Kur beendet und die Ohrenschmerzen verschwunden sind, ist es gut und damit das Ende der Behandlung. Der Naturkundearzt wird zuerst natürliche Mittel empfehlen, um die Ohrenschmerzen zu heilen und meistens ist es auch sehr gut z. B. mit der Homöopathie zu behandeln. Nur wenn alles nichts hilft, kann es doch sein, dass Antibiotika nötig sind. Jedoch wird der Naturkundearzt die Folgen, die die Antibiotika mit sich bringen, sofort wieder beseitigen. In erster Linie richtet sich die Behandlung direkt nach der Antibiotikakur auf die Heilung der Darmflora und eventuell auf eine Stärkung des Immunsystems, um einer Wiederholung zuvorzukommen.

Eine erwachsene Person mit einer Harnblasenentzündung
Wie werden ein regulärer Mediziner und ein Naturkundearzt das behandeln?

Eine Harnblasenentzündung ist meistens eine bakterielle Entzündung der Harnblasenschleimhaut und sehr oft handelt es sich um Darmbakterien. Weil die Harnröhre bei Frauen kürzer als bei Männern ist, ist die Chance bei Frauen, eine Harnblasenentzündung zu bekommen auch darum viel größer.

Diese Entzündung kann auch von selbst heilen, doch häufig wird ein Antibiotikum verschrieben. Wenn die Harnblasenentzündung hartnäckig ist oder öfters wieder zurückkommt, wird der Urin im Labor genauer untersucht, um herauszufinden, welche Bakterien diese Entzündung verursachen, um dann ein spezielles Antibiotikum einzusetzen.

Bei einmaliger Harnblasenentzündung gehen wir in der Naturheilkunde in erster Instanz von einem selbstheilenden Prozess aus und unterstützen ihn. In diesem Fall dadurch, genügend zu trinken, den Urin anzusäuern und ein (homöopathisches) Mittel, z. B. gegen die Schmerzen und das brennende Gefühl zu geben. Wenn die Entzündung stets wieder zurückkommt, wird innerhalb der Naturheilkunde genauestens untersucht, warum eine Bakterie immer wieder die Chance bekommt, eine Entzündung zu verursachen. Das Abwehrsystem hat seine Arbeit nicht gut genug getan und die Harnblasenschleimhaut ist oft beschädigt. Das sind dann auch die ersten Anknüpfungspunkte in der Behandlung: Das Verstärken des Abwehrsystems und der Harnblasenschleimhaut. Weil es meistens eine Bakterie aus dem Darm betrifft, kann der Darm auch direkt mit behandelt werden, um das Verhältnis verschiedener Bakterien im Darm wieder zu optimieren.

Ein Kind hat lang anhaltenden und ernsthaften Husten (es scheint Keuchhusten zu sein).

Wie werden ein regulärer Mediziner und ein Naturkundearzt das behandeln?

Keuchhusten ist eine Bakterieninfektion. Doch wenn jemand mit dieser Bakterie infiziert wird, dauert es ca. 2–3 Wochen, bevor derjenige überhaupt Erkältungssymptome bekommt und nochmals 2 Wochen später erkennen Sie dann den so typischen Keuchhusten. Darum macht ein Antibiotikum auch keinen Sinn mehr. Glücklicherweise ist man in den Niederlanden, auch in regulärer Medizin, immer zurückhaltender mit dem Einsatz von Antibiotika. Keuchhusten geht von selbst wieder vorbei, wenn es auch sehr oft Monate dauern kann. Er wird darum auch die "100 Tage Krankheit" genannt. Die Hustenanfälle kosten sehr viel Energie und darum können sie vor allem bei Babys sehr erschöpfend sein. Außerdem können die Hustenanfälle so ernsthaft sein, dass ein Kind sich übergeben muss und wenn das regelmäßig passiert, kann eine völlige Austrocknung die Folge sein. Dann wird insbesondere symptomatisch behandelt, d. h.: für genügend Flüssigkeitszufuhr/ Flüssigkeitsaufnahme sorgen und hustenstillende Mittel geben. Das geht sowohl mit regulären als auch mit natürlichen Mitteln. Vor allem ein homöopathischer Arzt kann Ihnen dabei weiterhelfen.

Bei einer erwachsenen Person wurde die Krankheit "Lyme-Borreliose" festgestellt.

Wie werden ein regulärer Mediziner und ein Naturkundearzt das behandeln?

"Lyme-Borreliose" ist in der Forschung eine sehr schwierig zu diagnostizierende Krankheit und das sowohl für reguläre als auch für Naturkundeärzte. Die Diagnose wird deshalb auch häufig klinisch festgestellt, d. h. aufgrund von Symptomen und der Krankheitsgeschichte, denn es betrifft eine bakterielle Infektion. Laut der CBO-Richtlinien (Centraal Begeleidings Orgaan/zu Deutsch: Zentrales Begleitorgan) wird diese darum mit Antibiotika behandelt. Diese

Kur dauert laut CBO maximal 30 Tage. Aber das ist nur sinnvoll, wenn es sehr schnell nach der Infektion passiert. Wenn die Infektion schon längere Zeit zurückliegt, empfiehlt man eine höhere Dosis, eine längere Einnahme des Antibiotikums selbst über 6 Monate und über Jahre, bis die Beschwerden wieder völlig verschwinden (laut internationaler Richtlinien).

In der Naturheilkunde wird nicht nur nach dem Verursacher (die Bakterie Borrelia Burgdorferi) geschaut, sondern auch nach dem Abwehrsystem und dann wird die Krankheit von beiden Seiten angepackt. Das verstärkt einerseits das Immunsystem und sorgt für genügend Energie beim Patienten, andererseits für das Abtöten der Bakterie.

Eine erwachsene Person mit einem erhöhten Cholesterinspiegel

Es kommt bei etwas erhöhten Werten häufig zu keinerlei Beschwerden, denn erhöhte Cholesterin-Werte werden regelmäßig bei allgemeinen medizinischen Kontrollen gefunden. Aber auch ohne Beschwerden werden meistens cholesterinsenkende Medikamente eingesetzt. Manche (Haus-)Ärzte geben auch Empfehlungen bezüglich des Lebensstils, wie z. B. weniger Fett essen, abnehmen oder mehr bewegen.

In der Naturheilkunde stellen wir zuerst einmal fest, ob der Körper einen bestimmten Grund hat, um überhaupt einen erhöhten Cholesterinspiegel zu haben. Denn Cholesterin ist ein natürlicher Stoff, der zum Aufbau der Geschlechtshormone, der Galle, Zellmembranen und Vitamin D dringend nötig ist. Wenn dann, aus welchen Gründen auch immer, die Nachfrage nach Cholesterin steigt, wird der Körper automatisch mehr Cholesterin produzieren, um die Nachfrage zu erfüllen. Das Erste ist dann eben nicht, das Cholesterin senken zu wollen, sondern genauestens danach zu schauen, warum der Körper mehr Cholesterin produziert. Das kann Stressverminderung bedeuten, die Antibaby-Pille stoppen oder anpassen oder dass z. B. die Schilddrüse genauer untersucht werden muss. Ein Ernährungsplan oder Bewegungstipps sind hierbei sicherlich genau das Richtige und beispielsweise durch die Erhöhung des Gemüsekonsums können Sie selbst die Cholesterinwerte innerhalb eines Monats positiv beeinflussen. Es gibt sogar mehrere natürliche Mittel, die das Cholesterin ohne die schrecklichen Nebenwirkungen der Statine senken können.

Erhöhte Cholesterinwerte werden sehr oft in Verbindung mit Herzkranzgefäßerkrankungen gebracht. Es gibt immer mehr Fragen, ob das tatsächlich stimmt. Eine andere Krankheit der Herzkranzgefäßerkrankungen ist ein zu hoher Blutdruck. Regulär wird dann eine Kombination von Medikamenten verabreicht, wie z. B. ein Betablocker, eine Harnblasenpille und ein Cholesterinsenker. Wenn der Blutdruck wieder normal ist, wird diagnostiziert, dass man wieder gut eingestellt ist und diese Mittel lebenslang schlucken muss.

Aber laut Naturkundeärzten ist ein zu hoher Blutdruck nur ein Symptom. Das heißt, dass es ein Zeichen ist, dass irgendwo im Körper ein Regelmechanismus aus der Balance geraten ist und in den meisten Fällen ist das die Leber. Wenn Sie dann mit natürlichen Mitteln die Leberfunktion verbessern, senkt sich der Blutdruck sofort wieder und das ist eine viel bessere Lösung, als den Blutdruck künstlich zu senken, wodurch es scheint, dass der Körper nun wieder gesund ist, jedoch die Ursache nicht behoben ist.

Im Allgemeinen können Sie davon ausgehen, dass die konventionelle Medizin nur nach dem Symptom schaut, das Symptom untersucht und aufgrund der Ergebnisse eine (protokollierte) Behandlung startet. Wenn dann das Symptom oder die Abweichungen verschwunden sind, ist die Behandlung geglückt und leider wird dann in vielen Fällen die Behandlung nicht beendet. Es ist nicht immer Unwilligkeit eines regulären Arztes, bestimmte Dinge zu tun oder auch nicht zu tun. Denn schließlich hat man sich an die Raster und die Protokolle der Gesellschaft oder des Krankenhauses zu halten, für die man arbeitet und wenn ein Arzt davon abweicht, kann ihm das einen Verweis oder sogar seinen Job kosten.

Innerhalb der Naturheilkunde wird manchmal auch Gebrauch von Protokollen gemacht, jedoch sind diese viel leichter und flexibler zu behandeln. Das Individuum in seiner/ihrer betreffenden Situation steht im Mittelpunkt der Behandlung. Innerhalb der Naturheilkunde wird der Mensch als Ganzes gesehen und seine Umgebung eingeschlossen. Ein Grundsatz ist, dass die Selbstheilungskräfte der betreffenden Person gestärkt und nicht nur ein Unbehagen oder Symptom behandelt werden. Das heißt, dass bei keiner einzigen Krankheit eine eindeutige Antwort gegeben werden kann. Für ein Unwohlsein, wie z. B. Kopfschmerzen, können mehr als 10 Ursachen entdeckt werden und danach muss genauestens geforscht werden. Die Ursache ist auf jeden Fall ein Mangel an Paracetamol und die Verschreibung von Paracetamol ist nicht die Lösung. Auch selbst die o. g. Beschwerden und Symptome können bei jeder Person auf verschiedene Weise behandelt und beseitigt werden.

Trudy plädiert, so wie auch ich, für eine bessere Zusammenarbeit zwischen beiden Disziplinen, die konventionelle und die komplementäre (ganzheitliche) Medizin und das "Offensein" für beiderseitiges Wissen und Weisheit. Um sie dabei selbst als Vorbild zu benennen: Trudy hat vor einigen Jahren einen Unfall gehabt, bei dem sie mehrere Knochenbrüche erlitten hatte. Ihre Knochen brachen derart, dass eine Operation unvermeidlich war und damals war sie sehr froh, dass es Krankenhäuser und Chirurgen gibt. Aber auch Trudy machte während ihres dreiwöchigen Krankenhaus-Aufenthalts ihre Erfahrungen mit allerlei Protokollen und doch ging sie den lästigen Diskussionen nicht aus dem Weg. Ein Schmerzmittel nur einzunehmen, wenn der Schmerz unerträglich war, schien ihr doch wesentlich besser und vernünftiger, als laut Protokoll drei verschiedene Sorten Schmerzmittel zu schlucken. Außerdem hatte sie vor und nach der Operation ihr eigenes Protokoll mit natürlichen Mitteln. Seitdem begleitet Trudy sehr oft Menschen, die operiert werden müssen, um den Aufenthalt und den Heilungsprozess verkürzen zu können und die Nebenwirkungen zu vermindern.

Bis zum heutigen Zeitpunkt sind beinahe alle Naturkundeärzte in der AVIG (*www.avig.nl*) vereint und es gibt Bestrebungen, alle Vereine, die hier noch nicht angeschlossen sind, ebenfalls zu integrieren, damit in den Niederlanden nur noch ein Verzeichnis für alle Naturkundeärzte existiert. Das macht die Suche für Menschen viel einfacher. Es gibt nämlich gesamt mehr als 150 Vereine für Naturheilkundler und naturheilkundige Therapeuten und das macht die Suche des Patienten nach einem geeigneten Mediziner nicht gerade einfacher.

Ich hoffe, dass immer mehr Menschen für eine Beratung bei einem Naturkundearzt offen sind, wenn sie Beschwerden haben und nicht nur dann, wenn sie keinen anderen Ausweg sehen. Ich persönlich denke, dass die Gesundheitskosten dauerhaft dadurch gesenkt werden könnten. Denn natürlich heilen ist viel günstiger, als Heilen mit Medikamenten, sowohl was die Kosten der Medikamente angeht als auch die Heilung auf lange Sicht.

19

Welche Bedeutung
hat das Essen für Sie?

E s gibt – grob gesagt – nur 2 Gruppen von Menschen, die Probleme mit Übergewicht haben. Die 1. Gruppe fühlt sich gut in seiner/ihrer Haut, isst immer nach Bedürfnis und überisst sich sehr selten. Die Menschen dieser Gruppe haben wenig von dem gegessen, was wohl oder übel gut ist und was nicht gesund ist oder sie glauben vielleicht gesund zu essen, wählen jedoch das Falsche und bekommen auf diese Weise Übergewicht. Für sie ist die Lösung sehr einfach. Es ist nur noch eine Frage der guten Aufklärung darüber, was wirklich gesund für sie ist. Sobald sie diese Kenntnisse in die Praxis umsetzen, werden sie abnehmen. Diese Menschen haben nicht die Gewohnheit, sich zu "überfressen" und wenn sie nach ihren Bedürfnissen, ihrem eigenen Hungergefühl die richtigen Dinge verspeisen, werden sie sehr selten Probleme mit Übergewicht haben.

Die 2. Gruppe weiß sehr genau, was gesunde Ernährung ist, aber weil sie konstant mit sich selbst kämpfen, machen sie ständig denselben Fehler und "überfressen" sich. Denn, ob sie nun gesund essen oder auch nicht, wenn sie nicht nach ihrem normalen Hungergefühl essen, bekommen sie Übergewicht. Für diese Gruppierung ist ein dauerhaftes Abnehmen jedenfalls wirklich das Allerschwerste. Sie können alle Bücher gelesen haben, die es über gesunde Ernährung gibt, aber wenn sie aus anderen Gründen als dem physischen Hungergefühl essen und das sogar eine Gewohnheit geworden ist, sich zu "überfressen", dann haben sie meistens Monate oder sogar Jahre intensiver Änderung ihres Bewusstsein nötig, um das dauerhaft verändern zu können.

Ich kann mich persönlich sehr gut mit den Menschen aus der 2. Gruppe identifizieren. Ich wusste wirklich alles über gesunde Ernährung und zu Beginn meiner Essstörung aß ich alles, sowohl Gesundes als auch Ungesundes. Wieder eine Phase später aß ich nur noch gesunde Lebensmittel, denn ein ungesundes Häppchen kam bei mir einfach nicht in den Bauch! Nur ... ich aß dreimal so viel von dem gesunden Essen, als ich eigentlich nötig hatte. Ich konnte an einem Abend (also nach meinem Abendessen) noch 2 Kilo Äpfel aufessen und mir selbst vorlügen, dass ich ja bereits gesund esse. Ich konnte an einem Mittag 1 Kilo rohe Möhren und danach noch 1 Kilo Rosinen verspeisen. Es gelang mir dann auch logischerweise nicht, dauerhaft abzunehmen! Außerdem hatte ich auch noch die üble Angewohnheit, mich zeitweise mit besonders gesunden Leckereien so richtig "vollzufressen". So hatte ich früher in der Schule und später auch an meinem Arbeitsplatz regelmäßig einen Spitznamen, je nach dem in welcher "Phase" ich gerade war. So hatte ich z. B. den Namen Apfelsinen-Julia, weil ich jeden Tag nur noch Apfelsinen aß und Paprika-Julia, weil ich jeden Tag mittags Brot mit Paprika aß und mein allererster Freund hatte noch 6 Jahre später, nachdem schon lange Schluss mit uns war, eine "Tjapjoi-Phobie"! Denn in der Zeit, als wir noch zusammenwohnten, habe ich ca. fünfmal die Woche "Tjapjoi" gekocht. Ich konnte enorm viel frisches Gemüse dazwischenmischen und mit "Tjapjoi-Soße" fand ich es herrlich!

Kein Mensch macht so etwas aus dem Nichts heraus, denn jedes Verhalten hat immer auch irgendeinen Grund. Das bedeutet nicht, dieses Verhalten zu rechtfertigen oder gar gutzuheißen! Aber wenn Sie die Hintergründe genau kennen, können Sie ein bestimmtes, ungewolltes Verhalten auch wieder ändern. Bei mir war es sehr deutlich, woher mein Verhalten kam.

Als ich 6 Jahre alt war, wurde ich von einem Tag auf den anderen bei meiner Mutter in Süd-Korea abgeholt. Meine Mutter und der

Rest der Familie erzählten mir, dass ich nur für zwei Wochen in die Ferien nach Amerika fahren sollte und danach wieder zurückkäme. Als kleines Kind glaubte ich das und verstand nicht, dass meine eigene Mutter noch in derselben Nacht Abschied von mir nahm.

Ich lag wie immer neben ihr und sie hielt mich sehr fest. Damals machte sie etwas, was sie für gewöhnlich niemals tat: Sie zog ihr T-Shirt hoch und brachte meinen Kopf zwischen ihre Brüste. Herrlich in den Armen meiner Mutter liegend, wandte ich meinen Mund zu ihrem Busen. Meine Mutter drückte mich noch fester gegen sie und während ich an ihrer Brust zog, fühlte ich nasse Tropfen – ihre Tränen – über meinen Kopf in meinen Nacken gleiten. Wenn ein Baby oder Kleinkind an den Brüsten der Mutter saugt, dann ist das besonders intim und der direkte Kontakt zwischen Mutter und Kind verbindet beide sehr stark miteinander. Zusammen mit der Muttermilch gibt sie ihrem Kind nämlich auch noch ihre Liebe. Ich denke, dass diese Gebärde meiner Mutter in dieser Nacht ihre Art und Weise war, mir fürs letzte Mal ihre Liebe zu geben – die bedingungslose Liebe einer Mutter zu ihrem Kind. Ihre Methode, um ein letztes Mal Abschied von mir zu nehmen ...

Am nächsten Tag auf dem Flughafen waren nur noch wildfremde Menschen um mich herum, Menschen der Adoptionseinrichtung. Auch wenn ich noch so heulte und kreischte, nicht ohne meine Mutter ins Flugzeug steigen zu müssen, dachte ich immer daran, dass der Abschied von meiner Mutter nur für kurze Zeit war. Es war ein großer Schock, ein Trauma, dass ich von einem auf den anderen Tag mutterseelen allein in einer anderen Welt zurechtkommen musste und dass meine koreanische Mutter und Familie komplett aus meinem Leben verschwunden sein sollte ...

Meine neuen niederländischen Eltern taten wirklich ihr Bestes in der Hoffnung, dass ich mich sehr schnell an die neuen Umstände gewöhnen und anpassen könnte. Jedoch noch Jahre später, als ich mich schon langsam daran gewöhnt hatte, meine Mutter niemals mehr wiederzusehen, blieb immer noch ein bisschen Hoffnung in mir. Schon allein der Anblick eines Flugzeuges konnte mich wieder an sie erinnern. Wenn ich eines sah, dann sprang ich winkend in die Luft, weil ich dachte: "Da sitzt meine Mutter drin und sie sucht mich. Sie bedauert es endlich, dass sie mich weggeben hat und kommt mich wieder abholen, aber sie kann mich nicht finden." Während ich das alles dachte, flog das Flugzeug natürlich einfach weiter und sobald es wieder außer Sichtweite war, ging meine Aufmerksamkeit wieder zurück zu dem, was ich gerade tat. Ich gewöhnte mich langsam an die konstanten Enttäuschungen, dass sie mich jedes Mal nicht finden konnte, wie stark ich auch meine Hände in die Luft geschwungen hatte ...

Als Kind kann man natürlich niemals verständliche Gründe finden, warum eine Mutter durch verschiedene Umstände gezwungen ist, die wohl schwierigste Entscheidung ihres Lebens zu treffen. Für ein Kind im Alter von 6 Jahren ist es wirklich der größte Verlust, den man sich überhaupt nur vorstellen kann, seine Mutter zu verlieren. Somit wollte ich von dem Moment an niemals wieder etwas verlieren, was mir wertvoll war. Auch deshalb wollte ich mich auch nicht mehr an etwas binden, weder an Menschen noch an Dinge und ich habe mein ganzes Leben nie wieder Dingen einen besonderen Wert gegeben.

Alles, was ich besaß, hatte somit keinerlei Wert oder Bedeutung, ich warf es weg oder verschenkte es an andere. Ich bewahrte niemals etwas auf und die Tatsache, dass ich nach 15 Jahren dahinterkam, dass noch eine Saftpresse auf dem Speicher stand, die ich mal gekauft hatte und nur noch vorhanden war, weil meine niederländische Mutter sie zufällig dort aufbewahrt hatte. In meinem erwachsenen Alter, wo viele andere Menschen bereits einiges an persönlichen, materiellen und emotionalen Dingen angesammelt hatten, hatte ich jedenfalls noch gar nichts. Eben nur das, was ich in dem Augenblick wirklich zum Leben dringend nötig hatte.

Von dem Moment an, als ich als 6-jähriges Mädchen in den Niederlanden ankam und realisierte, dass meine Mutter mich weggegeben hatte, trug ich das Gefühl in mir, dass ich nicht gut genug war. Es hielt an bis weit in mein erwachsenes Lebensalter. Das alles war natürlich ein fruchtbarer Boden für meine Essstörung, die sich anfangs durch das extreme Achten auf eine schlanke Linie äußerte, doch sehr schnell in eine richtig schreckliche Ess-Sucht veränderte. Ich habe sehr viele Therapien gemacht und viel mit Selbstanalysen gearbeitet. Die Jahre gingen vorbei und ich hatte immer das Gefühl, dass nichts wirklich half. Jeder, der auf der Suche nach sich selbst ist, wird auch bestimmte, angeborene Qualitäten finden. Bäume, die stark verankerte Wurzeln haben, können schnell gerade wachsen, direkt zum Ziel, ins Sonnenlicht. So können Menschen mit starken Wurzeln ebenfalls direkt ihrem zugewiesenen Pfad folgen. Sie werden all ihre Fähigkeiten nutzen, um ihren Weg erfolgreich zu gehen. Aber wenn Ihre eigenen Wurzeln aus dem Boden gerissen sind, weil Sie vielleicht denken, dass Sie das Stückchen fruchtbaren Grund gar nicht wert sind und Sie sich selbst dann in irgendeiner Wüste niederlassen, weil Sie denken, dass es der richtige Platz ist, wo Sie zu Hause sind, dann können Sie keine einzige Qualität in sich selbst finden, die es Ihnen ermöglicht, sich in der Wüste zu entwickeln. Dann können Sie auf keinen Fall etwas ernten.

Ich konnte erst umdenken, als mir sehr deutlich wurde, welche Funktion das "Überfressen" für mich hatte. Doch erst nachdem ich mir selbst zugestand, so zu sein, wie ich eigentlich wirklich bin. Dann erst konnte ich mir selbst das kleine Stückchen Erde zu Eigen machen, wo ich – so wie all die anderen 7 Milliarden Menschen – ein Recht drauf haben und ich konnte meine eigenen Wurzeln endlich fest einpflanzen.

Mit meinen Büchern möchte ich Menschen einen Leitfaden für ein natürliches und gesundes Leben mit dem Ergebnis eines passenden Körpergewichts an die Hand geben. Aber für diejenigen Menschen, die sich selbst auch in der 2. Gruppierung wiederfinden, wird dieses Buch keinen einzigen Wert haben, wenn sie nicht wissen, welche Funktion das "Überfressen" für sie selbst hat.

Für mich persönlich war das "(Über-)Fressen" eine Methode, um mich weder an Menschen noch an irgendwelche materiellen Werte zu binden. Ich tat es eigentlich nur aus der Tatsache heraus,

dass ich mich selbst nicht für wertvoll genug hielt, ebenfalls erfolgreich und glücklich zu sein. Außerdem fand ich mich selbst nicht
gut genug, um auch schlank und gut aussehend zu sein, aber vor
allem, dass ich mich nicht wertvoll fand, um geliebt zu werden.
"Überfressen" hatte auch für mich die Funktion, mir selbst und
anderen nichts beweisen zu müssen. Solange ich zu viel aß, hatte
ich keine Erwartungen und Forderungen an mich selbst. Die einzige
Forderung, die ich an mich selbst stellte, war, dass ich mein eigenes
Essen gerade noch eben finanzieren konnte und es war damit auch
noch eine besondere Form des Zeitvertreibs. Ich hatte keine Hobbys,
isolierte mich völlig, war darum auch immer sehr einsam und
"essen" war für mich die einzige Gesellschaft, die ich hatte. So z. B.
stellte ich mir manchmal vor, dass ich für meine ganze (eingebildete)
Familie kochen würde. Ich kochte eine ganze Mahlzeit für sie und
konnte sogar beinahe in ihre glücklichen Gesichter schauen. Dann
schließlich beendete ich meine Fantasie dadurch, dass ich alles
selbst aufaß, denn der Mann und die Kinder, womit ich alles so
gerne teilen wollte, gab es ja überhaupt nicht ...

"Essen" gab mir ebenfalls eine Art Trost, weil ich durch bestimmte Speisen Erinnerungen an gewisse Situationen und Menschen auffrischen konnte. Z. B. hatte ich bei einem gegebenen
Anlass das Bedürfnis, jeden Tag Brot mit Sirup zu essen, weil es die
schönen Erinnerungen an meinen (niederländischen) Opa in mir
weckte. Mein Opa und meine Oma hatten eine eigene Bäckerei
und für meine Schwester und mich war es natürlich ein großes Fest,
jedes Mal dorthin zu gehen. Denn Opa hatte immer etwas Süßes
für uns und Oma war die beste Köchin, die man sich überhaupt
nur vorstellen konnte. Ihre Mahlzeiten waren, selbst als es nichts
Besonderes war, ein Festessen und es war natürlich immer viel
leckerer als zu Hause. Aber so sehr ich Oma auch liebte, mein Opa
war meine große Liebe. Meine Oma war eine sehr magere, liebe
Frau. Sie hatte langes Haar, das immer zusammengeknotet war. Sie
sagte ständig bei allem, was sie aß: "Gib mir mal nur die Hälfte".
Also von jeder Mahlzeit oder Zwischenmahlzeit aß sie nur die

Hälfte. Nicht, dass sie Anorexia (Magersucht) oder Ähnliches hatte, sie hatte einfach wenig Lust zu essen und in diesem Sinne ärgerten wir Oma gerne. Oma war auch immer diejenige, die gerne sprach und sie hatte ständig etwas über andere zu erzählen.

Mein Opa war genau das Gegenteil von Oma. Er war ein dicker Mann und hatte kein einziges Haar mehr auf seinem Kopf. Darum ging er auch nie ohne den Hut auf seinem Kopf und einem Wanderstock in seiner Hand nach draußen. Wenn ich bei ihm war, hielt er immer mein kleines Fäustchen in seiner anderen Hand. Mein Opa sprach nie viel. Er war ein Typ, der saß, schaute sich um, nahm alles geduldig in sich auf und dachte nach. Aber ich liebte meinen Opa so sehr und hatte so viel Respekt vor ihm. Während des Zweiten Weltkrieges war er im Widerstand und versteckte sogar untergetauchte Widerständler in seinem Haus. Die wenigen Momente, in denen er seinen Mund öffnete, um wirklich auch mal etwas zu sagen, waren nur, wenn es genau über diese Zeitperiode ging. Aber er sprach niemals über seine eigene Heldenrolle. Opa stand jeden Morgen um 6 Uhr auf und frühstückte immer unverändert dasselbe: ein Butterbrot mit Zuckerrübensirup. Als Kind war ich auch immer sehr früh wach und wenn ich bei Opa und Oma logierte, stand ich immer zusammen mit Opa auf. Während alle anderen noch schliefen, aß ich mit Opa ein Butterbrot mit Sirup. Wir sprachen kein Wort miteinander, aber das hatten wir auch nicht nötig, denn wir liebten uns so sehr, dass wir unser Beisammensein auch in aller Stille genießen konnten. Als er starb, machte ich, was ich immer tat: Ich aß allen Schmerz hinunter. Doch jedes Mal, wenn ich in meiner Einsamkeit ein Butterbrot mit Sirup aß, dann erinnerte ich mich an die schönen Momente mit Opa. Obwohl diese Stille immer zwischen uns war, fühlten wir so viel Liebe füreinander und ich fühlte mich sicher, geborgen und wirklich geliebt von ihm ...

Wenn Sie einmal dahintergekommen sind, welche Funktion das "Überfressen" genau für Sie hat, stellen Sie sich bitte auch folgende Fragen:

➤ Darf ich aus mir heraus so sein, wie ich wirklich bin, mit allen Unfähigkeiten und Fehlern, aber auch allen Qualitäten, die ich habe?

➤ Darf ich aus mir heraus auch glücklich sein?

➤ Darf ich aus mir heraus auch gesund und schlank sein?

➤ Darf ich andere lieben? Erlaube ich es auch anderen, mich zu lieben?

➤ Stellen Sie sich einmal vor: Ich überfresse mich nicht mehr und werde schlank, welche Erwartungen haben anderen dann von mir? Kann und will ich überhaupt daran arbeiten?

➤ Wie würde ich dann werden? (Vielleicht so ganz anders, dass ich mich gar nicht daran gewöhnen kann? Vielleicht sogar das hässliche Entchen, das zu einem schönen Schwan wird, sich selbst jedoch immer noch als das hässliche Entchen fühlt?)

➤ Wie möchte ich gerne sein? Was hält mich eigentlich zurück?

Versuchen Sie diese Antworten in sich selbst zu finden und versuchen Sie etwas damit anzufangen.

Sei immer "lieb" zu dir selbst. Manchmal ist es nötig, dir selbst den Kampf anzusagen, um in deinem Leben wieder einen Schritt weiter- und voranzukommen. Aber mache es bitte immer mit einem Lachen und mit Liebe zu dir selbst. Erst dann weißt du, dass keine harten Rückschläge mehr kommen und dass du immer wieder aufstehen kannst, wenn du mal hinfällst. Denn wenn du dich selbst k.o. schlägst, ist die Chance riesengroß, dass du liegen bleibst ...

Nicht zu vergessen:

Sei bitte immer stolz auf das, was du bist, was du kannst und sei auch stolz auf die Dinge, die du (noch) nicht kannst.

Genieße die Dinge, die du bereits hast.

Benutze alle Talente und Qualitäten, die dir von Natur schon gegeben sind, um dich selbst glücklich zu machen und Erfolg zu haben. Bitte vergiss niemals, dafür dankbar zu sein und deinen Reichtum und Erfolg dann mit anderen zu teilen ...

Auch wenn ich bereits zwei Bücher über Gesundheit und Ernährung geschrieben habe, so bin ich doch auch nur ein Mensch. Sicherlich habe ich jetzt keine Esssucht mehr, aber ich habe durchaus auch meinen schwachen Augenblick, in dem ich mich wieder mit Ungesundem "überfressen" kann. In diesem Moment freue ich mich auf die Chips, selbst wenn sie voller E-Nummern stecken, oder die Tüte englischer Bonbons, die nur aus Zucker und Farbstoffen bestehen. Darum werde ich auch niemals verächtlich auf andere Menschen herabschauen, die auch diese Produkte essen. Nur wenn ich mich für diese Produkte entscheide, dann mache ich diese Entscheidung sehr bewusst, um sie zu genießen und mich ganz einfach mal diesen hinzugeben.

Dieses Buch habe ich auch nicht mit dem Ziel geschrieben, ein völliges Verbot der berüchtigten E-Nummern zu erreichen. Wir leben in einem freien und demokratischen Land, somit ist jeder frei in seiner Entscheidung, ob er sich nun mit all den künstlichen Geschmacksexplosionen vollstopfen will oder sich lieber für natürliche Gewürze entscheidet. Wofür ich auf jeden Fall plädiere, ist, dass Menschen gut informiert werden, sodass sie diese Entscheidung bewusst treffen können! Wenn Menschen sich z. B. für Margarine entscheiden wollen, weil diese billiger ist, prima! Aber wenn sie sich für Margarine entscheiden, weil sie denken, dass diese auch noch gesund ist, nicht prima! Wenn Menschen bewusst die Entscheidung für eine Tüte mit Süßigkeiten treffen, um diese zu genießen, weil sie diese auch sehr lecker finden – selbst wenn sie wissen, dass sie voller Farbstoffe stecken –, dann habe ich persönlich auch meinen Frieden damit. Leben und leben lassen! Doch wenn Eltern diese Süßigkeiten ihren Kinder geben, weil sie nicht wissen, dass sie völlig aus künstlichen Farbstoffen bestehen oder sie denken vielleicht, dass es bei ihren Kindern überhaupt keinen Schaden anrichten kann, dann finde ich das persönlich als einen Mangel an guter Aufklärung.

Rezepte

Für mich ist es sehr wichtig, dass Rezepte nicht nur gesund und lecker, sondern auch, dass sie einfach zuzubereiten sind. Denn aus eigener Erfahrung weiß ich, dass ich anders erst gar nicht damit beginne und ich glaube sogar, dass es für viele genau so ist. Darum sind die Rezepte in diesem Buch auch nicht schwierig und manche sind sogar so einfach, dass sie überhaupt nicht in ein normales (Koch)-Buch passen. Es ist sehr schade, dass viele Menschen denken, dass etwas nur dann lecker schmecken kann, wenn es viel Zeit und Mühe kostet und sehr viele Zutaten enthält – für mich jedenfalls nicht!

Bitte nehmen Sie bei allen Rezepten so viel und so oft wie möglich nur biologische Zutaten, aber wenn Sie dazu nicht das passende Budget haben, können Sie selbstverständlich auch alles prima "nicht biologisch" zubereiten. Ich empfehle Ihnen jedoch bei allen Zutaten, die mit einem Sternchen gekennzeichnet sind, wirklich nur die biologische Variante zu wählen, weil die gängige viel zu viele unnatürliche Stoffe enthält. Beim Knoblauch als Zutat meine ich immer die ausgepresste Variante.

Bei allen Rezepten, bei denen Salz als Zutat genannt wird, empfehle ich dann doch nur (meine Vorliebe) keltisches Meersalz oder Himalaya-Salz zu verwenden. Keltisches Meersalz ist ziemlich grob und darum meist nicht sehr praktisch, um es in einem Rezept zu verwenden, weil die großen Salzkörner sich dann nicht sofort auflösen und genau darum ist es viel besser, zuerst eine keltische Salzlösung vorzubereiten. Füllen Sie ein Glas oder eine Flasche mit Wasser und geben Sie ein paar Esslöffel Salz hinein. Dann schütteln Sie es solange, bis alle Salzkörner aufgelöst sind und fügen wiederum einen Esslöffel Salz hinzu, bis er ebenfalls aufgelöst ist. Das wiederholen Sie, bis sich das Salz nicht mehr auflösen kann. Diese Salzlösung können Sie unendlich lange aufbewahren und es kann überhaupt nicht verderben. Jedes Mal, wenn Sie dann Salz für ein Rezept nötig haben, können Sie genau diese Salzlösung benutzen.

Ich beginne mit den einfachsten Gerichten, die sich folgendermaßen umschreiben lassen: The Fast, The Delicious and The Nutritions – wortwörtlich: ein gesundes Fast Food!

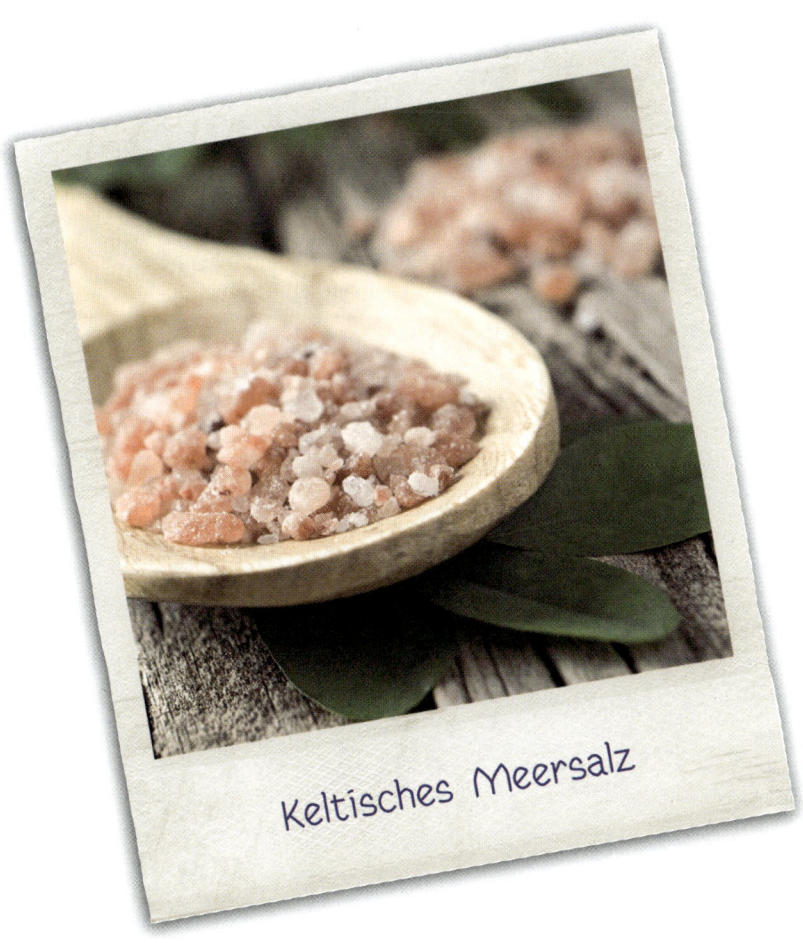

Keltisches Meersalz

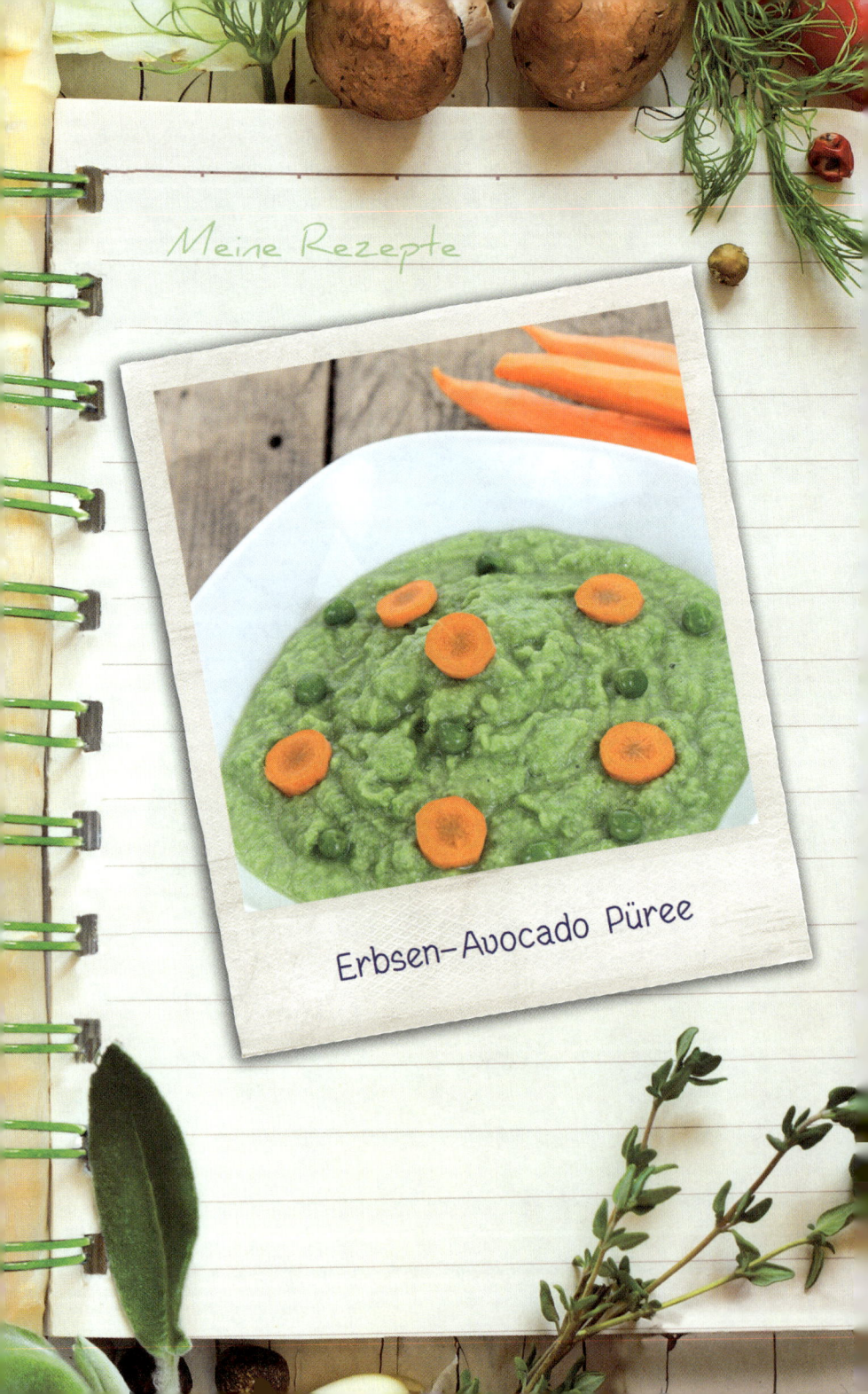

Meine Rezepte

Erbsen–Avocado Püree

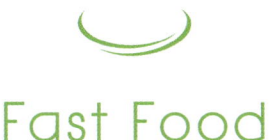

Fast Food

Erbsen-Avocado Püree

Zutaten für 2 Personen

➢ 1 Päckchen tiefgefrorene Erbsen, ca. 450 g
➢ 2 bis 3 reife Avocados
➢ 2 TL Bouillonpulver*
➢ 1 Schuss Sojasoße
➢ eventuell Knoblauch

Zubereitung

Geben Sie die grünen Erbsen, die Bouillon und die Sojasoße in einen Topf mit wenig Wasser und rühren alles gut durch, bis die Erbsen gar sind. Schneiden Sie dann die Avocados in Stücke, geben sie zu den Erbsen und pürieren alles mithilfe eines Stabmixers oder normalen Mixers.

Noch ein Tipp zum Variieren: Sie können die Erbsen auch durch (tiefgefrorenen) Grünkohl oder (tiefgefrorenen) Spinat ersetzen.

Dieses Gericht können Sie zum Mittag- oder auch zum Abendessen (anstelle von Kartoffeln, Pasta oder Reis) mit etwas Gemüse und Fleisch, Fisch oder einer anderen Eiweißquelle essen. Das Verhältnis von Erbsen und Avocados können Sie je nach Geschmack anpassen und variieren.

Hinweis!

Bei den Zutaten gebe ich die jeweilige Menge nicht immer genau an. Der Grund dafür ist, dass ich meistens nur nach Gefühl koche und

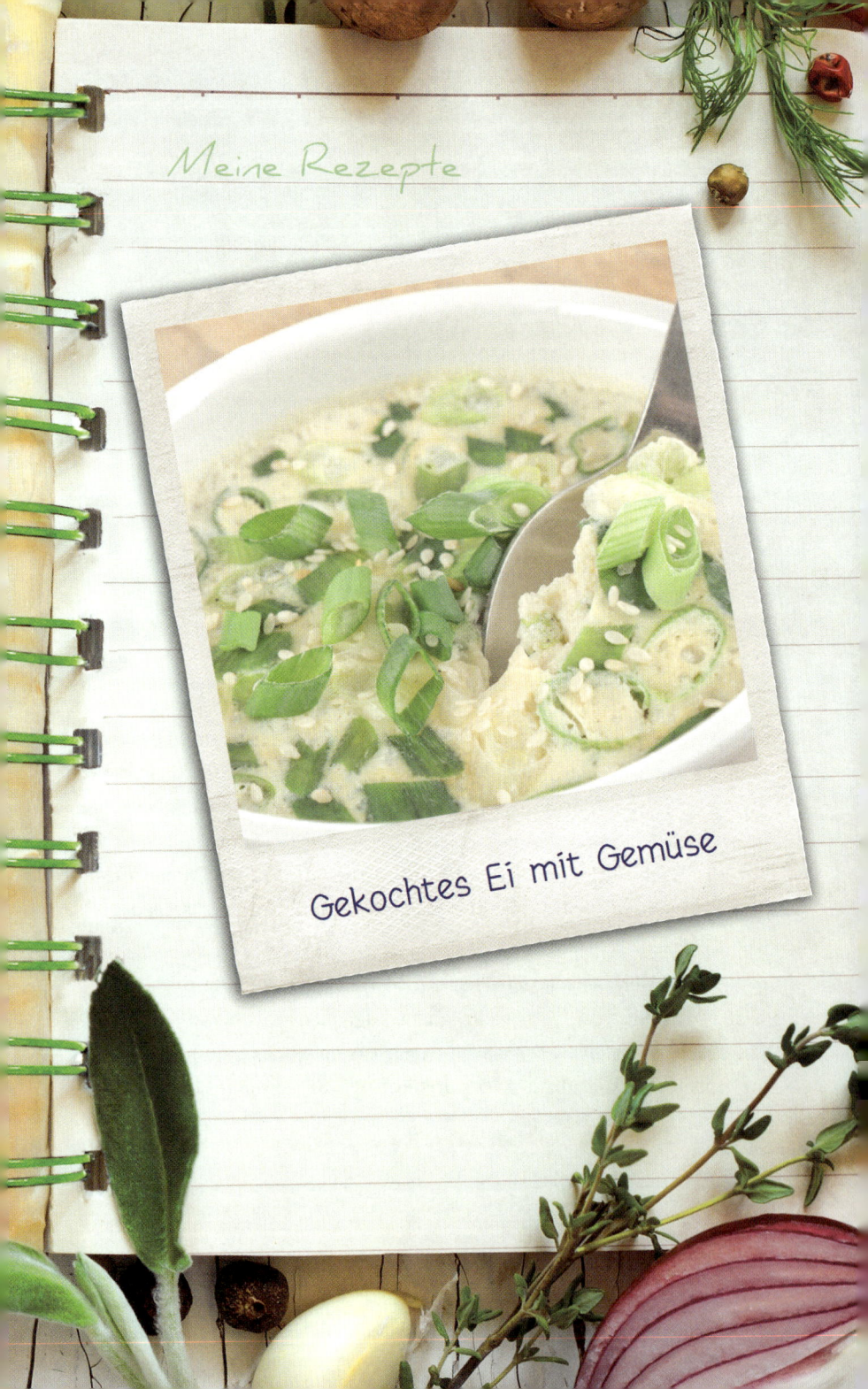

Gekochtes Ei mit Gemüse

darum empfehle ich Ihnen, während des Kochens immer und regelmäßig zu probieren und dann je nach Wunsch eventuell mehr (oder weniger) der empfohlenen Mengen zu verwenden.

• • •

Gekochtes Ei, gefüllt mit Gemüse

Zutaten für 2 Personen

➢ 4 Eier*
➢ verschiedene Sorten Gemüse, die Sie selbst lecker finden (so z. B. Möhren, Zwiebeln, Lauch usw.)
➢ 1 ½ TL Hühner- oder Gemüsebouillon
➢ 1 Schuss Sojasoße
➢ eventuell 1 Knoblauchzehe

Zubereitung

Dieses Gericht können Sie in einem Topf auf dem Herd zubereiten oder in einem Dampftopf dünsten.

Topfzubereitung

Geben Sie bitte einem Emaille-Topf mit dickem Boden den Vorzug und lassen Sie 250 ml Wasser mit dem darin aufgelösten Bouillonpulver kochen, dazu noch etwas Sojasoße, damit die Bouillon Geschmack bekommt. Dann schneiden Sie das Gemüse in feine dünne Streifen oder zerhacken es sehr klein. Schlagen Sie die Eier in eine Schale und fügen dann das Gemüse hinzu.

Der Grund dafür ist, dass die Ei-Masse gut mit Gemüse gefüllt wird. Wenn die Bouillon kocht, nehmen Sie den Topf vom Herd und gießen Sie die noch flüssige Ei-Masse zusammen mit dem Gemüse in die Bouillon. Rühren Sie alles im Topf gut durch und setzen Sie den Topf wieder auf, bis alles kocht. Schalten Sie dann den Herd herunter und legen einen Deckel auf den Topf, sodass alles langsam garen kann. Sobald das Ei gar und fertig ist, kann es durch die Bouillonflüssigkeit auch nicht anbrennen und wenn Sie dieses Gericht essen, können Sie die Bouillon darunter gut auslöffeln.

Dampftopfzubereitung

Bereiten Sie zuerst etwas Bouillon zu, indem Sie Bouillonpulver in einem Topf mit Wasser auflösen. Dann geben Sie die flüssige Ei-Masse mit dem Gemüse zusammen mit der Bouillonflüssigkeit in eine Porzellanschale und rühren alles gut durch. Diese Schale stellen Sie dann in den Dampftopf und lassen alles gut durchdünsten.

• • •

Keltischer Tomatensaft

Ich persönlich bin ganz verrückt auf Tomatensaft, aber ich will natürlich am liebsten nur biologischen Tomatensaft, der mit keltischem Meersalz geschmacklich so verändert wurde und nicht wie üblich mit dem typisch raffinierten Salz, welches in regulärem Tomatensaft zu finden ist. Biologischer Tomatensaft ist leider sehr teuer und Sie haben dabei 2 Möglichkeiten:

Sie kaufen 1 kg Tomaten und geben diese in einen Mixer, dann kostet es ca. 5,- € bei 1 Liter Tomatensaft.

Oder Sie kaufen eine Flasche Tomatensaft in einem Naturkostgeschäft, die kostet ca. 3,- €.

Ich möchte aber einen bezahlbaren, biologischen Tomatensaft herstellen, der mit keltischem Meersalz geschmacklich verfeinert wurde.

Also habe ich mir Folgendes ausgedacht: Sie kaufen in einem Naturkostladen ein Gläschen biologisches Tomatenpüree (ca. 200 g) für ca. 1,– €. Dazu geben Sie je nach eigenem Geschmack 3–4 Esslöffel keltische Meersalzlösung und das füllen Sie dann mit 1 Liter Wasser auf. Alles gut umrühren und schon ist Ihr Tomatensaft fertig und das Ganze für nur 1,– €!

• • •

Maissuppe

Zutaten für 1–2 Personen
➢ 2 Gläschen Mais (keine Blechdose, besser aus dem Glas!)
➢ 1 TL Bouillonpulver

Zubereitung
Geben Sie den Mais mit der gesamten Flüssigkeit in einen Topf und fügen dann das Bouillonpulver hinzu. Sobald der Mais warm (bzw. heiß) ist, füllen Sie alles in einen Mixer und rühren solange, bis eine cremige Suppe entsteht.

Das ist beispielsweise eine besonders einfache Fertiggerichtsuppe, die lecker und ernährungsbewusst ist und zudem den Magen gut füllt – sogar Kinder finden sie herrlich!

• • •

Bananen-Rührei

Zutaten für 1 Person
➢ 1 große Banane
➢ 3–4 Esslöffel Mais (aus dem Glas)
➢ 2 Eier*
➢ 1 TL biologisches, kalt gepresstes Kokosöl
➢ Salz

Zubereitung

Mischen Sie die Banane, die Eier und eine Prise Salz und machen Sie aus der Banane kein Püree, sondern belassen Sie diese in großen Stücken. Erhitzen Sie etwas Kokosöl in einem Topf und rühren das Ganze – genauso wie beim Rührei –, bis es gar ist und dann können Sie sofort essen.

Das können Sie Ihrem Kind sehr gut als Mittagessen mitgeben, anstelle eines Butterbrotes mit Belag.

• • •

Tomaten-Rührei

Zutaten
➢ 2 Eier*
➢ 2 Tomaten
➢ Salz

Zubereitung

Geben Sie die Eier und die Tomaten in einen Mixer mit etwas Salz (1-1 ½ TL keltische Salzlösung). Mixen Sie alles solange, bis eine homogene Mischung entsteht. Füllen Sie alles in einen Topf (das geht auch ohne Öl) und rühren ständig, bis das Ganze kocht. Sobald das Ei gar ist, kann man es auch schon essen. Besonders lecker schmeckt es auf biologischem Sauerteigbrot, das dazu noch mit einer dünnen Schicht biologischer Mayonnaise bestrichen ist.

• • •

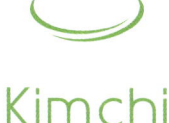

Kimchi

Chinakohl Kimchi

Nachfolgend finden Sie die Zubereitung 3 verschiedener Sorten Kimchi und ich beginne mit der bekanntesten und meist gegessenen Sorte. Danach zeige ich Ihnen, wie Sie unterschiedliches Gemüse sehr lecker zubereiten können.

Zutaten
- ➤ 3 Chinakohl
- ➤ 300 g Salz
- ➤ 2 Knoblauchknollen
- ➤ 4–5cm Ingwer
- ➤ 250 g roter Pfeffer
- ➤ 1 Apfelsine oder Apfel
- ➤ 1 große Zwiebel
- ➤ 50–100 ml Sojasoße

Zubereitung
Schneiden Sie den Kohl in kleine Streifen, waschen Sie diese und legen Sie sie in eine sehr große Schüssel oder Eimer. Stellen Sie eine Salzlösung her, indem Sie Salz in ca. 2 Liter warmem Wasser auflösen und gießen anschließend die Salzlösung über den Kohl. Mischen Sie den Kohl und die Salzlösung gut durch, sodass alle Kohlstücke das Salzwasser aufnehmen können. Lassen Sie das ca. 8 Stunden stehen, aber rühren Sie das Gemüse jede Stunde gut durch, sodass der oben liegende Kohl unten im Salzwasser zu liegen kommt.

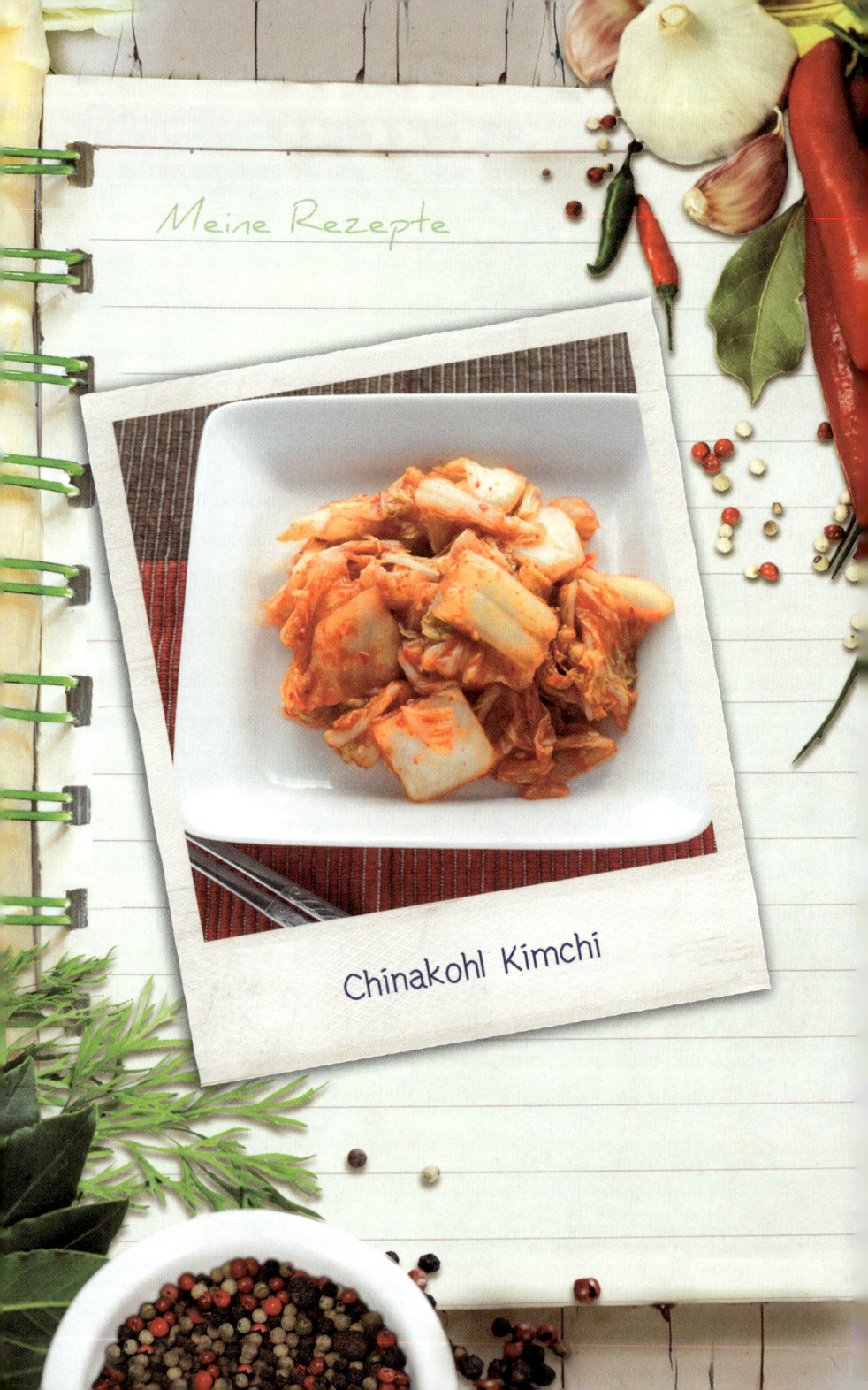

Meine Rezepte

Chinakohl Kimchi

Sobald der Kohl weich geworden und in seinem Umfang geschrumpft ist, kann er mariniert werden. Geben Sie nun den gesamten Kohl in ein Sieb und wringen ihn solange gut aus, bis alle Flüssigkeit raus ist. Heben Sie ein Glas des Salzwassers auf, probieren den Kohl und wenn er leicht salzig schmeckt, dann brauchen Sie den Kohl nicht mit Wasser abzuspülen, sondern können ihn austrocknen lassen. Heben Sie bitte das auslaufende Salzwasser für später auf. Wenn der Kohl allerdings zu salzig ist, spülen Sie ihn mit Wasser ab, sodass das gesamte Salz herausläuft.

Geben Sie 100 ml der aufbewahrten Salzlösung in einen Mixer (wenn der Kohl sehr salzig ist, brauchen Sie weder die Salzlösung noch die Sojasoße zuzufügen), 50–100 ml Sojasoße, eine geschälte Apfelsine oder einen geschälten Apfel, 1 große Zwiebel, den geschälten Knoblauch und den geschnittenen Ingwer dazu und mixen alles, bis es sehr fein gemahlen ist.

Legen Sie den abgetropften Kohl in einen großen Topf oder in eine große Schüssel und gießen Sie den Inhalt des Mixers zusammen mit dem gesamten roten Pfefferpulver dazu. Mischen Sie alles gut durch und probieren Sie es. Wenn der Kimchi überhaupt nicht salzig schmeckt, dann geben Sie doch noch Sojasoße oder etwas von der Salzwasserlösung dazu. Kimchi muss leicht salzig schmecken. Wenn der Geschmack gut ist, füllen Sie alles in ein großes Glas. Der Kimchi wird nach dem Fermentieren ganz anders schmecken. Füllen Sie das Glas bitte niemals bis zum Rand mit Kimchi, sondern lassen Sie etwas Platz am oberen Rand, denn durch das Gären und Fermentieren entstehen Gase. Sie können den Kimchi sofort essen, doch je länger dieser fermentiert, umso leckerer und gesünder wird er.

Am besten können Sie Kimchi im Kühlschrank aufbewahren, aber wenn Ihr Kühlschrank für alle Gläser zu klein ist, dann können Sie genau wie die Koreaner die Gläser auf dem kühlen Boden aufbewahren, aber ein kühler Keller ist natürlich auch prima! Kimchi ist meistens nach 1 Monat gut fermentiert und wenn Ihr Kimchi aufgebraucht ist, bleibt Kimchi-Flüssigkeit übrig, die Sie nicht einfach wegschütten, sondern davon können Sie wiederum herrliche Suppen machen!

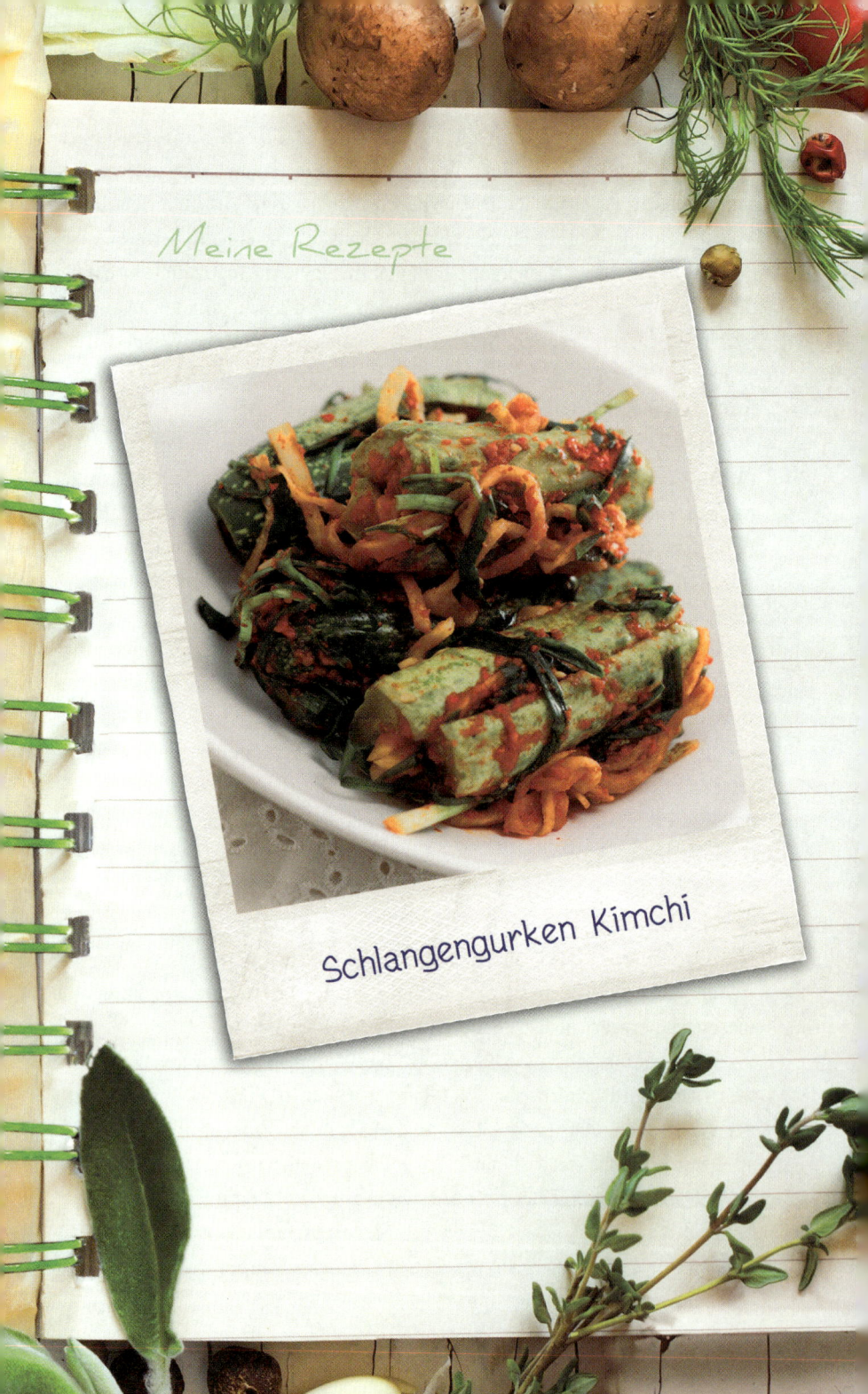

Meine Rezepte

Schlangengurken Kimchi

Schlangengurken Kimchi

Zutaten

➤ 2 Schlangengurken
➤ 1 Möhre
➤ ½ Zwiebel
➤ 1 Prise Salz
➤ 1 Knoblauchzehe
➤ das Grün einer Frühlingszwiebel
➤ 1–2 EL rotes Pfefferpulver
➤ 1 Schuss Sojasoße
➤ 1 EL Honig

Zubereitung

Schneiden Sie die Schlangengurken jeweils in 4-6 Stücke. Schneiden Sie in jedes Stück an der Oberseite eine kreisförmige Ausbuchtung, ohne dass die Gurke auseinanderfällt. Streuen Sie über die Gurke und die Einkerbung etwas Salz und lassen alles ca. 30 Minuten stehen.

Vermischen Sie in einer Schüssel die Sojasoße, den Honig, den ausgepressten Knoblauch und das rote Pfefferpulver zu einer Soße. Schneiden Sie dann die Möhre, die Zwiebel und das Grün der Frühlingszwiebel in sehr kleine Stückchen und geben diese zu der Soße. Alles gut umrühren und dann ca. 15 Minuten stehen lassen.

Spülen Sie die Gurke dann gut unter dem Wasserhahn ab, sodass alles Salz weggespült wird. Wringen Sie anschließend die Gurken in einem sauberen Küchentuch so aus, dass nur noch sehr wenig Flüssigkeit herauskommt. Füllen Sie die Gurken mit dem Gemisch aus Gemüse und Soße. Das können Sie sofort essen oder 1 Tag im Kühlschrank aufbewahren, da es sonst verdirbt.

• • •

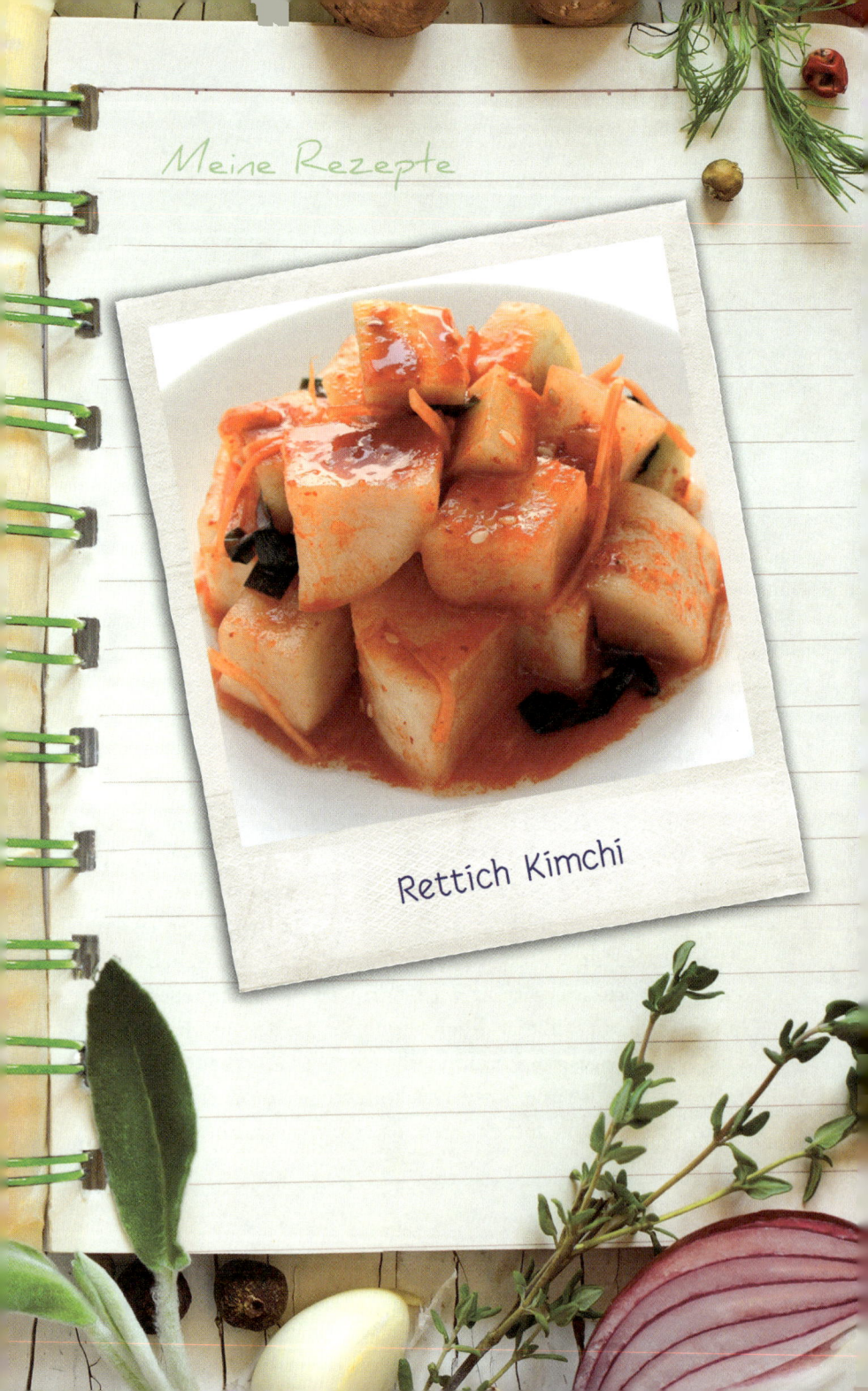

Rettich Kimchi

Rettich Kimchi

Zutaten

➤ 2 kg Rettich
➤ 2 EL Salz
➤ einige Frühlingszwiebeln oder Lauch
➤ 1 kleine Möhre
➤ 1 ganzer Knoblauch
➤ ½ Glas rotes Pfefferpulver
➤ 100 ml Sojasoße
➤ 1 EL Honig
➤ 2 cm Ingwer

Zubereitung

Schälen Sie den Rettich und schneiden diesen dann in Streifen von ca. 1 ½ cm. Anschließend schneiden Sie diese wieder in kleine Stückchen von ca. 1 cm. Füllen Sie alles in eine Schale, streuen Salz darüber und mischen alles gut. Lassen Sie das Ganze 1 Stunde stehen und rühren Sie es alle 15 Minuten gut durch.

Inzwischen schneiden Sie die Möhre und die Frühlingszwiebeln in sehr kleine Stückchen und vermischen diese mit dem ausgepressten Knoblauch, dem klein gehackten Ingwer, der Sojasoße und dem Honig. Rühren Sie alles gut durch.

Nach 1 Stunde ist sehr viel Flüssigkeit aus dem Rettich gekommen. Gießen Sie jetzt alle Flüssigkeit ab und verwahren ca. 100 ml davon in einem Glas. Mischen Sie die Rettich-Stückchen mit der Gemüsemischung und fügen dann noch das rote Pfefferpulver und 100 ml der aufbewahrten Rettich-Flüssigkeit dazu.

Rühren Sie alles gut durch und verteilen es in Gläschen oder Schälchen. Sie können es sofort essen oder noch warten, bis es ein bisschen fermentiert ist. Dieses Gericht können Sie im Gegensatz zum Kimchi aus Kohl nicht sehr lange aufbewahren, weil es nicht so viel Salz enthält.

Kimchi Inspirationen

Einfache Dinge, die Sie wunderbar mit (gut fermentiertem) Kimchi verbessern können.

Avocado Wrap mit Kimchi

Legen Sie 1 Stück Avocado auf ein Salatblatt und dann noch 1 Stück Kimchi dazu. Rollen Sie das Salatblatt wie einen Wrap auf und stecken es dann als Ganzes in den Mund – lecker.

Sushi mit Kimchi

Stampfen Sie eine reife Avocado zu Püree und bestreichen damit ein Blatt Nori. Legen Sie darauf der Länge nach einen Streifen Schlangengurke und etwas Kimchi und rollen Sie es zu einer typischen Sushi-Rolle.

Kimchi Sandwich

1. Variante: Streichen Sie auf eine Scheibe (Bio-Sauerteig) Brot eine dicke Lage gestampfte Avocado, dann legen Sie Kimchi darauf und wieder eine Scheibe Brot.

2. Variante: Belegen Sie eine Scheibe (Bio-Sauerteig) Brot mit kleinen Gurkenscheibchen, darüber Kimchi und wieder eine Scheibe Brot.

Humus mit Kimchi

Fertigen Sie ein Mus aus Kichererbsen, Tahin und Knoblauch. Fügen Sie dann noch etwas Kimchi in einen Mixer dazu und mischen es zu einem Püree. Das ist sehr schmackhaft, auch als Dip mit Rohkost zu empfehlen.

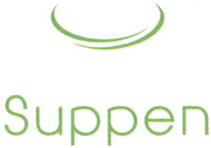

Suppen

Basisbouillon für eine Suppe

In Korea fertigen sie Suppen nicht aus Bouillonpulver, sondern aus getrockneten Sardellen (d. h. kleine Fische, die es in chinesischen oder koreanischen Supermärkten zu kaufen gibt) und Algen, um daraus Suppe zu kochen (in den Niederlanden z. B. als Kombu in Tokos und Naturkostläden zu kaufen), zudem eine in Stücke geschnittene Zwiebel und ausgepressten Knoblauch. Sie lassen eine Vielzahl von getrockneten Sardellen zusammen mit den Algen, der Zwiebel und dem Knoblauch ca. 30 Minuten kochen. Danach werden die Sardellen, die Zwiebel und die Algen wieder herausgesiebt. Die Bouillon wird dann noch mit etwas Sojasoße gewürzt und somit haben Sie eine leckere Basisbouillon – ohne Hefe und chemische Zusätze.

• • •

Algensuppe

Zutaten
- ➤ 1 Tasse getrocknete Algen (in Naturkostläden zu kaufen)
- ➤ 200 g Rinderpoulet* oder 1 Hähnchenschenkel*
- ➤ 4 Knoblauchzehen
- ➤ Sojasoße
- ➤ 1 kleine Zwiebel

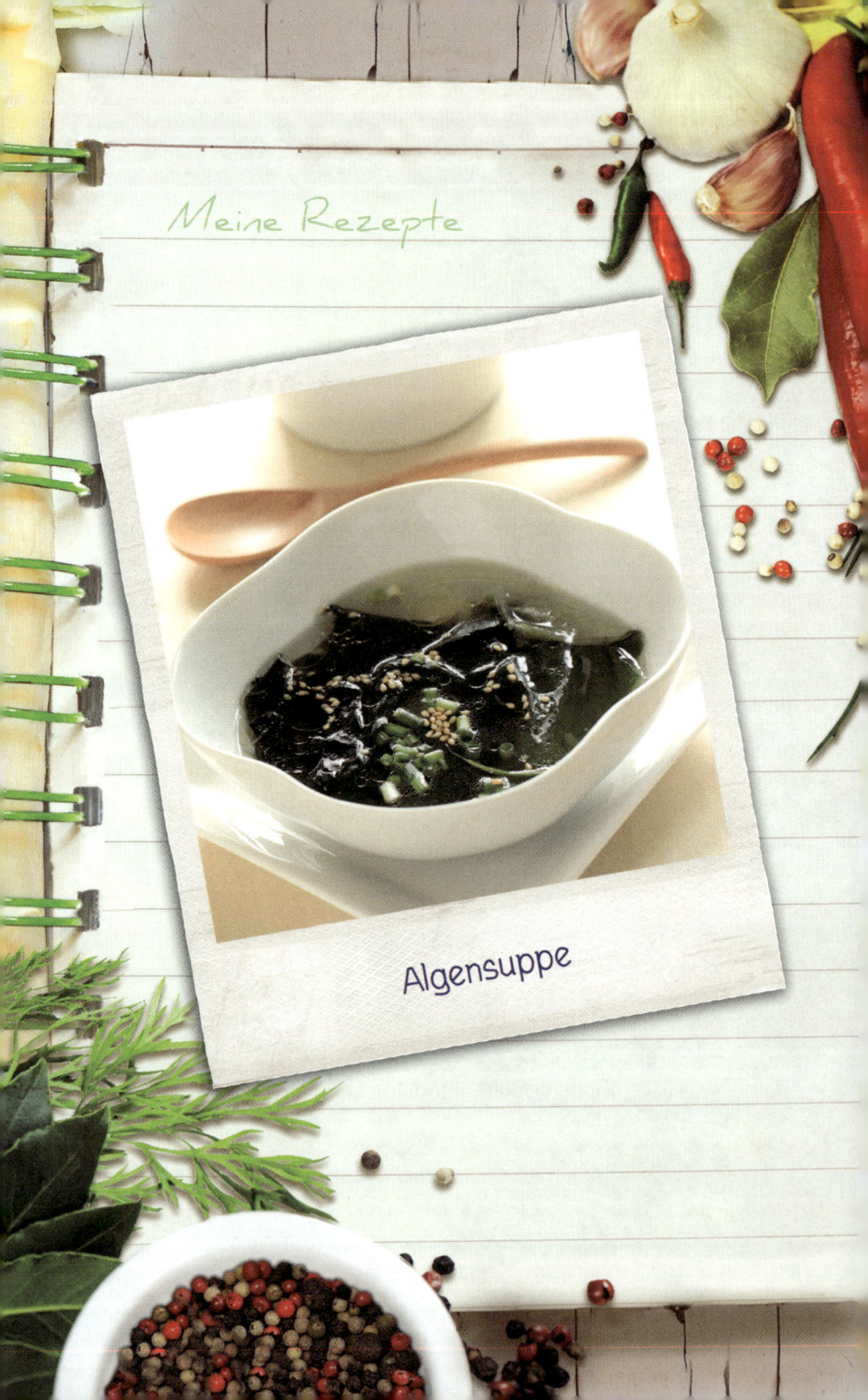

Meine Rezepte

Algensuppe

Zubereitung

Lassen Sie die Algen mindestens 30 Minuten in einem großen Topf mit viel Wasser einweichen. Danach spülen Sie die Algen mit Wasser gut ab, schneiden sie in Stücke und legen sie wieder zurück in den Topf mit 1 Liter sauberem Wasser. Geben Sie nun das Fleisch oder den Hähnchenschenkel, den ausgepressten Knoblauch, 6 EL Sojasoße und eine klein geschnittene Zwiebel dazu. Kochen Sie alles zusammen mindestens 30 Minuten, bis das Fleisch oder der Hähnchenschenkel gar ist. Probieren Sie die Suppe und wenn sie zu flau ist, können Sie je nach eigenem Geschmack noch etwas Sojasoße hinzufügen.

• • •

Sojabohnenpaste-Suppe

Die koreanische Sojabohnenpaste-Suppe (twenjang) ist aus fermentierten Sojabohnen gemacht. Diese enthalten durch den Fermentierungsprozess keine ursprüngliche Phytinsäure mehr, die nicht so gesund für unseren Körper ist, weil sie die Mineralstoffaufnahme behindert. Der Geschmack ist schwierig zu erklären, aber es schmeckt beinahe so wie Kimchi. Wenn "Ausländer" es riechen, sagen sie meistens sofort: "Bah!" Doch wenn sie es dann probieren, sagen sie: "Wow!"

Zutaten

➢ 750 ml Basisbouillon (siehe Rezept)
➢ ½ Chinakohl
➢ 1 grüne Pfefferschote
➢ 5 Knoblauchzehen
➢ Sojabohnenpaste (twenjang, meistens in koreanischen Geschäften oder japanischen Misos zu kaufen)
➢ eventuell 1 Stück Tofu

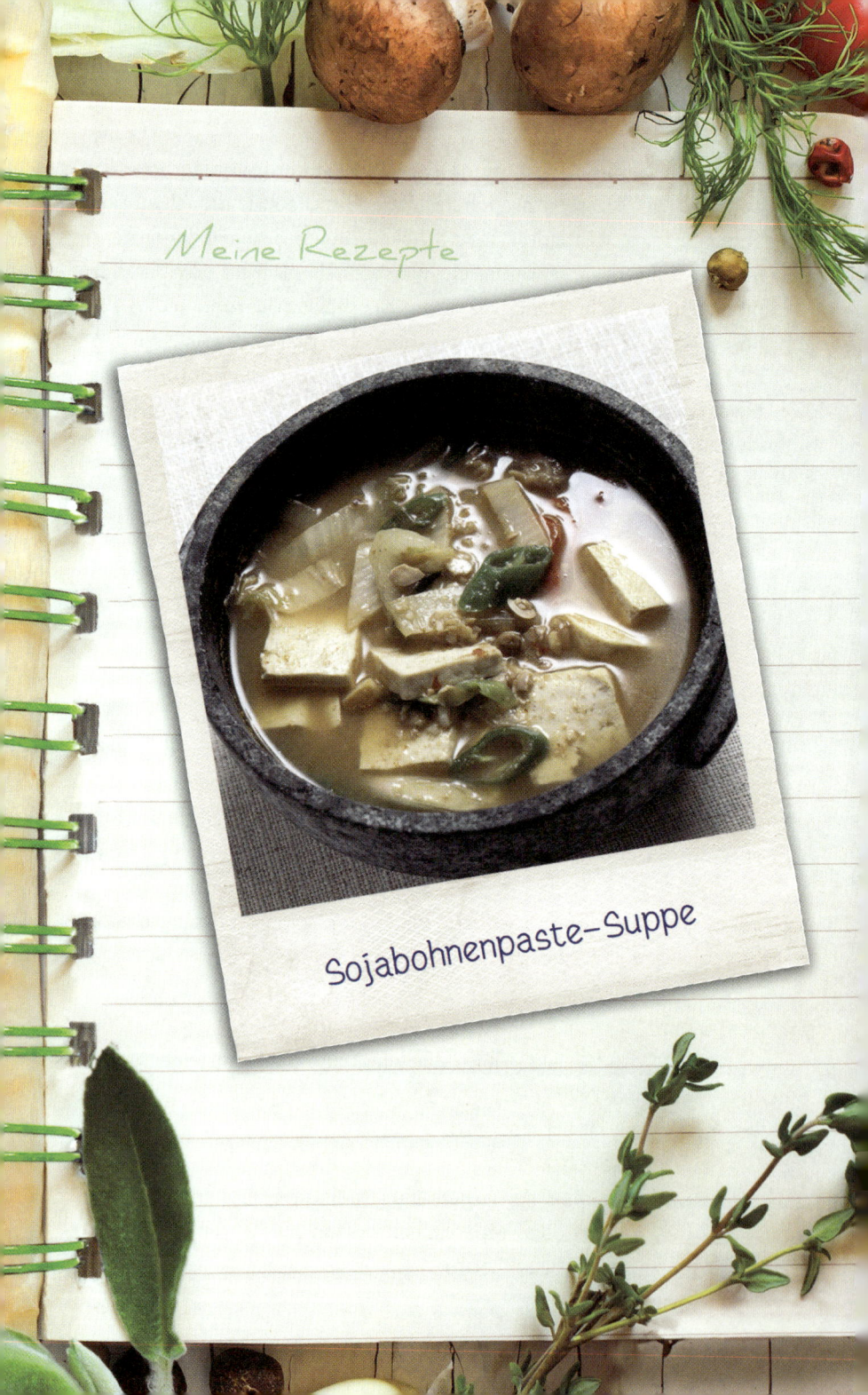

Meine Rezepte

Sojabohnenpaste-Suppe

Zubereitung

Schneiden Sie den Chinakohl in Streifen und die grüne Pfeffer-schote in Stückchen und geben diese zusammen mit den ausge-pressten Knoblauchzehen in die Basisbouillon. Fügen Sie noch 2 EL Sojapaste dazu und lassen Sie alles kochen, bis der Chinakohl gar ist. In Korea fügen sie noch ein paar Scheiben Tofu dazu, aber das ist nicht unbedingt nötig. Den Chinakohl können Sie auch durch andere Gemüsesorten ersetzen.

• • •

Sojasprossen-Suppe

Zutaten

➤ 350 g Sojasprossen
➤ 750 ml Basisbouillon
➤ ausgepresster Knoblauch
➤ eventuell rotes Pfefferpulver
➤ eventuell etwas Sojasoße

Zubereitung

Legen Sie die gewaschenen Sojasprossen in die Basisbouillon und fügen etwas ausgepressten Knoblauch dazu und lassen alles kochen, bis die Sojasprossen gar sind. Probieren Sie und geben je nach eigenem Geschmack eventuell noch etwas Sojasoße und rotes Pfefferpulver dazu.

• • •

Kimchi-Suppe

Zutaten
➢ 1 L Basisbouillon
➢ 2 Kartoffeln
➢ ½–1 Zucchini
➢ ½ Zwiebel
➢ 1–2 Gemüselöffel gut fermentiertes Kimchi und Kimchi-Flüssigkeit mit Fisch-* oder Rinderpoulet*
➢ eventuell etwas Sojasoße
➢ eventuell ein Stück Tofu

Zubereitung
Schneiden Sie die Kartoffeln in kleine Stückchen und geben diese mit den Rinderpoulets in die Basisbouillon. Lassen Sie es mit geschlossenem Deckel durchkochen, bis die Kartoffelstückchen und das Fleisch zur Hälfte gar sind (ca. 15 Minuten). Fügen Sie dann das gesamte Gemüse, den Kimchi und etwas Kimchi-Flüssigkeit hinzu und lassen alles durchkochen, bis es gar ist.

Danach probieren Sie und geben je nach eigenem Geschmack etwas Sojasoße hinzu. In Korea geben sie meistens auch noch ein paar Tofu-Scheiben dazu, aber das ist wirklich nicht nötig.

• • •

Gemüsesaft-Teigflocken-Suppe

Zutaten

➤ 200 g Dinkelmehl
➤ frisch gepresster Möhrensaft, Rote Bete-Saft
   oder Spinatsaft
➤ Bouillon nach eigener Wahl
➤ Gemüse nach eigener Wahl

Zubereitung

Formen Sie aus dem Dinkelmehl Möhrensaft, Rote Bete-Saft oder Spinatsaft eine Teigkugel. Machen Sie aus viel Gemüse nach eigener Wahl, eine Suppe. Sobald die Suppe kocht und das Gemüse beinahe gar ist, nehmen Sie die Teigkugel und pflücken mit Ihren Fingern kleine Stückchen heraus und werfen Sie diese in die Suppe. Lassen Sie alles noch eben gut durchkochen bis alle Teigkügelchen gar sind.

• • •

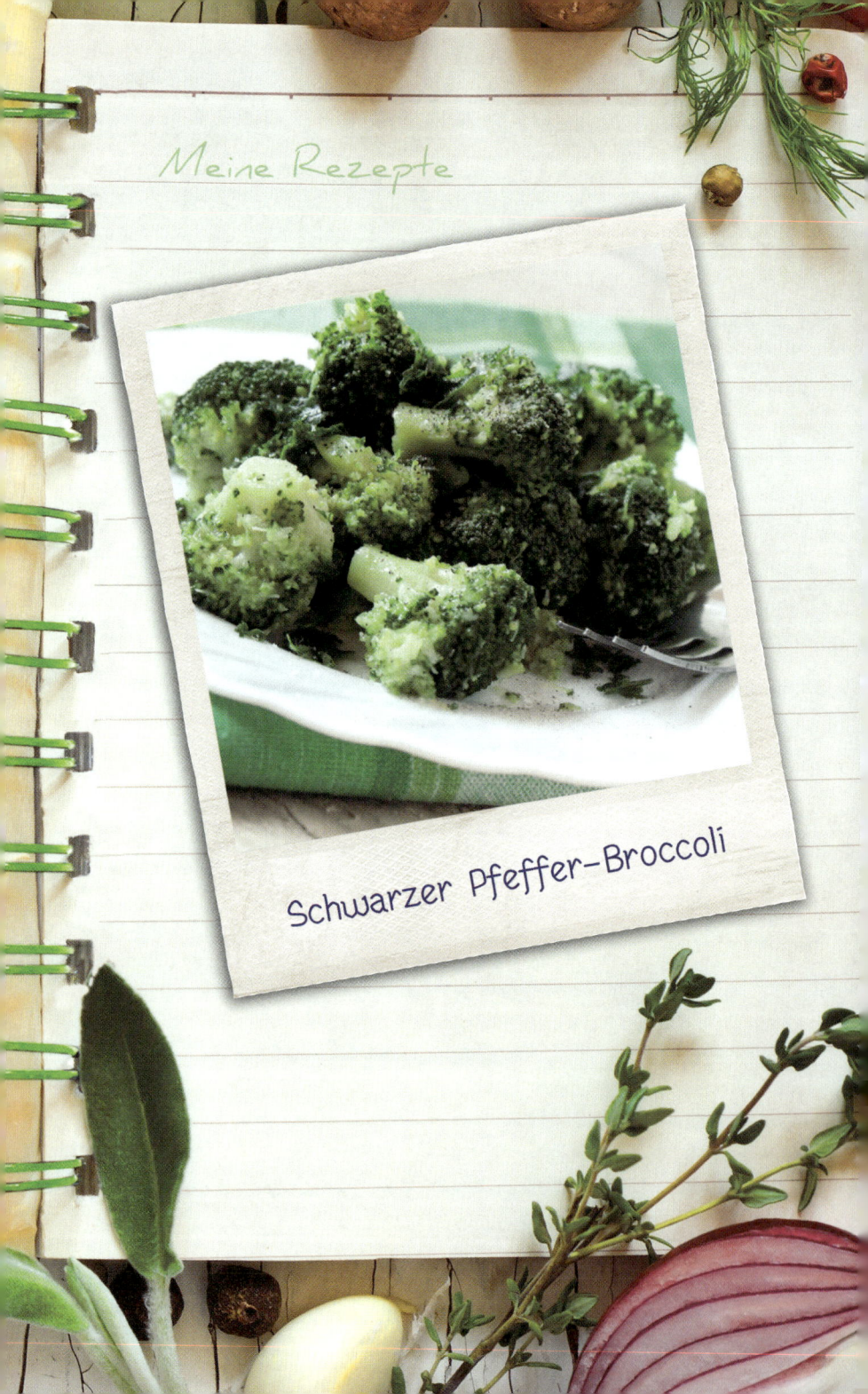

Schwarzer Pfeffer-Broccoli

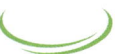

Gewürzte Gemüsegerichte (Bibim-Gemüse)

Schwarzer Pfeffer-Broccoli

Zutaten
- 500 g Broccoli
- etwas Salz
- Sojasoße
- 3 Knoblauchzehen
- schwarzes Pfefferpulver
- 25–50 g fein gehackte frische Kokosnuss (keine getrocknete)

Zubereitung

Schneiden Sie den Broccoli in kleine Röschen und setzen einen Topf mit Salzwasser auf. Geben Sie den Broccoli ins kochende Wasser und lassen Sie ihn 3 Minuten kochen. (Der Broccoli darf nicht ganz gar gekocht werden, sondern muss ein bisschen knackig bleiben.) Gießen Sie danach das gesamte Wasser so ab, dass nur noch der Broccoli im Topf liegt und stellen Sie es zurück auf den ausgeschalteten Herd. Geben Sie den ausgepressten Knoblauch zum Broccoli und 1-2 EL Sojasoße (je nach eigenem Geschmack). Stellen Sie den Herd wieder an und rühren den Broccoli solange in der Sojasoße, bis die ganze Soße beinahe verdampft ist. Nehmen Sie den Topf vom Herd und streuen noch etwas schwarzes Pfefferpulver und frisch gemahlene Kokos darüber. Mischen Sie alles gut. Es kann natürlich auch ohne Kokos gegessen werden.

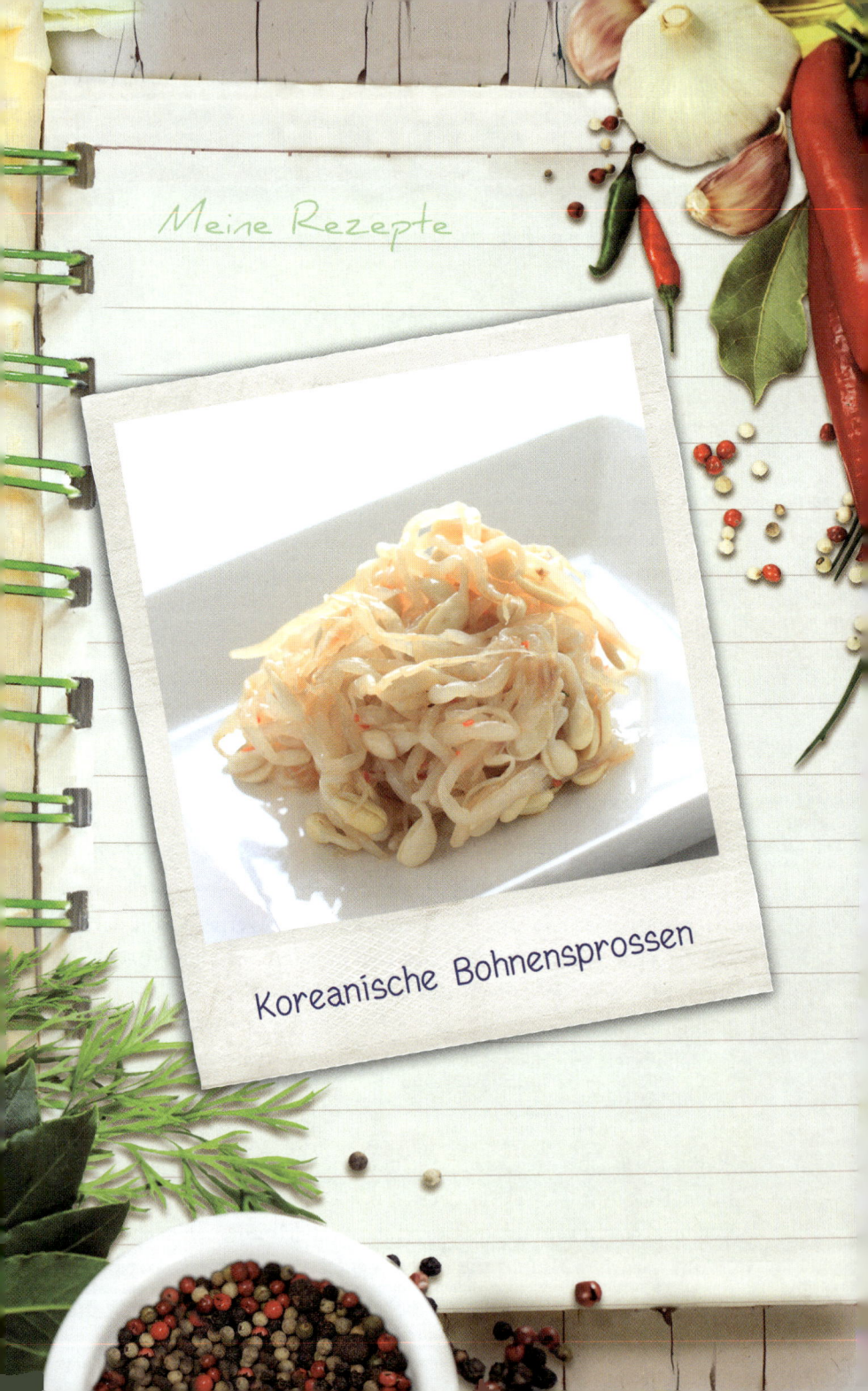

Koreanische Bohnensprossen

Koreanische Bohnensprossen

Zutaten
- ➤ 350 g Bohnensprossen
- ➤ 1 Stückchen Schlangengurke
- ➤ 1 kleines Stückchen Frühlingszwiebel
  oder Lauch
- ➤ Knoblauch
- ➤ etwas Walnussöl
- ➤ eventuell etwas Sojasoße
- ➤ eventuell etwas gerösteten Sesamsamen

Zubereitung

Entfernen Sie die Samen aus der Gurke und schneiden den Rest in ganz dünne Streifen. Streuen Sie etwas Salz darüber und stellen sie beiseite. Geben Sie die Bohnensprossen in einen Topf und bedecken sie bis zur Oberkante mit Wasser. Geben Sie 1 EL Salz dazu und lassen Sie sie 5 Minuten kochen. Danach durch ein Sieb abgießen und mit Wasser abspülen. Lassen Sie das Wasser gut abtropfen und wringen, falls nötig, mit einem sauberen Handtuch oder mit Ihren bloßen Händen alles gut aus.

Legen Sie die Bohnensprossen in eine Schale, spülen die Streifen der Schlangengurke unter dem Wasserhahn und trocknen diese gut ab. Geben Sie sie dann ebenfalls zu den Bohnensprossen. Fügen Sie die in kleine Streifen geschnittenen Frühlingszwiebeln, 2 ausgepresste Knoblauchzehen und 1 EL Walnussöl hinzu.

Probieren Sie und fügen je nach Geschmack noch etwas Sojasoße hinzu. Alles gut umrühren. In Korea wird gerne noch etwas gerösteter Sesamsamen darübergestreut, aber das ist nicht unbedingt nötig und es kann sowohl kalt als auch warm gegessen werden.

• • •

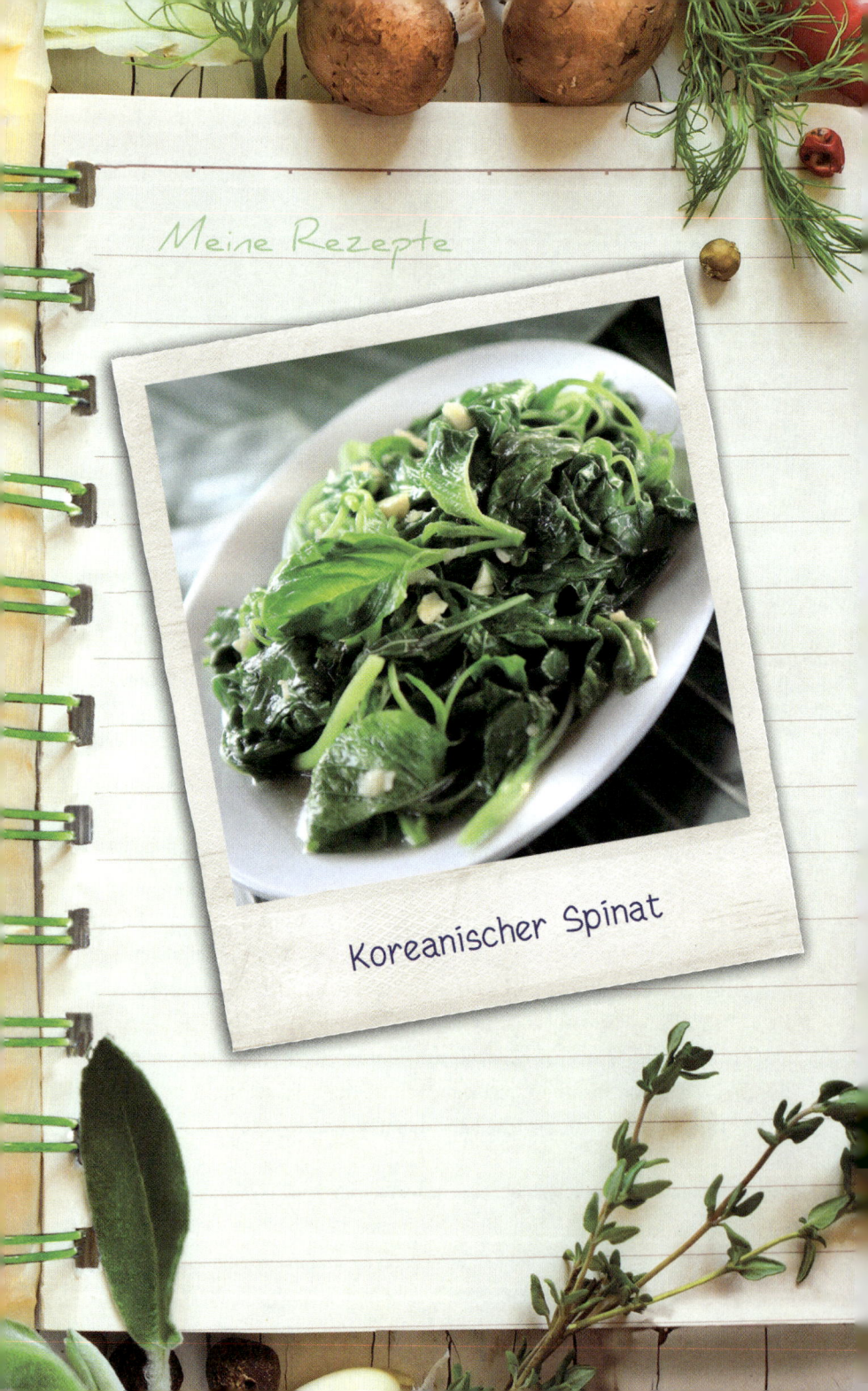

Meine Rezepte

Koreanischer Spinat

Koreanischer Spinat

Zutaten
- 500 g frischer Spinat
- ausgepresster Knoblauch
- etwas Sojasoße
- 1 TL Honig

Zubereitung

Rühren Sie aus Sojasoße, ausgepresstem Knoblauch und Honig eine schmackhafte Soße. Waschen Sie den frischen Spinat und bereiten eine große Schüssel mit kaltem Wasser vor. Bringen Sie in einem großen Topf eine große Menge Wasser zum Kochen. Geben Sie den Spinat ins kochende Wasser und rühren alles gut um, sodass der Spinat mit Wasser bedeckt ist und gießen ihn sofort wieder ab. Legen Sie den ganzen Spinat in die Schüssel mit kaltem Wasser. Den Spinat direkt wieder abgießen. Jetzt können Sie die fertige Soße unter den Spinat mischen.

Tipp: Anstelle von Spinat können Sie auch Endivien nehmen. Verfahren Sie mit der Zubereitung der Endivien wie mit dem Spinat.

• • •

Rettich-Salat

Zutaten
- 1 Rettich
- 2 TL Salz
- 2 TL rotes Pfefferpulver
- 1 EL Honig
- 3 TL Apfelessig
- 1 TL ausgepresster Knoblauch
- 1 Stückchen Frühlingszwiebel

Zubereitung

Schneiden Sie den Rettich in sehr kleine Streifen und streuen Salz darüber. Mischen Sie das Ganze gut durch, sodass der gesamte Rettich mit Salz gemischt ist. Alles ca. ½ Stunde stehen lassen und anschließend die ausgetretene Flüssigkeit abgießen. Den Rettich danach gut trockentupfen.

Rühren Sie aus Essig, Honig, Knoblauch und dem roten Pfefferpulver ein Dressing. Mischen Sie alles zusammen mit den geschnittenen Frühlingszwiebeln unter den Rettich und alles gut durch.

Essen Sie den Salat sofort. Übrigens können Sie den Rettich gut durch Möhren ersetzen.

• • •

Grüne Bohnen in Curry

Zutaten

➤ 450 g frische oder tiefgefrorene grüne Bohnen
➤ 2 kleine TL Bouillonpulver
➤ 1–2 EL Sojasoße
➤ 25–50 g Kokosraspel
➤ eventuell etwas frischen Knoblauch und Currypulver, je nach Geschmack

Zubereitung

Kochen Sie die grünen Bohnen in Wasser, bis sie fast gar sind. Gießen Sie sie ab und lassen dabei etwas Wasser im Topf zurück. Geben Sie das Bouillonpulver, die Sojasoße und eventuell den Knoblauch dazu. Alles gut umrühren und zum Schluss kommt das Currypulver und der Kokosraspel je nach Geschmack hinzu.

Rühren Sie jetzt alles nochmals gut durch. Ohne Kokosraspel ist es auch lecker, aber nehmen Sie dann bitte etwas weniger von der Bouillon und der Sojasoße. Die grünen Bohnen können Sie sehr gut durch Broccoli ersetzen.

• • •

Würziger Rotkohl

Zutaten
➢ 1 großer frischer Rotkohl
➢ 200 g Rindertatar* oder Rindergehacktes*
➢ 8–10 EL Sojasoße
➢ 1 EL Bouillonpulver
➢ 3 ausgepresste Knoblauchzehen
➢ rotes Pfefferpulver, je nach Geschmack

Zubereitung
Schneiden Sie den Rotkohl in dünne Streifen oder kleine Stückchen und geben diese in einen Topf. Fügen Sie 1 große Tasse Wasser, Sojasoße, Bouillonpulver und Knoblauch hinzu. Nun bringen Sie das Ganze zum Kochen. Wenn alles kocht, rühren Sie es gut um. Achten Sie immer darauf, dass noch genügend Bouillonflüssigkeit vorhanden ist, damit der Rotkohl nicht anbrennt.

Wenn Sie merken, dass nicht mehr genügend Flüssigkeit im Topf ist, gießen Sie einfach etwas Wasser dazu, Deckel auflegen, Hitze unter dem Topf reduzieren und lassen den Rotkohl kochen, bis er gar ist. Geben Sie jetzt das Rindertatar oder Rindergehacktes hinzu und rühren es unter den Rotkohl. Rühren Sie weiter, bis das Fleisch gar ist. Fügen Sie dann, je nach Geschmack, etwas rotes Pfefferpulver hinzu und rühren alles gut durch.

Wenn Sie den fertigen Rotkohl zu Kartoffeln essen möchten, brauchen Sie keine Soße. Aber Sie können den Kohl auch zusammen mit Kartoffeln zu einem Eintopf stampfen. Ohne Fleisch schmeckt es dann nicht so gut und somit ist dieses Gericht für Vegetarier weniger geeignet.

Tipp: Wenn Sie beim Rotkohl Kohlenhydrate vermeiden wollen, können Sie auch einen sehr guten Salat daraus machen und das geht so:

Bereiten Sie den Rotkohl genauso zu, wie oben beschrieben, aber fügen Sie dann noch 100 g Kokosraspel und 2–3 in kleine Stückchen geschnittene reife Avocado hinzu. Mischen Sie alles gut durch und schon ist der Salat fertig!

• • •

Auberginen in Tomatensoße

Zutaten
➢ 2 große Auberginen
➢ 1 Zwiebel
➢ 250 g Rindergehacktes
➢ 1 Gläschen Tomatenpüree, ca. 200 g
➢ ½ EL Bouillonpulver
➢ 2 EL Sojasoße
➢ Knoblauch

Zubereitung
Schneiden Sie die Auberginen in kleine Stückchen und mischen sie mit dem Rindergehackten, dem ausgepressten Knoblauch und der Sojasoße und geben alles in einen Topf und rühren gut um. Aus der Aubergine tritt beim Kochen nun Flüssigkeit aus und wenn genügend davon im Topf vorhanden ist, können Sie das Bouillonpulver dazugeben und alles wieder gut durchrühren. Zuletzt geben Sie das Tomatenpüree in den Topf und mischen alles nochmals gründlich durch.

Italienisch gewürzter Spitzkohl

Zutaten

➤ 1 großer Spitzkohl
➤ 200 g Rindertatar*
➤ 1 EL Bouillonpulver
➤ Currypulver
➤ schwarzes Pfefferpulver
➤ getrocknete italienische Gewürze
➤ eventuell 50 g Kokosraspel

Zubereitung

Schneiden Sie den Spitzkohl in Streifen, spülen Sie die Kohl danach ab und lassen ihn gut abtropfen und geben ihn anschließend in einen Topf. Wasser oder Butter brauchen Sie nicht hinzuzufügen. Den Spitzkohl auf kleiner Hitze ständig gut umrühren, bis er regelrecht schwitzt und im Topf viel Flüssigkeit entsteht. Erst dann geben Sie das Bouillonpulver und das Rindertatar hinzu. Rühren Sie das Fleisch solange gut unter den Spitzkohl, bis alles gar ist. Nun streuen Sie die Gewürze und sämtliche Kräuter darüber. Je nach Geschmack können Sie auch noch Kokosraspel dazugeben.

• • •

Gebratene Zucchini

Zutaten

➤ Zucchini
➤ Knoblauch
➤ Bouillonpulver

Zubereitung

Bringen Sie einen Topf mit etwas Wasser, Bouillonpulver und ausgepresstem Knoblauch zum Kochen. Darin können Sie nun die dünnen Streifen oder Stückchen Zucchini braten. Fertig!

· · ·

Marinierter Auberginensalat

Zutaten

➤ 2 große Auberginen
➤ 5 EL Sojasoße
➤ 1–2 EL Honig
➤ 3 ausgepresste Knoblauchzehen
➤ eventuell noch etwas Walnussöl und rotes Pfefferpulver

Zubereitung

Schneiden Sie die Auberginen in vertikale Streifen und kochen diese in einem Topf mit Wasser, bis sie gar sind. Danach spülen Sie die Auberginen mit kaltem Wasser gut ab und wringen mit Ihren Händen das ganze Wasser gut aus den Auberginen. Dann schneiden Sie die Auberginen in kleine Stückchen oder kleine Streifen. Aus der Sojasoße, dem Honig (wahlweise auch Walnussöl), dem Knoblauch und eventuell etwas rotem Pfefferpulver machen Sie jetzt eine Marinade. Darin marinieren Sie die Auberginen. Mit Kartoffeln oder Reis ist es eine herrliche Beilage.

Tipp: Wenn Ihre Kinder noch keine Gewürze, so wie Pfeffer und Currypulver, vertragen können, dann können Sie das Gemüse auch nur mit Bouillonpulver und Sojasoße zubereiten. Nehmen Sie die Portion für Ihre Kinder zunächst heraus und erst dann würzen Sie den Rest eventuell noch mit Pfeffer und Curry.

· · ·

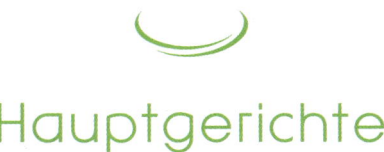

Hauptgerichte

Bibim-Brei

Zutaten
- ➤ 1 Schale Reis oder Quinoa
- ➤ etwas gut fermentierter Kimchi
- ➤ Mischung gut gewürztes Gemüse (s. o. Bibim-Brei-Gemüse) – in Korea wird meistens eine Kombination von Kimchi, Spinat, Bohnensprossen, Zucchini und Rettich-Salat gewählt

Zubereitung
Bereiten Sie das Gemüse wie zuvor beschrieben zu und nehmen eine große Schale und legen danach alles auf den gekochten Reis. In Korea bekommen Sie ein Spiegelei dazu und meistens einen Esslöffel rote Pfeffersoße (Gojuchang), um alles noch würziger zu machen. Diese gibt es in vielen Asialäden zu kaufen. Doch auch ohne diese Soße ist es sehr lecker und vor allem, wenn Sie den Kimchi hinzugefügt haben, ist die Extrasoße nicht mehr nötig. Rühren Sie alles gut durch und dann: guten Appetit.

Dieses Gericht ist sowohl als Mittag- als auch als Abendessen bestens geeignet.

• • •

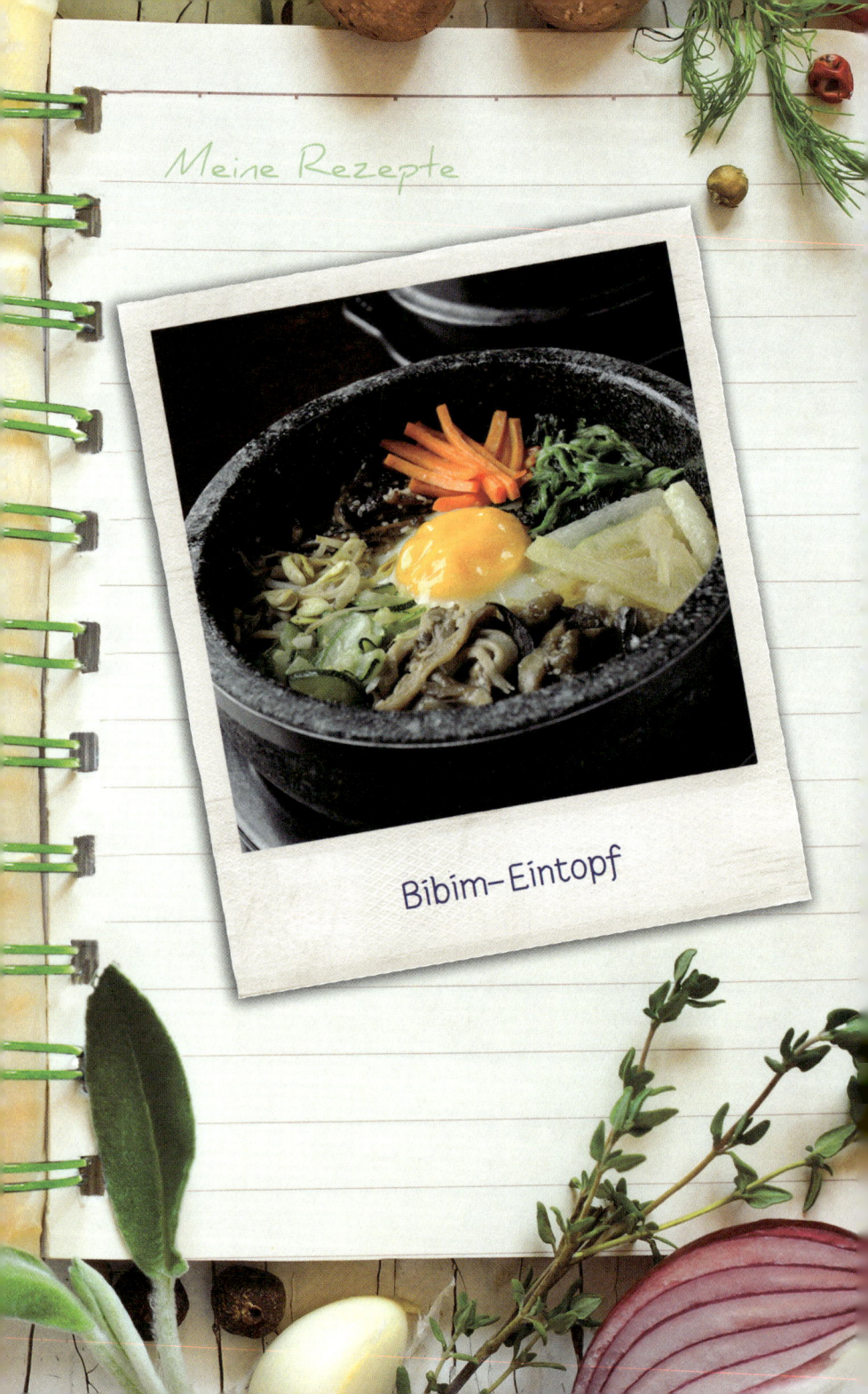

Bibim–Eintopf

Kohlenhydratarmer und glutenfreier Bibim-Brei

Wenn Sie keine Kohlenhydrate oder Gluten essen wollen, dann können Sie den Reis oder Quinoa auch durch Erbsen-Avocado Püree ersetzen (1. Rezept). Anstelle von Reis legen Sie dann das Püree unten in die Schüssel und darauf dann das Bibim-Gemüse und den Kimchi. Mischen Sie alles und Sie können herrlich kohlenhydratfrei und ohne Gluten genießen.

• • •

Bibim-Eintopf für 3 Personen

Kochen Sie 1 kg Kartoffeln und rühren bzw. stampfen diese zusammen mit dem Bibim-Gemüse und einer großzügigen Portion gut fermentiertem Kimchis. Das ist wirklich typisch koreanisches, aber nun auch holländisches Genießen!

• • •

Bulgogi

Zutaten
- 350 g Steak
- 1 Zwiebel
- 1 Möhre
- ½ Schälchen Champignons
- 1 Stück Lauch
- 300 ml Sojasoße
- 1 süßer Apfel
- 2 reife, süße Birnen oder 2 süße Apfelsinen
- 6 Knoblauchzehen

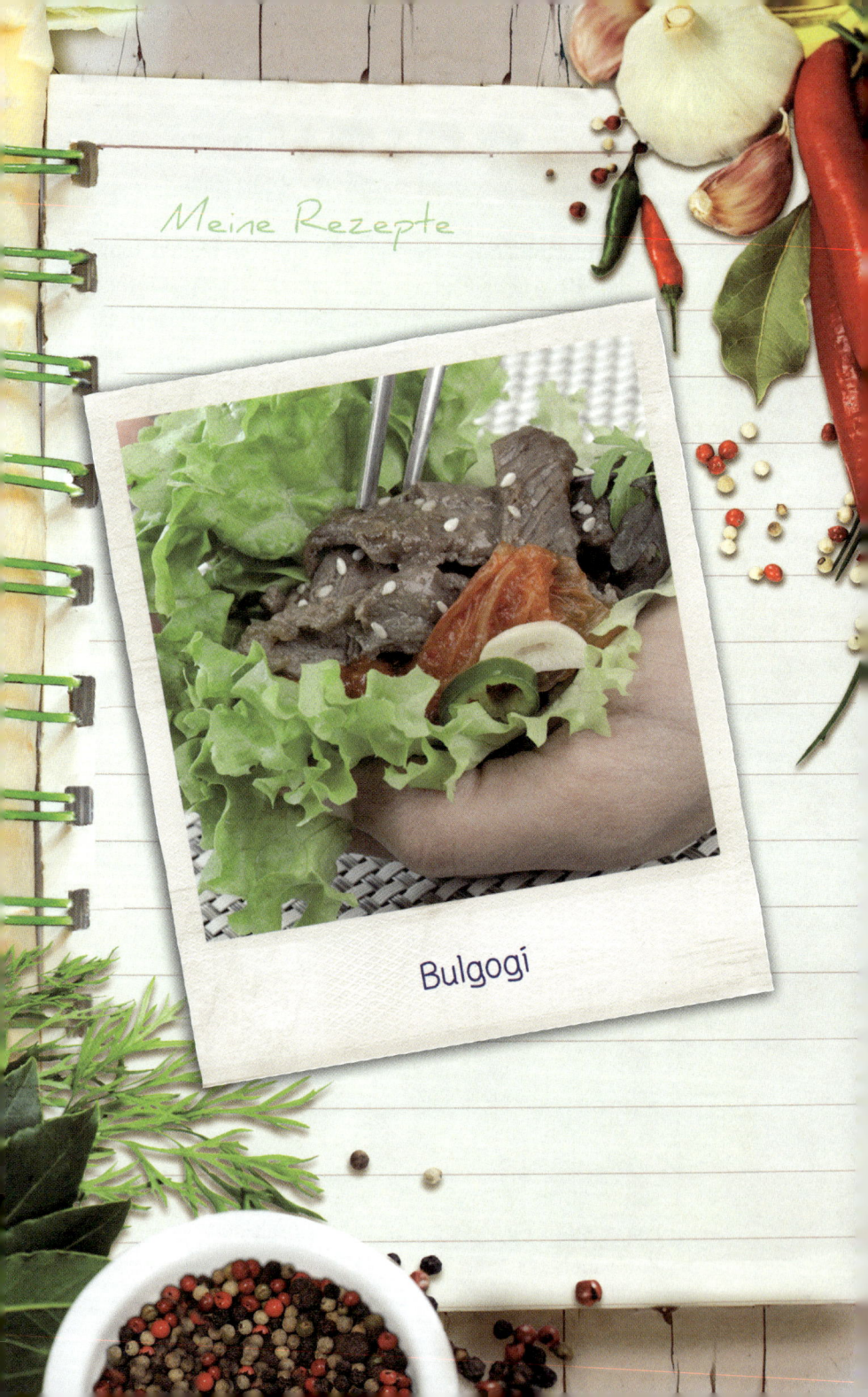

Bulgogi

Zubereitung

Legen Sie das Steak ins Gefrierfach und an dem Tag, wenn Sie das Fleisch marinieren wollen, nehmen Sie es heraus. Sobald das Fleisch ein bisschen angetaut ist, schneiden Sie es mit einem Messer in dünne Streifen. Schneiden Sie die Zwiebel, die Champignons und den Lauch ebenfalls in dünne Streifen und die Möhre in sehr kleine Stücke. Pürieren Sie die Sojasoße, die geschälten Apfelstückchen oder die geschälten Apfelsinenstückchen und die Knoblauchzehen in einem Mixer zu einer flüssigen Masse. Gießen Sie diese (am besten) in ein Glas oder eine Flasche. Die Marinade können Sie wochenlang im Kühlschrank aufbewahren. Sie können damit auch Fisch oder andere Fleischgerichte marinieren. Wenn Sie kein Obst haben, können Sie anstelle von Obst auch Honig mit Sojasoße und Knoblauch mischen.

Geben Sie nun die kleinen Steakstreifen und das ganze Gemüse in eine Schale und fügen so viel Marinade dazu, dass alles gut damit bedeckt ist. Stellen Sie alles über Nacht in den Kühlschrank, sodass die Marinade gut einziehen kann. Am nächsten Tag können Sie alles (inklusive der Marinade) in einem Wok oder Topf anbraten. Erhitzen Sie den Topf/Wok zuerst auf höchster Temperatur und braten es sehr kurz, denn die kleinen Steakstückchen sind schon in ca. 30 Sekunden gar. Durch die Marinade entsteht sehr viel Flüssigkeit, deshalb brauchen Sie auch kein zusätzliches Öl, damit nichts anbrennt. Sollte nur sehr wenig Flüssigkeit entstehen, können Sie etwas gute Rahmbutter oder Kokosöl zufügen.

Die Koreaner verspeisen es folgendermaßen: Sie füllen ein Schälchen mit allerlei Sorten Salat, bei dem die Blätter noch komplett sind. Dann nehmen Sie 1–2 Blätter Salat und füllen diese mit dem marinierten Fleisch, etwas Kimchi und meistens auch mit allerlei Sorten Bibim-Gemüse. Dann falten Sie die Salatblätter zusammen und stecken das ganze Paket auf einmal in den Mund! Superlecker und der Salat, der Kimchi und das Bibim-Gemüse machen alles zu einer sehr gesunden Mahlzeit.

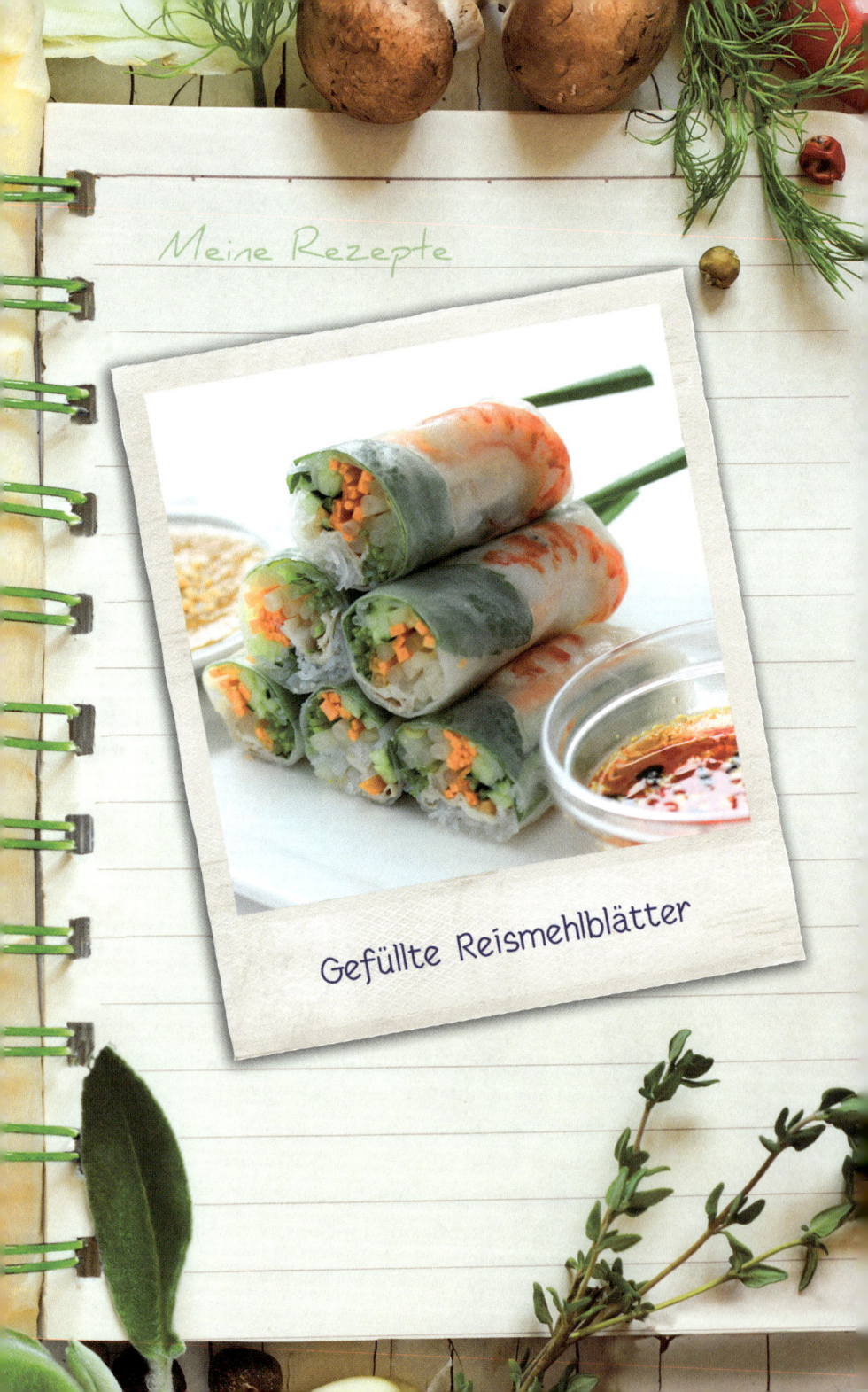

Gefüllte Reismehlblätter

Gefüllte Reismehlblätter

Reismehlblätter können Sie in Asialäden kaufen. Sie werden aus Reismehl und Wasser hergestellt. Das Reismehl besteht aus raffinierten Kohlenhydraten, die Sie eigentlich besser meiden sollten. Aber das Reismehlblatt ist so dünn, dass Sie nur sehr wenig von diesen verarbeiteten Kohlenhydraten aufnehmen und das sogar, wenn Sie 10 Stück auf einmal essen. Diese sind wirklich super, um daraus leckere Wraps zu fertigen und mit einer gesunden Füllung können sie doch noch ein ernährungsbewusster Snack sein.

Zutaten

➤ Reismehlblätter
➤ Schlangengurken in Streifen
➤ Paprika
➤ Möhren
➤ Kimchi
➤ Oliven (kurzum alles, was Sie lecker finden, z. B. Gemüse, roh oder auch gekocht)
➤ Omelett* in Streifen
➤ einige Stücke Hähnchenbrust*
➤ einige Stückchen Avocado

Zubereitung

Eigentlich können Sie alles, was Sie normal auch in einem Salat verwenden, mit Dressing nach eigener Wahl nehmen, wie z. B. Senf-Honigdressing (Senf, Honig und etwas Essig) oder Sojadressing (Sojasoße, Honig und etwas Essig). Weichen Sie die Blätter – eins nach dem anderen – ca. 20-30 Sekunden in einer Schale mit warmem Wasser (nicht heiß!) auf. Dann legen Sie jeweils ein Reismehlblatt auf einen Teller und füllen dieses mit allerlei gesunden Zutaten, die Sie lecker finden. Lassen Sie an beiden Seiten genügend Platz, sodass Sie das Reismehlblättchen mit Inhalt noch aufrollen und zufalten können. Dann dippen Sie das fertige Reismehlröllchen in Ihre Lieblingssoße.

Tipp: Diese Reismehlröllchen sind auch ideal für Ihre Lunch-Box oder die Ihrer Kinder, aber füllen Sie bitte das Dressing in ein extra Schälchen.

• • •

Sushi aus Avocado und Sauerkraut

Zutaten

➤ getrocknete Algenblätter (Noriblätter für typisches Sushi)
➤ 2–3 reife Avocados
➤ 1 Schlangengurke
➤ 1 Glas Sauerkraut

Zubereitung

Wringen Sie das Sauerkraut mit Ihren Händen gut aus, bis Sie nur noch trockenes Sauerkraut übrig haben. Schneiden Sie es in kleine Stückchen oder noch besser, geben Sie es in einen Gemüse-hacker, sodass das Sauerkraut ganz klein gehackt ist. Stampfen Sie die Avocados mit dem gehackten Sauerkraut zu einem Püree. Schneiden Sie die Samen aus der Gurke und den Rest in lange Streifen.

Nehmen Sie jetzt die getrockneten Noriblätter und bestreichen sie komplett mit einer Schicht Avocado-Sauerkraut-Püree. Legen Sie darauf der Länge nach einen Streifen Gurke und rollen die Blätter zu einer Sushi-Rolle. Danach schneiden Sie diese wieder in kleine Stückchen, so wie typisches Sushi.

• • •

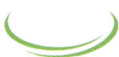

Snacks oder kleine Zwischenmahlzeiten

Kokosbananenshake

Zutaten für 1 Person
- ➤ 100 g frische Kokosraspel
- ➤ 120 ml Wasser
- ➤ 1 große, reife Banane
  (am besten noch mit braunen Flecken)

Zubereitung

Geben Sie die Kokosnuss mit Wasser in einen Mixer und mixen solange, bis von der Kokosnuss nur noch feine Kokosraspel übrig bleiben. Danach fügen Sie die Banane hinzu und mixen alles nochmals gut durch. Öffnen Sie den Mixer ab und zu und drücken regelmäßig alle Kokosstückchen, die am Rand haften bleiben, wieder nach unten. Wenn es dann nach einem glatten Shake aussieht, ist alles fertig.

Das ist sehr lecker, supergesund und sehr nahrhaft. Sie können es sowohl als Mittagessen, aber auch als Zwischenmahlzeit bzw. Snack genießen.

• • •

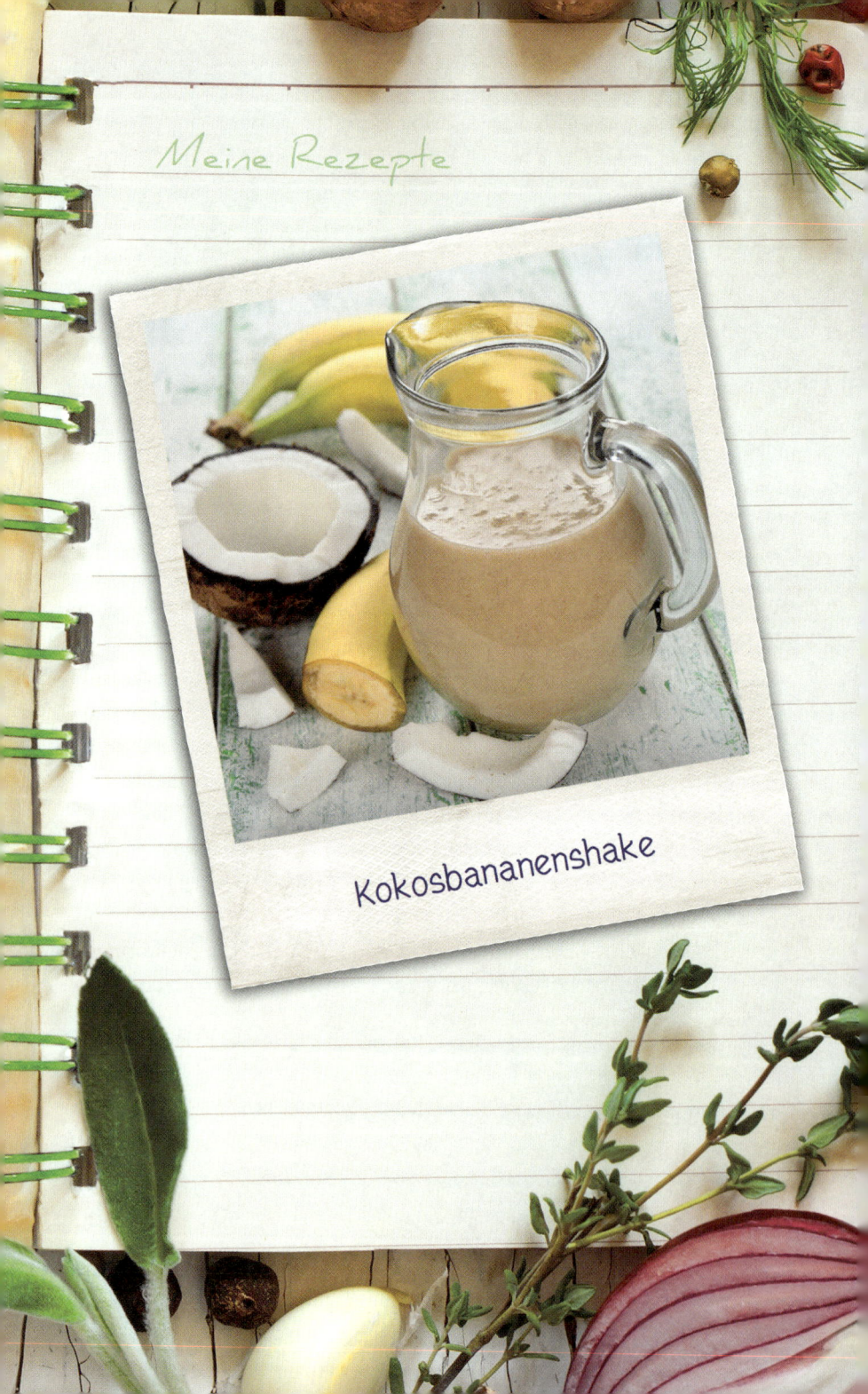

Kokosbananenshake

Kokosmakronen

Zutaten
➤ 4 Eiweiß*
➤ 150–200 g Rosinen
➤ 200 g feine Kokosraspel
➤ 1 Prise Salz

Zubereitung
Schlagen Sie das Eiweiß steif und mischen Sie das Salz, die Rosinen und die Kokosraspel unter. Geben Sie diese Mischung auf ein mit Backpapier ausgelegtes Backblech. Heizen Sie den Backofen auf 150 °C vor und backen Sie die Makronen ca. 20–30 Minuten, bis sie leicht braun in der Mitte sind. Danach lassen Sie das Backblech in aller Ruhe auskühlen.

• • •

Schokolade (Basisrezept)

Zutaten
➤ 50 g biologisches, kalt gepresstes Kokosöl
➤ 150 g Rosinen
➤ 25 g Kakaopulver

Zubereitung
Das Kokosöl sollte Zimmertemperatur haben, sodass es weich und leicht streichbar wird. Hacken Sie die Rosinen sehr fein und mischen diese unter das Kokosöl und das Kakaopulver, bis es eine cremige Masse wird. Geben Sie diese Masse auf ein mit Backpapier ausgelegtes großes Tablet. Breiten Sie sie so über das ganze Backpapier aus, dass Sie ein großes Stück Schokolade haben. Stellen Sie das Tablet ins Tiefkühlfach. Wenn die Masse gefroren ist, holen Sie sie

heraus, brechen alles in kleine Stückchen und stellen diese in ein Schälchen wieder zurück ins Gefrierfach.

Diese Schokolade ist wirklich herrlich und dazu noch sehr gesund, hat jedoch einen großen Nachteil: Sie müssen sie im gefrorenen Zustand essen, da es aufgetaut nicht schmeckt und eine große, klebrige Paste wird. Sie können noch eine andere Variante ausprobieren, indem Sie fein gehackte Walnüsse, Mandeln oder auch Kürbiskerne dazugeben. In diesem Fall geben Sie einfach etwas mehr Rosinen und Kokosöl dazu.

• • •

Getrocknete Apfelringe (oder auch anderes Obst)

Nehmen Sie einen Ausstecher, um den Apfelkern herauszustechen und schneiden dann aus dem Apfel dünne Scheibchen, die alle ein großes Loch in der Mitte haben. Legen Sie die Apfelringe in eine Schale mit Wasser, in der etwas Salz aufgelöst wurde (hierdurch bleiben die getrockneten Apfelringe etwas länger haltbar). Tupfen Sie sie danach trocken und streuen auf beide Seiten etwas Zimtpulver. Reihen Sie alle Apfelringe dann auf einem Draht mit jeweils etwas Platz dazwischen und hängen sie irgendwo im Haus an einem sauberen und trockenen Ort auf. Abhängig von der jeweiligen Raumtemperatur sind die Apfelringe nach ca. 4–7 Tagen getrocknet und fertig zum Verspeisen.

• • •

Kichererbsen Snack

Das ist eine sehr gute Alternative zu Chips, wenn Sie und Ihre Kinder gerne einen knackigen Snack wollen.

Zutaten
➢ 1 Glas Kichererbsen
➢ Gewürze je nach eigenem Geschmack, wie z. B. ½ Teelöffel Currypulver, ein bisschen rotes Pfefferpulver und eventuell noch etwas Salz

Zubereitung
Tupfen Sie die Kichererbsen gut trocken und legen diese zusammen mit den Gewürzen und eventuell etwas Salz in eine Schale. Rühren Sie alles sehr gut um, sodass alle Erbsen gewürzt sind. Legen Sie ein Backblech mit Backpapier aus und verteilen Sie alle Kichererbsen darauf. Heizen Sie den Backofen auf 200° C vor und backen die Kichererbsen 45-50 Minuten. Wenden Sie die Kichererbsen ca. alle 15 Minuten. Anschließend sind sie herrlich knackig und Sie können sie sofort essen.

• • •

Gesundes, cremiges Bananeneis

Verwahren Sie alle Bananen, die schon überreif sind und deren Schale bereits braun geworden ist. Legen Sie sie dann geschält ins Gefrierfach. Sobald Sie ein paar gefrorene Bananen gesammelt haben, können Sie mithilfe eines Mixers herrliches Eis davon machen! Wenn das Mixen schwierig ist, können Sie ruhig ein ganz klein bisschen Wasser in den Mixer schütten oder kurz warten, bis die Bananen etwas weicher geworden sind.

Tipp: Sie können selbstverständlich noch etwas Kakaopulver und Honig dazufügen, wenn Sie lieber Schokoladeneis wollen.

• • •

Sauerkrautbrot

Wenn Sie Sauerkraut und Brot lieben, ist diese Kombination sehr schmackhaft. Das ist eine leckere und bequeme Art und Weise, um Gemüse zum Brot zu essen. Es ist auch ideal zum Mitnehmen an den Arbeitsplatz oder auch für unterwegs. Weil Sie dieses Brot nicht lange aufbewahren können, ist es das Beste, jedes Mal nur kleine Brötchen zu backen und am selben Tag noch zu verspeisen. Die unten beschriebenen Zutaten sind für ein kleines Brötchen. Falls Sie jedoch ein größeres Brot backen wollen, können Sie einfach die Mengen der Zutaten verdoppeln und die Backzeit etwas verlängern.

Zutaten
➤ 100 g Vollkorn Spelt-Mehl
➤ 250 g Sauerkraut und die dazu gehörige Flüssigkeit
➤ 1 Ei*
➤ 50 g Rosinen

Zubereitung
Drücken Sie die Flüssigkeit aus dem Sauerkraut und schneiden oder hacken es sehr klein. Legen Sie es zusammen mit den Rosinen und dem Ei in eine Schale. Fügen Sie das Spelt-Mehl dazu und gießen so viel Sauerkrautflüssigkeit hinzu, um daraus einen weichen Teig zu formen. Legen Sie den Teig auf ein mit ein Backpapier ausgelegtes Backblech und backen Sie den Teig am besten bei 200 °C in ca. 45-50 Minuten gar. Die Backzeit kann jedoch je nach Backofen differenzieren, deshalb sollten Sie ab und zu selbst nachprüfen, indem Sie in den Teig stechen.

Sauerkrautcracker

Diese herrlichen Sauerkrautcracker sind eine Variante zum Sauerkrautbrot.

Zutaten
➢ Sauerkraut
➢ Vollkorn Spelt-Mehl (oder wahlweise ein anderes Mehl)

Zubereitung
Drücken Sie die Flüssigkeit aus dem Sauerkraut und hacken es sehr fein, aber diesmal noch feiner als beim Sauerkrautbrot. Mischen Sie die Flüssigkeit des Sauerkrauts und das Mehl in einem Verhältnis, dass ein Teig entsteht, der mehr aus Sauerkraut als aus Mehl besteht. Legen Sie wiederum ein Stück Backpapier auf das Backblech und darauf den fertigen Teig. Rollen Sie den Teig so aus, dass Sie eine lange, sehr dünne Teigschicht bekommen und backen sie in einem vorgewärmten Ofen bei 200° C. Nur solange backen, bis der Teig genauso knusprig wie ein Cracker geworden ist. Danach können Sie den großen Cracker in Stücke schneiden oder auch brechen. Sobald er abgekühlt und ausgehärtet ist, haben Sie herrliche, geschmackvolle kleine Cracker. Und das sind auch leckere Zwischenmahlzeiten für Ihre Kinder.

• • •

Leckere und gesunde Limonade

Zutaten
➢ 250 ml Wasser
➢ 2 EL Honig
➢ 1 gehäufter TL Zimt*

Zubereitung

Erwärmen Sie Wasser in einem Topf, bis es heiß genug ist, aber lassen Sie es nicht kochen. Dann nehmen Sie den Topf vom Herd, fügen den Honig und Zimt dazu. Rühren Sie alles solange um, bis der Honig völlig aufgelöst ist und der Zimt gut verteilt ist. Gießen Sie diese Menge in ein leeres Marmeladenglas, Deckel darauf und schütten alles gut durch. Danach stellen Sie es ein paar Stunden in den Kühlschrank.

Später können Sie eine sehr dünne Schicht dieses Honig/Zimt-Sirups in ein Glas schütten und mit Wasser strecken, so wie Sie es auch bei Limonade tun. Sie werden sehen, dass Ihre Kinder diese Limonade herrlich finden und außerdem besteht sie nur aus natürlichen Zutaten: Honig und Zimt. Beide sind sehr gesund, doch lassen Sie Ihre Kinder niemals mehr als 2–3 Gläser täglich davon trinken. Obwohl Zimt überhaupt nicht schädlich ist, sind die Effekte bei übermäßigem, täglichem Gebrauch nicht bekannt.

• • •

Über die Autorin

Julia Kang wurde in Seoul in Südkorea geboren und mit 6 Jahren von einer niederländischen Familie adoptiert. Sie hat koreanische Literatur studiert, interessierte sich dann aber mehr für Gesundheitsthemen. Aus diesem Grund widmete sie ihre weiteren Studien den Themen Nahrung, Gesundheit und ökologische Lebensweise. Über diese Bereiche hat sie bisher zwei Bücher geschrieben, die sich in den Niederlanden schnell zu Bestsellern entwickelt haben.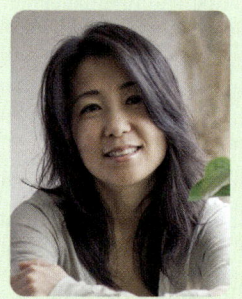

Julia Kang lebt und arbeitet in Holland als Gesundheits- und Ernährungsberaterin.

Quellen

Bücher

Baille-Hamlton, Paula, The Detox Diet, Michael Joseph Publishers, 2002.

Blaylock, Russel, Excitotoxins. The Taste that Kills, Health Press, 1997.

Boutenko, Victoria, Groen voor het leven, Schildpadboeken, 2012.

Brownstein, David, Salt your Way to Health, Medical Alternative Press, 2008.

Couget, Corinne, Wat zit er in uw eten? Bouillon Culinaire Journalistiek, 2007.

De Langre, Jacques, Sea Salt´s Hidden Powers, Happiness Press, 1987.

Droz C., Von den wunderbaren Heilwirkungen des Kohlblattes. Les Geneveys-sur-Coffrane.

Enig, Mary G., Feiten over vetten, Publish the Good, 2002.

Epstein, Samuel, Giftige schoonheid, Ank-Hermes, 2012.

Fife, Bruce, The Healing Miracle of Coconutoil, Tropical Traditions, 2007.

Hartenbach, Walter, De cholesterolleugen, Ank-Hermes, 2006.

Jader, Shilhavy, Marianita Virgin Coconut Oil, Tropical Traditions, 2007.

Lipski, Liz, Obesity and Toxins. Why our Toxic World makes Us Fat, Innovative Healing Inc., 2006.

Nagel, Ramiel, Cure Tooth decay, Golden Child Publishing, 2011.

Obukhanych, Teyana, Vaccine Illusion O'Shea, Tim, Vaccination is not Immunization, Tim O´Shea Price, Weston A., Nutrition and Physical Degeneration, Price Pottenger Nutrition, 2008.

Ravnskov, Uffe, The Cholesterol Myths.

Smits, Tinus, Inenten niet zonder risico.

Schuitemaker, Gert, Geweld naar honger, Ortho Communications and Science.

Publikationen

Arculeo, Steven, Toxins. The Surprising Reasons for Weight Gain, Wellness News, April 2009, S. 269.

Baille-Hamilton, Paula, Chemical Toxins: Hyposthesis to Explain the Global Obesity Epidemic, The Journal of Alternative and Complementary Medicine, Volume 8, No.2 2002, S. 185–192.

Hyman, Mark, Systems Biology, Toxins, Obesity and Functional Medicine, 13th International symposium of the institute for functional medicine.

Munns A. Cabbage leaves: Cabbage leaves can help inflammation of any body part.

Websites

www.pureinsideout.com/are-toxins-fattening.html

www.articlesbase.com/health-articles/the-role-that-toxins-play-in-weight-gain-998081.html

www.timeforwellness.org/blog-view/environmental-toxins-linked-to-weight-gain-77

www.drsharma.ca/do-environmental-toxins-promote-obesity.html

www.childhoodobesitynews.com/2011/03/25/obesity-environmental-toxins-and-denial/

www.livingthehealthyway.info/toxins-and-obesity/

www.scribd.com/doc/28461142/Environmental-Toxins-Obesity-and-Diabetes-An-Emerging-Risk-Factor-by-Mark-Hyman-MD

www.drhyman.com/downloads/Toxins-and-Obesity.pdf

www.conquering-obesity.com/everyday-toxins.html

www.chriskresser.com/how-toxins-are-making-us-fat-and-diabetic

http://endocrinedisruptors.missouri.edu/index.html

www.leefbewust.com

www.vaccinvrij.nl

www.nvkp.nl

www.wijwordenwakker.eu

www.smaakversterkers.eu

www.argusoog.org

www.erogenics.org

www.westonaprice.org

www.foodwatch.nl

www.weetwatjeeet.nl

www.aspartaam.nl

www.drleonardcoldwell.com

www.russelblaylockmd.com

www.ortho.nl

www.ahealthylife.nl

www.drmyhill.co.uk

www.natuurdietisten.nl

www.eurekalert.org

www.medischdossier.org

www.sciencedaily.com

www.wanttoknow.nl

Bildnachweise

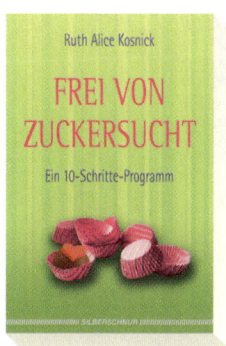

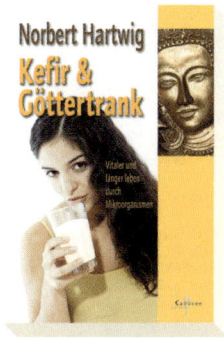

Ruth Alice Kosnick

Frei von Zuckersucht

Ein 10-Schritte Programm

Worin besteht der Unterschied zwischen Naschen und zwanghaftem Essverhalten? Wann fängt die Sucht an, und wie lernt man, aus diesem Teufelskreis auszusteigen? Mithilfe des inneren Mentors und durch ein geführtes Programm, bei dem Selbsterfahrung und Bewusstwerdung im Mittelpunkt stehen, hat die Autorin einen Weg der Selbstheilung entwickelt, der essenziell ist für alle, die sich von psychisch-seelischen Abhängigkeiten befreien wollen. Dieser neue Ansatz beleuchtet das Thema Kontrollverlust zum ersten Mal aus ganzheitlicher Perspektive. Der Kontakt zum inneren Mentor kann so zu mehr Klarheit und Heilung führen.

336 Seiten, broschiert
ISBN 978-3-89845-327-1 · € [D] 16,90

Norbert Hartwig

Kefir und Göttertrank

*Vitaler und länger leben
durch Mikroorganismen*

In diesem Buch wird das Wissen um die Urkräfte in den Gärprodukten wie Kefir, altindisches Soma oder germanischer Göttertrunk Met wieder zugänglich gemacht – das Wissen um die Mikroorganismen, die es überall in Hülle und Fülle gibt, wo das Leben erblüht.
Der Physiker Norbert Hartwig, bekannt aus Presse und TV, stellt in seinem Buch anschaulich die natürlichen Zusammenhänge zwischen Ernährung, Immunsystem, Gesundheit und Mikroorganismen aus Gärprodukten dar. Er gibt zahlreiche Empfehlungen, wie diese Urkäfte der Natur wieder aktiviert werden können.

192 Seiten, broschiert, mit viel. Abbildungen
ISBN 978-3-937464-06-0 · € [D] 14,90

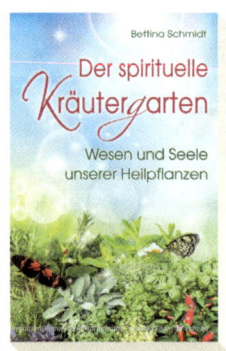

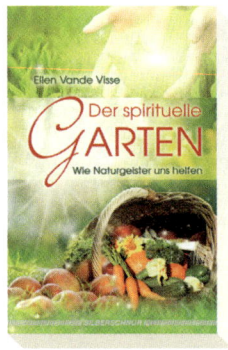

Bettina Schmidt

Der spirituelle Kräutergarten
Wesen und Seele unserer Heilpflanzen

Die Heilpraktikerin Bettina Schmidt offenbart uns die magischen, kulinarischen und medizinischen Eigenschaften der Kräuter. Sie ermuntert uns dazu, einen Kräutergarten anzulegen und hilft uns bei der Planung und Durchführung.
Lernen Sie die positiven Eigenschaften der Kräuter kennen und erfahren Sie, wie Sie diese einsetzen. Viele Rezeptvorschläge für das Kochen mit Kräutern machen Lust auf die frische Kräuterküche. Praktische Anwendungsmöglichkeiten bei Erkrankungen helfen Ihnen, eine wirkungsvolle Hausapotheke zu schaffen.

192 Seiten, 2-farbig, broschiert
ISBN 978-3-89845-427-8 · € [D] 12,95

Ellen Vande Visse

Der spirituelle Garten
Wie Naturgeister uns helfen

Ellen Vande Visse lädt Sie ein, harmonisch mit dem Naturreich zusammenzuarbeiten. Unterhaltsame Erzählungen erläutern Schritt für Schritt, was Sie tun können, um gemeinsam mit der Natur zu gärtnern und mit den Elementarwesen zu kommunizieren – vollkommen unabhängig davon, ob Sie medial veranlagt sind oder nicht. Der spirituelle Garten lehrt uns, mit den Pflanzen als Lebewesen zusammenzuarbeiten. Ein Buch über außergewöhnliches Gärtnern, das Sie bis zur letzten Seite nicht mehr aus der Hand legen werden.

256 Seiten, broschiert
ISBN 978-3-89845-353-0 · € [D] 16,90

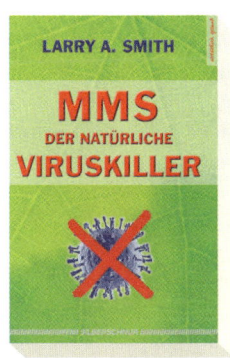

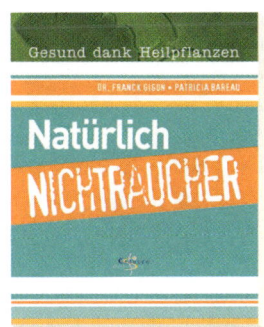

Larry A. Smith

MMS – Der natürliche Viruskiller

MMS steht für Miracle Mineral Solution, wunderbare Minerallösung – und der Name ist Programm: Mehr als 75.000 Fälle von Malaria konnten erfolgreich behandelt werden, viele Aids-Patienten und zahlreiche Fälle von Hepatitis C, Tuberkulose und Erkältungen – ohne Nebenwirkungen.

Lesen Sie in diesem praktischen Ratgeber, bei welchen Krankheiten Sie MMS anwenden können, wie es herzustellen und zu dosieren ist sowie was Anwender zu MMS zu berichten haben.

Kein Buch über ein Wunder, sondern über eine wundervolle Minerallösung, über MMS - die Hoffnung für ein gesundes Leben im 21. Jahrhundert.

160 Seiten, Klappenbroschur
ISBN 978-3-89845-312-7 · € [D] 14,90

Dr. Franck Gigon & Patricia Bareau

Natürlich Nichtraucher
Gesund dank Heilpflanzen

Dieser Ratgeber stellt Ihnen eine gänzlich unkomplizierte und natürliche Methode vor, mit deren Hilfe Sie es schaffen werden, Ihre Abhängigkeit zu überwinden – dank medizinisch wirksamer Pflanzen. Einfach in der Anwendung helfen sie Ihnen, all die Schwierigkeiten zu meistern, die mit dem Nikotinentzug einhergehen, wie aufkommende Nervosität, Gewichtszunahme oder Rückfälle in die Abhängigkeit. Seien Sie versichert: Es gibt für jedes Problem eine Pflanzen, die Ihnen zuverlässig und sicher helfen wird! Ein wertvoller Begleiter auf Ihrem erfolgreichen Weg zum Nichtraucher.

96 Seiten, broschiert, vierfarbig
ISBN 978-3-89845-133-8 · € [D] 14,90

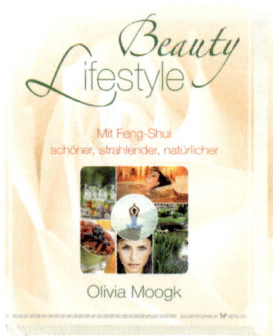

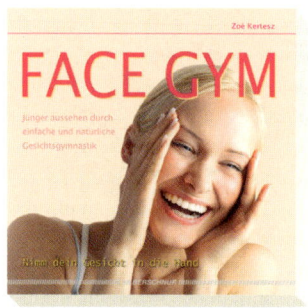

Olivia Moogk

Beauty Lifestyle

Mit Feng-Shui schöner, strahlender, natürlicher

Die Säulen der Schönheit!
Jede Frau kann schön sein, wenn sie nur die richtigen Kniffe kennt ... Erfahren Sie, wie Sie dauerhaft wahre Schönheit erlangen. Feng-Shui-Master Olivia Moogk nimmt Sie mit auf eine Reise durch das Beauty-Reich und macht Sie mit den acht Säulen der Schönheit vertraut. Entdecken Sie, wie wohltuende Tee-Kuren, Duftessenz-Bäder, schöne Farben und wohltuende Formen die individuelle Schönheit fördern. Erfahren Sie auch, wie frau die Schönheit ihrer Seele berührt, ihre Gedanken positiv ausrichtet, die Kräfte weckt, die Harmonie und Wohlbefinden fördern, und mit dieser Balance zu innerer und äußerer Schönheit gelangt.

136 Seiten, gebunden, vierfarbig
ISBN 978-3-89845-436-0 · € [D] 16,95

Zoé Kertesz

Face Gym

Jünger aussehen durch einfache und natürliche Gesichtsgymnastik

Doppelkinn, Krähenfüße, Hängebacken ... verschwinden.
Sie brauchen nur Ihr Gesicht richtig in die Hand zu nehmen! Haben Sie noch Zweifel? Verziehen Sie das Gesicht, und rümpfen Sie die Nase? Dann sind Sie schon mitten im Training.
Dieses Buch zeigt Ihnen mit einfachen und wirkungsvollen Übungen, wie Sie ohne Schönheitschirurgie die Elastizität, die Besonderheiten und die Form Ihres Gesichts bewahren können. Behandeln Sie Ihr Gesicht nicht schlechter als den Rest Ihres Körpers. Soll es doch ruhig auch ein bisschen Face Gym machen, um seine natürliche Ausdruckskraft und jugendliche Frische zu bewahren!

136 Seiten, Klappenbroschur, vierfarbig
ISBN 978-3-89845-240-3 · € [D] 17,90

Weiterführende Informationen zu
Büchern, Autoren und den Aktivitäten
des Silberschnur Verlages erhalten Sie unter:
www.silberschnur.de

Natürlich können Sie uns auch gerne den
Antwort-Coupon aus dem beiliegenden
Lesezeichenflyer zusenden.

Ihr Interesse wird belohnt!